本教材第 4 版为"十四五"职业教育国家规划教材
国家卫生健康委员会"十四五"规划教材
全国高等职业教育专科教材

U0292579

供护理、助产专业用

儿科护理学

第5版

主　编　张玉兰　王玉香

副主编　高　凤　吴岸晶　兰　萌

编　者（以姓氏笔画为序）

万峰静	海南医科大学	吴岸晶	广州卫生职业技术学院
王玉香	山西医科大学汾阳学院	汪　旻	黄山健康职业学院
王晓令	河南护理职业学院	张玉兰	黄山健康职业学院
兰　萌	天津医学高等专科学校	张婧媛	黑龙江护理高等专科学校
向　好	赣南卫生健康职业学院	林秀芝	沧州医学高等专科学校
杜艳丽	深圳职业技术大学	高　凤	济南护理职业学院
李　润	西南医科大学附属中医医院	梁　红	大庆医学高等专科学校（兼秘书）

新形态教材

人民卫生出版社
·北京·

图书在版编目（CIP）数据

儿科护理学 / 张玉兰，王玉香主编. -- 5 版.
北京：人民卫生出版社，2024.11（2025.2重印）. --（高等
职业教育专科护理类专业教材）. -- ISBN 978-7-117-36959-6

Ⅰ. R473.72

中国国家版本馆 CIP 数据核字第 202466GN82 号

人卫智网	www.ipmph.com	医学教育、学术、考试、健康，购书智慧智能综合服务平台
人卫官网	www.pmph.com	人卫官方资讯发布平台

儿科护理学
Erke Hulixue
第 5 版

主　　编：张玉兰　王玉香
出版发行：人民卫生出版社（中继线 010-59780011）
地　　址：北京市朝阳区潘家园南里 19 号
邮　　编：100021
E - mail：pmph @ pmph.com
购书热线：010-59787592　010-59787584　010-65264830
印　　刷：北京盛通印刷股份有限公司
经　　销：新华书店
开　　本：850×1168　1/16　　印张：15
字　　数：423 千字
版　　次：2001 年 1 月第 1 版　　2024 年 11 月第 5 版
印　　次：2025 年 2 月第 2 次印刷
标准书号：ISBN 978-7-117-36959-6
定　　价：55.00 元
打击盗版举报电话：010-59787491　E-mail：WQ @ pmph.com
质量问题联系电话：010-59787234　E-mail：zhiliang @ pmph.com
数字融合服务电话：4001118166　E-mail：zengzhi @ pmph.com

　　高等职业教育专科护理类专业教材是由原卫生部教材办公室依据原国家教育委员会"面向21世纪高等教育教学内容和课程体系改革"课题研究成果规划并组织全国高等医药院校专家编写的"面向21世纪课程教材"。本套教材是我国高等职业教育专科护理类专业的第一套规划教材,于1999年出版后,分别于2005年、2012年和2017年进行了修订。

　　随着《国家职业教育改革实施方案》《关于深化现代职业教育体系建设改革的意见》《关于加快医学教育创新发展的指导意见》等文件的实施,我国卫生健康职业教育迈入高质量发展的新阶段。为更好地发挥教材作为新时代护理类专业技术技能人才培养的重要支撑作用,在全国卫生健康职业教育教学指导委员会指导下,经广泛调研启动了第五轮修订工作。

　　第五轮修订以习近平新时代中国特色社会主义思想为指导,全面落实党的二十大精神,紧紧围绕立德树人根本任务,以打造"培根铸魂、启智增慧"的精品教材为目标,满足服务健康中国和积极应对人口老龄化国家战略对高素质护理类专业技术技能人才的培养需求。本轮修订重点:

　　1. 强化全流程管理。 履行"尺寸教材、国之大者"职责,成立由行业、院校等参与的第五届教材建设评审委员会,在加强顶层设计的同时,积极协同和发挥多方面力量。严格执行人民卫生出版社关于医学教材修订编写的系列管理规定,加强编写人员资质审核,强化编写人员培训和编写全流程管理。

　　2. 秉承三基五性。 本轮修订秉承医学教材编写的优良传统,以专业教学标准等为依据,基于护理类专业学生需要掌握的基本理论、基本知识和基本技能精选素材,体现思想性、科学性、先进性、启发性和适用性,注重理论与实践相结合,适应"三教"改革的需要。各教材传承白求恩精神、红医精神、伟大抗疫精神等,弘扬"敬佑生命、救死扶伤、甘于奉献、大爱无疆"的崇高精神,契合以人的健康为中心的优质护理服务理念,强调团队合作和个性化服务,注重人文关怀。

　　3. 顺应数字化转型。 进入数字时代,国家大力推进教育数字化转型,探索智慧教育。近年来,医学技术飞速发展,包括电子病历、远程监护、智能医疗设备等的普及,护理在技术、理念、模式等方面发生了显著的变化。本轮修订整合优质数字资源,形成更多可听、可视、可练、可互动的数字资源,通过教学课件、思维导图、线上练习等引导学生主动学习和思考,提升护理类专业师生的数字化技能和数字素养。

　　第五轮教材全部为新形态教材,探索开发了活页式教材《助产综合实训》,供高等职业教育专科护理类专业选用。

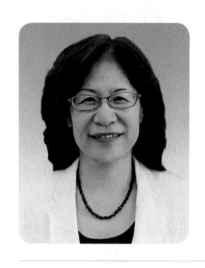

张玉兰

教授

黄山健康职业学院副院长，兼任全国卫生健康职业教育教学指导委员会临床医学专业分委会委员。从事教学、科研工作30余年，获得儿科及相关医学领域科技成果奖20余项，主持卫生职业教育研究项目并获得各级教育教学成果奖10余项，其中获得黑龙江省教学成果奖特等奖1项、一等奖2项；编写教材及著作30余部，其中主编教材14部，担任第一主编的《儿科护理学》先后被评为"十二五""十三五""十四五"职业教育国家规划教材，主持国家级现代学徒制项目及省级高水平专业建设，是省级精品课负责人及省级优秀教学团队带头人。

护理工作承载着沉重的责任，需要坚定的信念和无私的奉献。儿科护理更要拥有关爱孩子的热情和耐心，以及对儿科护理事业的热爱和追求。愿同学们永葆热情与热爱，与儿科护理事业相濡以沫，不忘初心，砥砺深耕，履践致远，用自己的行动谱写美好的人生乐章。

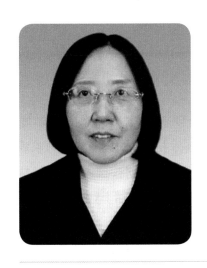

王玉香

副教授

山西医科大学汾阳学院教学督导委员会成员、护理系儿科护理教研室主任、院级精品课程"儿科护理学"负责人。从事护理教育30余年,主要讲授儿科护理学和护理新技术的课程;主要研究方向是儿科护理、护理教育;主编国家规划教材2部,副主编国家规划教材2部,参编国家规划教材8部。担任"十三五""十四五"职业教育国家规划教材《儿科护理学》第二主编。

用爱去关怀病人,用心去呵护生命。不忘初心,才能更好地出发。愿同学们不辜负自己,不浪费时光。成功来自积极勤奋的努力,同学们是建设健康中国的栋梁,加油吧!

第 5 版《儿科护理学》坚持立德树人、传承经典、融合创新，遵循职业教育教学规律，以培养政治立场坚定、基础理论扎实、技术能力强、综合素质高的技术技能人才为目标，力求满足专业需要、岗位需要和社会需要。本教材第 4 版为"十四五"职业教育国家规划教材，第 5 版教材继续坚持"三基、五性、三特定"的原则，在总结第 4 版教材编写及使用经验的基础上，依据学科发展趋势，对教材的部分内容进行了修订和新增。

1. 坚持立德树人。教材每章学习目标中均增加了素质要求，护理技术中加入了职业规范要求，思考题中设置了开放性人文关怀问题，坚持体现"以儿童及其家庭为中心"的整体护理观，强化学生职业综合素养的培养。

2. 突出职教特色。教材内容的选取依据"三基"原则，涵盖护士执业资格考试大纲内容，做到教学内容与职业标准对接，突出校企合作育人，强化学生职业能力培养。

3. 注重实践性。教材新增了尿布皮炎护理、颈外静脉穿刺法、外周导入中心静脉置管、植入式静脉输液港 4 项护理技术，做到与临床实际岗位需求对接，加强学生专业技能培养。

4. 力求先进性。教材引入了最新的相关疾病指南和诊疗方案，更新了儿童神经心理发育的评价、体重及生长的估算、免疫规划程序、儿童营养、新生儿黄疸、儿童体液平衡及液体疗法等内容，融入临床护理新技术、新规范、新标准。

教材在编写体例上，重点疾病设置情景导入、思考题等，将护理程序有机贯穿于教材内容之中，引导学生坚持目标导向、问题导向，体现理实一体，培养学生的临床思维能力；每章设有知识、能力、素质三个层次的学习目标，增强教材的育人功能；正文穿插知识链接，引入学科前沿的内容，引导学生拓展阅读，激发学生实践与创新的动力和兴趣。

教学大纲（参考）

本教材数字内容丰富，包括教学课件、思维导图、练习题等，赋予新形态教材以灵活性和开放性，为学生提供了多元化的学习空间。本教材有配套教材《儿科护理学学习指导》，帮助学生复习和巩固所学知识。

本教材在编写过程中得到了各参编院校的大力支持和帮助，在此致以衷心的感谢！由于能力和水平有限，难免存在不足之处，敬请广大同仁和读者批评指正。

张玉兰　王玉香
2024 年 11 月

目录

第一章 | 绪 论

学习目标

1. 掌握儿童年龄分期。
2. 熟悉儿科护理学的任务、范围及儿科护理特点。
3. 了解儿科护士的角色、儿科护理学的发展及展望。
4. 学会分析儿童各年龄分期及其主要特点。
5. 具有儿科护士应有的良好素质要求。

第一节　儿科护理学的任务及范围

儿科护理学（pediatric nursing）是研究儿童生长发育规律及其影响因素、儿童保健、疾病防治和护理，以促进儿童身心健康的一门专科护理学。研究对象是自胎儿至青春期的儿童。

（一）儿科护理学的任务

儿科护理学的任务是从体格、智力、行为和社会等方面来研究和保护儿童，充分利用现代医学、护理学及相关学科的理论和技术，提供"以儿童及其家庭为中心"的整体护理，以增强儿童体质，维护和提高儿童心理发展和社会适应能力，降低儿童疾病发生率和死亡率，保护和促进儿童健康，提高儿童生命质量和人类整体健康素质。

（二）儿科护理学的范围

凡涉及儿童健康保健、疾病防治和康复的问题都属于儿科护理学研究和实践的范围，包括儿童的生长发育、儿童营养与喂养、儿童身心健康的保健与促进、儿童疾病的防治与护理以及疾病的康复等，并与产科学、预防医学、心理学、教育学、社会学等多学科有着密切的联系。近年来，围产期医学和青春期医学等新兴学科亦迅速发展，多学科协作以及家庭、社会各方面的支持是当今儿科护理学发展的必然趋势。

随着医学模式和护理模式的转变，儿科护理学的范围不断拓展，儿科护理已由疾病护理发展为以儿童及其家庭为中心的整体护理；由患儿护理扩展为对所有儿童的生长发育、疾病防治进行护理，以及促进儿童身心健康的全面服务；由医疗保健机构承担的任务逐渐发展为全社会都参与儿童保健和疾病护理的工作。因此，儿科护理工作者应树立整体护理理念，不断学习新理论、新知识、新技术，不断跟踪最新的研究进展；同时，必须将科学育儿知识普及到社区、家庭，并取得社会各方面的支持，以适应儿科护理学的飞速发展。

知识链接

儿童疾病的三级预防

一级预防（primary prevention）：又称基础预防，是疾病发生前的干预、促进性措施，如健康教育、营养指导、心理支持、预防接种及环境保护等。

二级预防（secondary prevention）：是疾病症状前的干预措施，即早发现、早诊断、早干预和早治疗，避免严重后果，包括定期进行体格检查、生长监测、疾病早期筛查及产前检查等。

三级预防（tertiary prevention）：指疾病期的彻底治疗，防止并发症和后遗症发生，争取全面康复，包括家庭护理、心理治疗、促进身体功能恢复等。

第二节　儿童年龄分期

儿童生长发育是连续渐进的动态过程，不应被人为割裂，但是在这个过程中，儿童的解剖结构、生理功能和心理行为等在不同阶段表现出与年龄相关的规律性。在实际工作中，一般将儿童年龄分为七个时期。

（一）胎儿期

从受精卵形成至胎儿娩出止为胎儿期（fetal period），约 40 周（280d）。胎儿的周龄即为胎龄。最初 8 周为胚胎期，是各系统、器官成形的关键时期；从第 9 周到出生为胎儿期，是各系统、器官发育逐渐完善的时期。胎儿完全依靠于母体生存，母亲在妊娠期如受到内、外界不利因素影响，如感染、滥用药物、接触放射性物质以及患严重疾病和创伤等都可能影响胎儿的正常发育，导致流产、胎儿畸形或宫内发育不良。此期应加强妊娠期妇女和胎儿的保健。

（二）新生儿期

从胎儿娩出脐带结扎至生后满 28d 为新生儿期（neonatal period）。出生不满 7d 的阶段称新生儿早期。按年龄划分，此期实际包含在婴儿期内，但由于此期在生长发育和疾病方面具有非常明显的特殊性，且发病率和死亡率均较高，尤以新生儿早期为高，故将婴儿期中的这一特殊时期单列为新生儿期。

此期儿童脱离母体转为外界环境中独立生存，是生理功能进行调整以适应外界环境的阶段。由于其生理调节和适应能力尚不成熟，体温维持不稳定，较易出现适应不良的问题。此外，分娩过程中的损伤、感染延续存在，先天性畸形也常在此期表现。此期应加强保温，合理喂养，保持清洁卫生，注意消毒隔离等。

胎龄满 28 周至出生后 7d 为围产期，此期包括胎儿晚期、娩出过程和新生儿早期，是生命经受巨大变化和遭受最大危险的时期，此期死亡率最高。应加强围产期保健，重视优生优育。

（三）婴儿期

从出生到满 1 周岁之前为婴儿期（infant period）。此期是儿童出生后生长发育最快的阶段，对营养的需求相对较高，但婴儿的消化功能发育尚不完善，容易发生营养障碍和消化系统疾病。同时，婴儿体内来自母体的抗体逐渐减少，而自身免疫功能尚未成熟，抗感染能力较弱，容易发生各种感染性疾病。此期应提倡母乳喂养，及时引入换乳期食物，实施规划免疫，预防感染等。

（四）幼儿期

从 1 周岁到满 3 周岁之前为幼儿期（toddler period）。此期的儿童体格生长速度较前稍减慢，智力发育加快，活动范围增大，接触社会事物渐多，但对危险的识别和自身保护能力都有限，是最容易发生意外的阶段。饮食已从乳汁逐渐过渡到成人饮食，但消化功能仍不完善，仍易发生营养障碍和消化系统疾病，感染性疾病及传染病亦较多见。此期应注意保证营养，培养良好的饮食习惯，防止意外创伤和中毒，继续实施规划免疫等。

（五）学龄前期

从 3 周岁至 6~7 岁入小学之前为学龄前期（preschool period）。此期的儿童体格生长速度进一步减慢,并处于稳步增长状态,智力发育更加迅速,语言和思维能力进一步发展,自理能力和初步社交能力得到锻炼。此期急性肾小球肾炎等自身免疫性疾病开始增多。此期应注意促进智力发育,培养良好的思想品德和行为习惯,继续预防传染病、意外事故等。

(六)学龄期

从入小学开始(6~7岁)至青春期前为学龄期(school-age period)。此期的儿童体格稳步增长,除生殖系统外各器官发育均已接近成人,智力发育更趋成熟,可以接受科学文化教育,感染性疾病的发病率较前降低。此期应保证营养和充足的睡眠,进行适当的体格锻炼,端正姿势,保护视力,预防龋齿。

(七)青春期

从第二性征出现到生殖功能发育成熟为青春期(adolescence),女孩一般为11~12岁至17~18岁,男孩一般为13~15岁至19~21岁。青春期进入和结束年龄存在较大的个体差异,可相差2~4岁。女孩的青春期开始和结束年龄都比男孩早2年左右。此期体格生长再次加速,出现第二个生长高峰,生殖系统发育加速并趋于成熟。与其他年龄组儿童相比,患病率和死亡率相对较低,但易出现心理、行为、精神方面的问题。此期应加强营养,重视道德品质教育,以及生理、心理卫生及性知识教育,保证身心健康。

第三节　儿科护理的特点

儿童处在不断的生长发育过程中,除个体差异、性别差异外,还有明显的年龄差异。同时,儿童还具有自身防护能力较弱、对疾病损伤的恢复能力较强的特点。

(一)儿童解剖生理特点

1. 解剖特点　儿童的身高、体重、头围、胸围、骨骼、牙齿的发育及内脏器官的大小和位置均随年龄增长而不同,熟悉各年龄儿童体格生长发育规律,才能正确判断和处理临床问题。如新生儿和小婴儿的头相对较大,颈部肌肉和颈椎发育相对滞后,抱起时应注意保护头部;儿童骨骼比较柔软并富有弹性,不易折断,但长期受压容易发生变形;儿童髋关节附近的韧带较松,髋臼窝较浅,容易发生脱位及损伤,护理时应避免过度牵拉。

2. 生理特点　儿童各系统器官的功能随着年龄的增长逐渐发育成熟,某年龄段功能尚未成熟常是疾病发生的内在因素。如婴幼儿生长发育快,对营养的需求量相对较大,但消化系统功能尚未成熟,故婴幼儿易发生腹泻和营养障碍性疾病。另外,不同年龄儿童的生理生化正常参考值各不相同,如心率、呼吸频率、血压、外周血象等。熟悉这些生理生化特点才能作出正确的判断并进行正确的处理。

3. 免疫特点　年幼儿童的非特异性和特异性免疫功能发育均不成熟,抗感染能力较成人和年长儿童低下。新生儿通过胎盘可从母体获得IgG,但从母体获得的IgG在生后3~5个月逐渐消失,而自身合成的IgG要到8~10岁才能达到成人水平,故婴幼儿期是实施规划免疫的重要时期。母体的IgM不能通过胎盘,故新生儿血清IgM浓度低,容易患革兰氏阴性细菌感染。婴幼儿期SIgA水平也较低,容易患呼吸道和消化道感染性疾病。因此,适当的预防措施对儿童非常重要。

(二)儿童心理-社会特点

儿童时期是心理、行为形成的基础阶段,可塑性强。儿童的每一个年龄阶段都表现出不同的心理特征,且易受家庭、学校和社会等因素的影响。家庭、社会的关注和正确引导,对儿童的身心健康极为重要。在护理中应以儿童及其家庭为中心,与儿童父母、幼教工作者、学校教师等共同合作,根据不同年龄阶段儿童的心理发育特征和心理需求提供相应措施,促进儿童心理健康发展。

（三）儿童疾病特点

1. 病理特点 机体对病原体的反应因年龄不同而有差异，相同致病因素因年龄的不同亦可引起不同的病理改变。如肺炎链球菌所引起的肺部感染，婴幼儿常表现为支气管肺炎，而年长儿和成人则表现为大叶性肺炎；如维生素 D 缺乏时，婴儿患佝偻病，而成人则表现为骨软骨病、骨质疏松症。

2. 疾病特点 儿童的疾病种类与成人有很大差别，如心血管疾病，儿童以先天性心脏病多见，成人则以冠状动脉粥样硬化性心脏病常见；儿童白血病以急性淋巴细胞白血病占多数，而成人则以粒细胞白血病为多；不同年龄儿童的疾病种类也有差别，新生儿疾病常与先天遗传和围产期因素有关，婴幼儿疾病中以感染性疾病较多见。

3. 诊治特点 不同年龄阶段儿童患病有其独特的临床表现，故在临床诊断中应重视年龄因素。以惊厥为例，惊厥若发生在新生儿早期多考虑与产伤、缺血缺氧性脑病、颅内出血及先天性疾病有关；婴儿无热性惊厥，首先考虑手足搐搦症，而学龄儿童则应考虑癫痫；婴儿有热性惊厥，除热性惊厥外，应考虑中枢神经系统感染。儿童用药剂量与成人不同，应按体重或体表面积计算。年幼儿常不能主动反映或准确诉说病情，在诊治过程中，应详细向家长询问病史，严密观察病情，结合全面的体格检查和必要的辅助检查进行研判，才能作出正确的诊断并进行正确的处理。

4. 预后特点 儿童处于生长发育时期，组织修复和再生能力强，患病时虽起病急，来势猛，变化快，但是如能处理及时，护理得当，恢复也较快，且较少转为慢性或留有后遗症。但年幼、体弱、病情危重患儿病情变化迅速，甚至发生突然死亡，更需要密切观察病情，积极处理。

5. 预防特点 疾病的预防和健康的促进在儿科护理中的地位日显重要。规划免疫是传染病预防工作的重点，此外，还包括先天性疾病、遗传病、视觉障碍、听觉障碍和智力障碍等的早期筛查，以及通过监测生长发育和指导科学喂养对成人疾病（如动脉粥样硬化、高血压和糖尿病等）在儿童期进行预防等。

（四）儿科护理特点

1. 护理评估特点 儿童因不会诉说病情或因害怕等因素不能如实描述病情，多由家长或其照顾者代诉，健康史收集较困难，且可靠性较差；做体格检查、标本采集以及其他辅助检查时患儿多不会主动配合。所以，护理评估难度较大。

2. 病情观察特点 儿童不能及时、准确地表达自己的病痛，而且病情变化快，处理不及时易恶化甚至危及生命。如年幼儿患感染性疾病时，常急性起病，病势凶猛，容易并发败血症、循环衰竭及中毒性脑病等；新生儿及体弱儿患严重感染时，对疾病反应差，常缺乏典型的症状、体征，仅表现为反应低下、体温不升和拒乳等非特异性症状。所以，儿科护士病情观察任务重，要有高度的责任心和敏锐的观察力。

3. 护理内容特点 儿童自理能力较弱，护理中有大量的生活护理和教养内容，护理内容和所需时间均较成人多；因慢性病住院的患儿的学习和教育，也属护理内容；儿童好动、好奇，但缺乏经验，需特别注意安全护理。

4. 护理操作特点 护理操作时儿童多数不配合，如头皮静脉穿刺、喂养、更换尿布等为儿科特有的护理项目，操作难度大，对护士的操作技术提出了更高的要求。

第四节　儿科护士的角色及素质要求

（一）儿科护士的角色

随着护理学科的发展，儿科护士的角色有更大范围的扩展。

1. 专业照护者 儿童机体各系统、器官的功能发育尚未完善，生活尚不能自理或不能完全自理。儿科护士最重要的角色是在帮助儿童促进、保持或恢复健康的过程中，为儿童及其家庭提供直接的专业照护,如营养的摄取、感染的预防、药物的给予以及心理的支持等,以满足儿童身、心两方面的需要。

2. 护理计划者 为促进儿童身心健康,护士必须运用护理专业知识和技能,收集儿童的健康史、身体状况、心理 – 社会支持状况等方面的资料,全面评估儿童的健康状况及其家庭对疾病和伤害的反应,找出儿童的健康问题,制订系统全面和切实可行的护理计划,采取有效的护理措施,以减轻儿童的痛苦,帮助儿童适应医院、社区和家庭的生活。

3. 健康教育者 在护理儿童的过程中,护士应依据各年龄段儿童智力发展水平,向儿童及其家长有效地解释疾病治疗和护理的过程,帮助他们建立自我保健意识,培养他们养成良好的生活习惯,纠正他们的不良行为。同时,还应向儿童家长宣传科学育儿知识,帮助家长了解疾病诊断和治疗过程,为儿童和家庭介绍相关的医疗保健机构和相关组织,使他们采取健康的态度和行为,以达到预防疾病、促进健康的目的。

4. 健康协调者 为促进健康,护士需联系并协调有关人员和机构,维持一个有效的沟通网,使诊断、治疗、救助以及相关的儿童保健工作得以互相协调和配合,保证儿童获得最适宜的整体性医护照顾。如护士需与医师联络,讨论有关治疗和护理的方案;与营养师联系,讨论有关膳食的安排;与儿童及其家长进行有效的沟通,让家庭成员共同参与儿童护理过程,以保证护理计划的贯彻执行。

5. 健康咨询者 当儿童及其家长对疾病与健康有关的问题出现疑惑时,护士应倾听儿童及其家长的倾诉,关心儿童及其家长在医院环境中的感受,解答他们的问题,提供有关治疗的信息,并给予健康指导。同时,护士应澄清儿童及其家长对疾病和与健康有关问题的疑惑,使他们能够以积极有效的方式去应对压力,找到满足儿童生理、心理及社会需要的最习惯和最适宜的方法。

6. 儿童及其家庭代言人 儿科护士是儿童及其家庭权益的维护者,在儿童不会表达或表达不清自己的要求和意愿时,儿科护士有责任解释并维护儿童及其家庭的权益不受侵犯或损害。护士还需评估有碍儿童健康的问题和事件,提供给医院行政部门以便改进,或提供给卫生行政单位作为拟定卫生政策和计划的参考。

7. 护理研究者 护士应积极进行护理研究工作,通过研究来验证、扩展护理理论知识,发展护理新技术,指导和改进护理工作,提高儿科护理质量,促进护理专业发展。

(二) 儿科护士的素质要求

1. 思想道德素质

(1)热爱护理事业,具有高度社会责任感和同情心,爱护儿童,具有为儿童健康服务的奉献精神。

(2)具有诚实的品格、较高的慎独修养和高尚的道德情操,以理解、友善和平等的心态,为儿童及其家庭提供帮助。

(3)全心全意为儿童服务,忠于职守、救死扶伤、廉洁奉公,为儿童及家庭保守秘密和隐私。

2. 科学文化素质

(1)具备一定的文化素养和自然科学、社会科学、人文科学等多学科知识。

(2)掌握基本的计算机应用技术和一门外语,及时了解现代科学发展的最新信息。

3. 专业素质

(1)具有结构合理的专业理论知识和较强的护理实践技能,操作准确,动作规范。

(2)具有敏锐的观察能力和综合分析判断能力,树立整体护理观念,能用护理程序解决儿童的健康问题。

(3)具有开展护理科研的意识,了解一定的护理科研方法。

4. 身体和心理素质

(1)具有健康的身体和心理,乐观、开朗、平和的心态,宽容豁达的胸怀,良好的言行举止。

（2）具有良好的沟通能力，能与儿童及其家长建立良好的人际关系，与同事相互尊重、团结协作。

（3）有较强的适应能力、良好的忍耐力及自我控制力，善于应变，灵活敏捷。

第五节　儿科护理学的发展及展望

我国许多的医学典籍中可见到有关儿童保健、儿童疾病防治等方面的记载，如现存最早的《黄帝内经》、唐代孙思邈所撰《备急千金要方》、宋代钱乙所撰《小儿药证直诀》等；到明代一些医学家还注重了儿童疾病的预防，如薛铠提出的用烧灼脐带法预防新生儿破伤风，张琰的《种痘新书》中提出用接种人痘来预防天花，这较欧洲人发明牛痘预防天花早百余年。

进入19世纪下半叶，西方医学传入我国并逐渐在我国发展。20世纪30年代西医儿科学逐渐受到重视，至20世纪40年代儿科临床医疗初具规模，在防治各种传染病和营养不良方面作出了重大贡献。

中华人民共和国成立以后，党和政府对儿童健康事业高度重视，《中华人民共和国宪法》特别提出保护母亲和儿童的条款，并出台了《中华人民共和国母婴保健法》，实施《中国儿童发展纲要》（每10年修订1次），将保障儿童健康作为重大战略和重点任务，从建立健全各级儿童医疗保健机构，到各大省市建立儿童医院，直至专设儿科监护病房（PICU）和新生儿监护病房（NICU），儿科护理范围有了很大的拓展，儿科护理水平有了很大的提高。

我国通过大力加强城乡儿童保健、实行规划免疫，使儿童传染病的发病率大幅度下降；通过推行新法接生、提倡科学育儿、开展生长发育监测以及遗传代谢性疾病筛查、进行儿童"四病"（维生素D缺乏性佝偻病、腹泻、肺炎和缺铁性贫血）的防治等，使得儿童常见病和多发病的发病率和病死率迅速降低，婴儿的死亡率逐年下降。

2021年9月，国务院印发了《中国儿童发展纲要（2021—2030年）》，从儿童与健康、儿童与安全、儿童与教育、儿童与福利、儿童与家庭、儿童与环境、儿童与法律保护七个发展领域，阐释了下个十年儿童发展的70项主要目标与89项策略措施，对提高儿童健康水平作出了更明确的要求。

随着时代的发展，儿科护理教育体系日趋完善。20世纪50年代，护理教育被列入中等专业教育；20世纪80年代初，我国开始培养一大批高等儿科护理人才；20世纪90年代初，我国又开始发展护理研究生教育，促进了护理教育事业向更高层次和水平迈进，儿科护理学也发展成为具有独特功能的专门学科。随着社会经济的发展、新技术的出现以及临床实践领域分工的细化，专科护理的职能在广度和深度上都有了很大的延伸，儿科护士已成为专科护士发展的重要组成部分。

现代医学的发展将带动儿科护理学的研究和发展，随着快速的经济发展而出现的工业化、城市化、现代化和全球化，使得环境因素、社会因素、人们的行为和生活方式都在发生巨大的变化，儿科疾病谱将继续发生变化，儿童健康也将面临许多新的问题。主要表现为：

1. 感染性疾病仍然是威胁儿童健康的主要问题。由于一些已经得到控制的传染病（如结核病）在全球范围内回升，新病毒、新菌种的不断出现，流动人口中儿童传染病的高发病风险，都将对儿童健康构成新的威胁。

2. 慢性非传染性疾病的低龄化日益凸显，在儿童发病率和死亡率中所占比例越来越高，逐渐成为严重的儿童健康问题。在儿童慢性病的治疗与康复过程中，如何将慢性病的照护延伸到社区及家庭，体现慢性病的延伸性照护也是目前较为关注的课题。

3. 儿童发育障碍及行为问题不断增加。学习环境、家庭关系以及环境因素都影响着儿童的成长和发展。网络导致的相关问题也越来越引起人们的关注。

4. 意外损伤、成人疾病的儿童期预防以及环境污染对儿童健康的危害也将成为重点关注的课题，这些问题对儿童健康事业也提出了新挑战。同时，信息化的飞速发展也对儿科护理的信息化提出了更高的要求，儿科护理学的研究范围将随之扩展，儿科护理学的任务也会随之增加。因此，儿科护理工作者应不断学习，勇于创新，推动儿科护理事业的发展。

（高　凤　张玉兰）

思考题

女婴，6个月，家长带其来门诊进行健康体检。体重7.5kg，母乳喂养，已引入鱼肝油、米糊等换乳期食物，能短暂独坐，对自己的名字有反应。

练习题

请思考：
(1) 儿童年龄分为几期？
(2) 该女婴所处的年龄期有何特点？
(3) 针对该女婴的情况如何对女婴家长进行健康指导？

第二章 | 儿童生长发育

教学课件

思维导图

学习目标

1. 掌握儿童生长发育的规律、体格生长的常用指标及规律，以及与体格生长有关的其他系统的发育。

2. 熟悉儿童神经系统、感知觉、运动、语言发育及心理活动发展的规律。

3. 了解影响儿童生长发育的因素，体格生长以及神经心理发育的评价。

4. 学会评价不同年龄儿童体格发育状况。

5. 具有正确评价儿童生长发育所需要的素质，以及尊重儿童及其家庭成员、关爱儿童、保护儿童隐私的职业态度。

生长发育指从受精卵到成人的成熟过程，生长和发育是儿童区别于成人的重要特点。生长（growth）指儿童各器官、系统的长大，可以通过具体的测量值表示，是"量"的变化；发育（development）指细胞、组织、器官分化与功能成熟，为"质"的改变。生长和发育紧密相关，监测和促进儿童生长发育是儿科护理工作的重要内容之一。

第一节 生长发育规律及其影响因素

一、生长发育的规律

（一）生长发育是连续的、有阶段性的过程

生长发育在整个儿童时期是连续的过程，但各年龄阶段生长发育的速度不同。例如：体重和身高（长）在婴儿期增长最快，尤其是前3个月，生后第1年为第一个生长高峰，第2年以后体重和身高（长）增长速度逐渐减慢，至青春期生长发育速度又加快，出现第二个生长高峰（图2-1）。

（二）各系统、器官生长发育不平衡

儿童机体各系统、器官的发育在不同年龄阶段各有先后，神经系统发育较早，生殖系统发育较晚。淋巴系统在儿童期迅速生长，于青春期前达高峰，以后逐渐下降到成人水平。其他系统如呼吸系统、循环系统、消化系统、泌尿系统等的发育基本与体格生长相平行（图2-2）。

（三）生长发育的顺序性

生长发育遵循由上到下、由近到远、由粗到细、由简单到复杂、由低级到高级的规律。如出生后运动发育的规律是先抬头、后抬胸，再会坐、立、行（由上到下）；从臂到手、从腿到脚进行运动（由近到远）；从全手掌抓握到手指端拾取（由粗到细）；先画直线后画圈、画图形（由简单到复杂）。

认识事物的过程：先会看、听、感觉事物，逐渐发展到有记忆、思维、分析和判断（由低级到高级）。

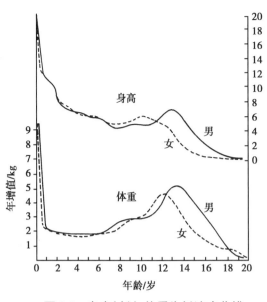

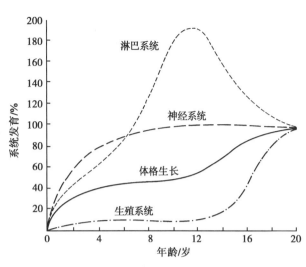

图 2-1　身高（长）、体重生长速度曲线　　　　　图 2-2　各系统、器官发育不平衡

（四）生长发育的个体差异性

儿童生长发育虽按一般规律发展，但在一定范围内由于受遗传、环境等因素的影响，存在着较大的个体差异。因此，生长发育的正常值不是绝对的，要充分考虑各种因素对个体的影响，并应做连续动态的观察，才能作出较正确的评价。

二、影响生长发育的因素

遗传因素和环境因素共同影响儿童的生长发育。遗传因素决定了生长发育的潜力，环境因素影响着这个潜力，两方面相互作用，决定了儿童个体的生长发育水平。

（一）遗传因素

儿童生长发育的特征、潜力、趋势等都受到父母双方遗传因素的影响，种族、家族的遗传信息影响深远，如皮肤、头发的颜色，脸型特征，身材高矮，性成熟的时间以及对某些疾病的易感性等都与遗传有关。遗传病对生长发育更有显著影响。

性别也可造成生长发育的差异，一般女童平均身高、体重低于同龄男童。但女童比男童早2年进入青春期，此时女童的平均身高与体重超过同龄的男童，但青春期末男童体格生长最终超过女童。在骨骼、肌肉和皮下脂肪发育等方面，女童与男童亦有较大的差异。因此，在评估生长发育水平时应分别按男、女标准分别进行评估。

（二）环境因素

1. 营养　充足和合理的营养是儿童生长发育的物质基础，儿童年龄越小，受营养的影响越大。宫内营养不良的胎儿，不仅体格生长落后，还严重影响脑的发育；生后营养不良，特别是第1~2年的严重营养不良，可影响体格生长发育，使机体的免疫、内分泌、神经调节等功能低下，影响智力、心理和社会适应能力的发展；儿童摄入过多热量导致的肥胖也会影响生长发育。

2. 疾病和药物　疾病和药物对儿童生长发育的影响十分明显。急性感染可使体重减轻，慢性疾病则影响身高（长）和体重的增长，内分泌疾病常使骨骼和神经系统发育迟缓，如先天性甲状腺功能减退症患儿身材矮小和智力低下，先天性心脏病可使儿童生长迟缓。链霉素可影响听力和肾功能，长期使用糖皮质激素可使身高（长）增长速度减慢。

3. 妊娠期妇女情况　妊娠期妇女的生活环境、营养、情绪及疾病等都会影响胎儿的生长发育。如妊娠早期的病毒性感染可导致胎儿先天畸形；妊娠期严重营养不良可导致流产、早产，以及胎儿体格生长和脑的发育迟缓；妊娠期妇女接受放射线辐射、妊娠早期使用某些药物、接触环境中的毒物以及精神创伤等均可能使胎儿生长发育受阻。

4. 生活环境 良好的居住环境、卫生条件（如阳光充足、空气新鲜、水源清洁、气候适宜、居住条件舒适等），能促进儿童生长发育，反之，则带来不良影响。家庭生活模式、亲子关系、父母育儿理念等直接影响儿童的早期发展水平。健康的生活方式、科学的护理、正确的教养、适当的锻炼和完善的医疗保健服务都是保证儿童体格、神经、心理发育达到最佳状态的重要因素。

知识链接

增强儿童身体素质

在《中国儿童发展纲要（2021—2030年）》中，"儿童与健康"部分的"策略措施"，第12条内容如下：

增强儿童身体素质。推进阳光体育运动，开足开齐体育与健康课。保障儿童每日至少1小时中等及以上强度的运动，培养儿童良好运动习惯。全面实施《国家学生体质健康标准》，完善学生健康体检和体质监测制度。鼓励公共体育场馆设施免费或优惠向周边学校和儿童开放，落实学校体育场馆设施在课余和节假日向学生开放政策，支持学校向体育类社会组织购买课后体育服务。进一步加大户外运动、健身休闲等配套公共基础设施建设力度。合理安排儿童作息，保证每日睡眠时间小学生达到10小时、初中生达到9小时、高中生达到8小时。

第二节 儿童体格生长发育及评价

情景导入

女婴，3月龄，家长带她来医院儿童保健科做体检。体重 6.5kg，身长 61.2cm。既往体检记录：足月顺产，出生时体重 3.3kg，身长 49.0cm，纯母乳喂养。

请问：

1. 该女童的体格发育是否正常？
2. 教会家长如何进行生长发育监测？

一、体格生长常用指标

体格生长通常选用易于测量、有较好人群代表性的指标来表示。常用的指标有体重、身高（长）、头围、胸围、上臂围等。其中体重、身高（长）是最重要的体格生长指标。

二、体格生长规律

（一）出生至青春前期体格生长规律

1. 体重的增长 体重是身体各器官、系统、体液的总重量。体重最能反映儿童的营养状况，是衡量儿童体格生长最重要的指标，也是儿科临床计算药量和输液量等的重要依据。

新生儿出生体重与胎次、胎龄、性别及宫内营养状况有关。正常新生儿出生时平均体重为3kg。我国2015年九市城区调查结果显示，男童平均出生体重为（3.38±0.40）kg，女童为（3.26±0.40）kg。

新生儿出生后第 1 周内,由于摄入不足、胎粪排出及水分丧失,可出现暂时性体重下降,在生后第 3~4 日达到最低点,下降范围为出生体重的 3%~9%,一般不超过 10%,常于生后 7~10d 恢复到出生时的体重,此现象称为生理性体重下降。如果体重下降的幅度超过 10% 或至第 10 日还未恢复到出生时的体重,则为病理状态,应分析其原因。若生后及时合理喂哺,可减轻或避免生理性体重下降的发生。

儿童生后第 1 年是体重增长最快的时期,为第一个生长高峰。我国儿童体格发育调查资料显示,正常足月儿生后第 1 个月体重增加可达 1~1.7kg,生后 3~4 个月时体重约为出生时的 2 倍;第 1 年内婴儿前 3 个月体重的增加值约等于后 9 个月体重的增加值,即 12 月龄时体重约为出生时的 3 倍(10kg);生后第 2 年体重增加 2.5~3.5kg,约为出生时体重的 4 倍(12~13kg);2 岁后到青春前期体重增长减慢,每年增长约 2kg;进入青春期后,体重增长再次加快,进入生长发育第二个高峰,每年增加 4~5kg,持续 2~3 年。

儿童体重的增长为非等速增长,进行评价时,应以个体儿童自己体重的变化为依据,不可把"公式"计算的体重或人群体重均数(所谓"正常值")作为"标准"进行评价。当无条件测量体重时,为便于计算儿童用药量和补液量,可按公式估算儿童体重(表 2-1)。

2. 身高(长)的增长 身高(长)指头顶至足底的垂直距离,是反映骨骼发育的重要指标。3 岁以下儿童采用测量床取仰卧位进行测量,称身长;3 岁以上儿童采用身高计取立位进行测量,称身高。身高(长)的增长规律与体重相似,也出现婴儿期和青春期两个生长高峰。正常新生儿出生时平均身长为 50cm,生后第 1 年身长平均增长 25cm,上半年增长比下半年快,其中前 3 个月增长 11~13cm,约等于后 9 个月的增长,1 岁时身长约 75cm。第 2 年增长速度减慢,平均为 10~12cm,到 2 岁时身长约 87cm。2 岁以后身高(长)稳步增长,平均每年增长 6~7cm。2 岁至青春期前儿童身高(长)可按公式粗略计算(表 2-1)。

表 2-1 正常儿童体重、身高(长)估计公式

年龄	体重 /kg	年龄	身高(长)/cm
出生	3.25	出生	50
3~12 月龄	[年龄(月)+9]/2	12 月龄	75
1~6 岁	年龄(岁)×2+8	2~6 岁	年龄(岁)×7+75
7~12 岁	[年龄(岁)×7−5]/2	7~10 岁	年龄(岁)×6+80

身高(长)包括头、脊柱和下肢的长度。这 3 部分的发育速度并不一致,头部生长较早,躯干、下肢生长较晚,生长时间也较长,而青春期身高增长则以下肢为主。坐高(顶臀长)指由头顶至坐骨结节的垂直距离,3 岁以下儿童采用测量床取仰卧位进行测量,称顶臀长。3 岁以上儿童采用坐高计进行测量,称坐高。坐高反映头颅与脊柱的生长。

临床上通过测量上部量和下部量,以判断头、脊柱、下肢所占身高(长)的比例。上部量为头顶至耻骨联合上缘的长度,反映头和脊柱的发育;下部量为耻骨联合上缘至足底的长度,反映下肢的发育。新生儿上部量大于下部量,中点在脐上;2 岁时中点在脐下;6 岁时中点移至脐与耻骨联合上缘之间;12 岁时上、下部量相等,中点在耻骨联合上缘(图 2-3)。

身高(长)的增长与遗传、内分泌、营养和疾病等因素有关。某些疾病如甲状腺功能减退症、生长激素缺乏症、长期严重营养不良等可影响身高(长)的增长;短期的疾病与营养波动不会明显影响身高(长)的增长。

3. 头围的增长 经眉弓上缘、枕骨结节左右对称环绕头一周的长度为头围,头围是反映脑和颅

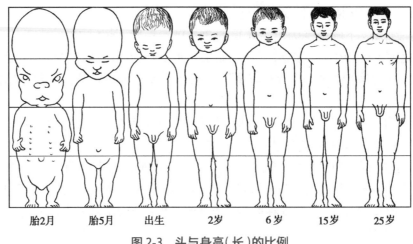

图 2-3 头与身高（长）的比例

骨生长的重要指标。正常新生儿头围平均为 33~34cm，在第 1 年的前 3 个月和后 9 个月头围均增长约 6cm。头围 3 个月时约为 40cm；1 岁时约为 46cm；2 岁时约为 48cm；5 岁时约为 50cm；15 岁时头围接近成人，为 54~58cm。头围的监测在生后头 2 年最有价值，头围过小常提示脑发育不良等；头围过大或增长过快则提示脑积水等。

4. 胸围的增长　自乳头下缘经肩胛下角水平绕胸一周的长度为胸围，反映肺和胸廓的发育。出生时胸围比头围小 1~2cm，约为 32cm，1 岁时胸围约等于头围，约为 46cm，出现头围、胸围生长曲线交叉，1 岁以后胸围发育开始超过头围，1 岁至青春前期胸围超过头围的厘米数约等于年龄（岁）减 1。胸廓的发育与营养和上肢及胸廓锻炼有关。胸廓畸形见于佝偻病和先天性心脏病等。

5. 上臂围的增长　上臂围指沿肩峰与尺骨鹰嘴连线中点绕上臂一周的长度，反映上臂骨骼、肌肉、皮下脂肪和皮肤的发育，是儿童营养状况的评估指标。生后第 1 年内增长迅速，1~5 岁增长缓慢。在无条件测量体重和身高（长）的情况下，可测量左上臂围以普查 5 岁以下儿童的营养状况。评估参考值：左上臂围 >13.5cm 为营养良好，12.5~13.5cm 为营养中等，<12.5cm 为营养不良。

（二）青春期体格生长规律

青春期是儿童到成人的过渡期，受性激素等因素的影响，体格生长出现生后第二个高峰，尤其是身高增长迅速，称身高增长高峰。

青春期体格生长有明显的性别差异。女童在乳房发育后（9~11 岁），男童在睾丸增大后（11~13 岁），身高开始加速生长，经 1~2 年达身高增长高峰，并持续 2.5~3 年，此时女童身高平均每年增加 8~9cm，男童身高平均每年增加 9~10cm。在第二生长高峰期，身高增加值约为最终身高的 15%。男童的身高增长高峰约晚女童 2 年，且每年身高的增长值大于女童，因此，男童一般比同龄女童高 12~13cm。

青春期体重的增长与身高平行，无论男女，体重增长值均为 25~30kg，体重增长值约为成年人标准体重的 25%。青春期体型亦发生显著改变，女童逐渐形成身体曲线，耻骨与髂骨下部的生长和脂肪堆积，使臀围加大。男童则肩部增宽，下肢较长，肌肉发育强壮。

三、与体格生长有关的其他系统的发育

（一）骨骼的发育

1. 颅骨的发育　根据头围、囟门大小，以及骨缝和前、后囟门闭合时间来评价颅骨的发育。颅骨骨缝出生时尚分离，于 3~4 个月时闭合。后囟是由顶骨与枕骨形成的三角形间隙，出生时很小或已闭合，最迟出生后 6~8 周闭合。前囟是由顶骨和额骨形成的菱形间隙（图 2-4），出生时前囟为

1.5~2.0cm，以后随颅骨发育而增大，6个月后逐渐骨化而变小，在1~1.5岁时闭合，闭合最迟不超过2岁。

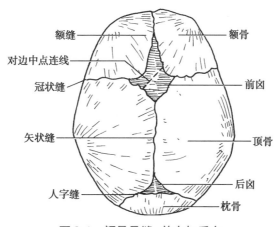

图 2-4　颅骨骨缝、前囟与后囟

前囟大小以两对边中点连线的长度表示，前囟检查非常重要，头围小、前囟小或闭合早常提示脑发育不良或小头畸形；前囟迟闭或过大常见于佝偻病、甲状腺功能减退症等；前囟张力增加常提示颅内压增高；前囟凹陷则见于脱水或极度消瘦者。

2. 脊柱的发育　脊柱的增长反映脊椎骨的发育。生后第1年脊柱的增长先于四肢，以后四肢增长快于脊柱。新生儿时脊柱仅轻微后凸，3个月抬头动作的发育使颈椎前凸，形成颈曲；6个月会坐时，胸椎后凸形成胸曲；1岁左右开始行走，腰椎前凸逐渐形成腰曲，至6~7岁时脊柱的自然弯曲才被韧带所固定。

生理弯曲的形成与直立姿势有关，是人类的特征，可吸收、缓冲运动过程中产生的压力，有利于身体保持韧性和平衡。

3. 长骨的发育　长骨的生长自胎儿开始，直到成年期才结束，主要由于长骨干骺端软骨骨化和骨膜下成骨作用使其增长、增粗。干骺端骨性融合，标志长骨生长结束。

随年龄的增长，长骨干骺端的软骨次级骨化中心按一定的顺序和骨解剖部位有规律地出现。骨化中心的出现反映长骨的生长发育成熟程度，通过X线测定不同年龄儿童长骨干骺端骨化中心的出现时间、数目、形态的变化，并将其标准化，即为骨龄。

出生时腕部尚无骨化中心。骨化中心出现次序为头状骨、钩骨（3~4个月）；下桡骨骺（约1岁）；三角骨（2~2.5岁）；月骨（3岁左右）；大、小多角骨（3.5~5岁）；舟骨（5~6岁）；下尺骨骺（6~8岁）；豌豆骨（9~10岁）。骨化中心在10岁出齐，共10个，1~9岁儿童腕部骨化中心的数目约为儿童的年龄加1。出生时股骨远端及胫骨近端已出现骨化中心。因此，婴儿早期可拍摄膝部X线骨片，年长儿童可拍摄左手腕部X线骨片，以判断长骨的生长。患甲状腺功能减退症、生长激素缺乏症等的儿童，骨龄明显落后，骨骼发育明显迟缓；患性早熟、先天性肾上腺皮质增生症等的儿童，骨龄超前。

（二）牙齿的发育

牙齿的发育与骨骼的发育有一定的关系。人一生有乳牙（共20个）和恒牙（共28~32个）两副牙齿。生后4~10个月乳牙开始萌出，13个月后未萌出者为乳牙萌出延迟。乳牙萌出顺序一般为下颌先于上颌、自前向后（图2-5），乳牙大多于3岁前出齐，2岁以内乳牙的数目约为月龄减4~6。

恒牙的骨化从新生儿开始，6岁左右萌出第一恒磨牙，6~12岁乳牙按萌出先后逐个被同位恒牙替换，12岁左右出第二磨牙，17~18岁以后出第三磨牙（智齿），也有人终生不出第三磨牙。恒牙一般于 20~30 岁时出齐。出牙为生理现象,出牙时个别儿童可有低热、流涎及睡眠不安、烦躁等症状。

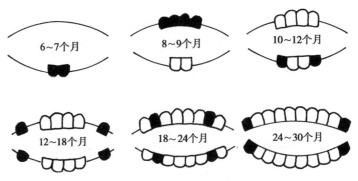

图 2-5 乳牙萌出顺序

(三) 生殖系统的发育

受下丘脑 - 垂体 - 性腺轴的调节,生殖系统至青春期前才开始发育,生殖系统发育包括生殖器官的形态、功能发育和第二性征发育。

1. 女性生殖系统的发育 女性第二性征发育顺序为乳房、阴毛、腋毛。乳房发育在第二性征中最早出现,为青春期始动的标志。青春期始动后 2.5~3 年,月经初潮来临,标志女性生殖功能发育成熟。

2. 男性生殖系统的发育 男性第二性征发育顺序为睾丸、阴茎、阴囊、阴毛、腋毛、胡须、喉结及变声。男童以睾丸增大作为青春期始动的标志。首次遗精标志男性性功能发育成熟。从睾丸增大到遗精出现平均历时 3 年。

青春期开始、持续时间及第二性征出现的顺序有很大的个体差异。女童在 8 岁前、男童在 9 岁前出现第二性征,为性早熟,即青春期提前;女童 14 岁、男童 16 岁后仍无第二性征出现,为性发育延迟,多与遗传及疾病有关。

四、体格生长的评价

儿童处于快速生长发育阶段,身体形态及各部分比例变化较大。充分了解儿童各阶段生长发育的规律和特点,正确评价儿童生长发育状况,及早发现问题,给予适当的指导与干预,对促进儿童的健康生长十分重要。

(一) 评价原则

正确评价儿童的体格生长应遵循以下原则:①选择适宜的体格生长指标:重要和常用的形态指标为身高(长)和体重,<3 岁儿童应常规测量头围。②采用准确的测量工具及规范的测量方法。③选择恰当的生长标准或参照值:建议选择 2015 年中国九市儿童体格发育数据制定的中国儿童生长参照值(附录一)。④定期评估儿童生长状况,即进行生长监测。

(二) 评价内容

儿童体格生长评价包括生长水平、生长速度以及匀称度三个方面。

1. 生长水平 将儿童某一年龄时点的某一项体格生长指标测量值与参照人群的数值比较,即得到该儿童该项指标在同年龄、同性别群体中所处位置,即其生长的现实水平,通常以等级表示。该方法的优点是简单、易行,但不能预示儿童的生长趋势。

2. 生长速度 定期连续监测儿童某一年龄阶段的单项体格生长指标,即可得到该儿童该项指标在该年龄段的生长速度。这种动态纵向观察方法可发现儿童自身的生长轨道,预估生长趋势,与参照人群的数值比较,可及时发现生长偏离。以生长曲线图观察儿童生长速度,最简单、直观。定期进行体格检查是评价生长速度的关键。

3. 匀称度 评价体格生长发育各指标之间的关系。如以坐高与身高的比值来评价身材匀称度；以身高的体重（一定身高的相应体重增长范围）来评价体型匀称度。

（三）体格生长评价常用方法

1. 体格生长指标分析方法

（1）**均值离差法（标准差法）**：正常儿童生长发育状况多呈正态分布，常用均值离差法，以均值（$\bar{x}$）加减标准差（s）来表示。68.3% 的儿童生长水平在 $\bar{x} \pm 1s$ 范围内，95.4% 的儿童在 $\bar{x} \pm 2s$ 范围内，99.7% 的儿童在 $\bar{x} \pm 3s$ 的范围内。通常均值 $\pm 2s$（包括总体的 95%）为正常范围。

（2）**百分位数法**：当测量值呈偏正态分布时，百分位数法能更准确地反映所测数值的分布情况。当变量呈正态分布时，百分位数法与均值离差法两者相应数值接近，常用 P_3、P_{10}、P_{25}、P_{50}、P_{75}、P_{90}、P_{97} 表示百分位数 5 个等级。

　　上述两种表示方法广泛应用于儿童体格生长评价，均值离差法计算较简单，百分位数法计算虽相对较复杂，但精确，故目前一般都用百分位数法。

（3）**标准差的离差法**（Z 评分或 Z score）：可进行不同质（即不同年龄、不同性别、不同指标）数据间比较，用偏离该年龄组标准差的程度来反映生长情况，结果表示也较精确。$Z = (x - \bar{x})/s$，其中 x 为测得值，s 为标准差。Z 评分可以为正值，也可为负值。$Z = \pm 2.0$ 以内为正常范围，$Z = 0$ 表示实测值与该年龄段均值相等。

（4）**指数法**：比较两项指标间的相互关系以评价生长发育。常用的有体重指数（body mass index，BMI），即体重（kg）/ 身高（m）^{2}，含义是单位面积中所含的体重数。BMI 能较为敏感地反映体型胖瘦，常用于区别正常或肥胖，以及评价肥胖程度。

2. 界值点的选择与评价结果等级划分

通常均值离差法以 $\bar{x} \pm 2s$（包括总体样本的 95%）为正常范围；百分位数法以 $P_3 \sim P_{97}$（包括总体样本的 94%）为正常范围；标准差的离差值以 ± 2.0 以内为正常范围。

　　等级划分的方法比较简单，利用均值加减标准差或直接用百分位数法进行分级，可分为三等级划分法或五等级划分法（图 2-6）。

　　体格测量的评价结果应结合儿童的健康史、体格检查及实验室检查结果等综合分析，以便得出较确切的判断。同时，应定期、连续地纵向观察，以了解儿童的生长趋势，不可单凭一次检查结果就作出结论。

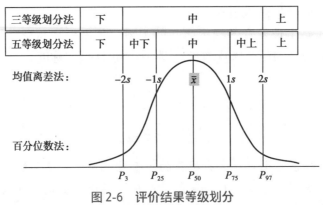

| 三等级划分法 | 下 | | 中 | | 上 |
| 五等级划分法 | 下 | 中下 | 中 | 中上 | 上 |

均值离差法：$-2s$　$-1s$　$\bar{x}$　$1s$　$2s$

百分位数法：P_3　P_{25}　P_{50}　P_{75}　P_{97}

图2-6　评价结果等级划分

3. 测量值的表示方法

（1）**表格**：将测量数值按等级以表格形式列出，方便查找，但不够直观。

（2）**生长曲线图**：是将各等级的生长发育指标测量数值绘制成曲线图（图2-7）。生长曲线图是儿科临床中使用最为广泛的体格生长评价工具，此方法较表格更直观，不仅能快速地了解儿童某项指标的发育水平，还能进行纵向观察，发现生长趋势有无偏离，以便及早寻找原因，采取干预措施。

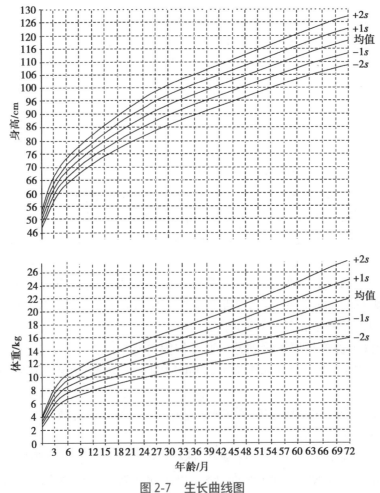

图2-7　生长曲线图

第三节　儿童神经心理发育及评价

一、神经心理发育

（一）神经系统的发育

1. 脑的发育　儿童神经系统最先开始发育，出生时脑重约 370g，达成人的 25% 左右。新生儿大脑皮质神经细胞数目与成人大致相同，但其分化较差。出生后脑重的增加主要是神经细胞体积的增大，突触数量和长度的增加，以及神经髓鞘的形成和发育，3 岁时神经细胞分化基本完成，8 岁时神经细胞接近成人水平。神经髓鞘的形成和发育约在 4 岁完成，在此之前，神经冲动传导慢且易泛化，不易形成兴奋灶，儿童易疲劳而进入睡眠状态。

2. 脊髓的发育　脊髓在出生时相对较成熟，其发育与运动功能进展平行，随年龄而增长。在胎儿期脊髓下端位于第 2 腰椎下缘，4 岁时上移至第 1 腰椎，故婴幼儿腰椎穿刺位置宜低，以第 4~5 腰椎间隙为宜，4 岁后腰椎穿刺位置与成人相同。

3. 神经反射　反射是神经活动的基础，儿童神经反射发育的特点如下：

（1）**出生时已存在并保持终生的反射**：如角膜反射、瞳孔反射、吞咽反射等。

（2）**出生时已存在以后逐渐消失的反射**：如觅食反射、拥抱反射、握持反射、吸吮反射等，该类反射多于生后 3~4 个月消失。

（3）**出生时不存在以后逐渐出现并保持终生的反射**：如腹壁反射、提睾反射、腱反射等，在新生儿期不易引出，婴儿期不明显，1 岁时才稳定。上述 3 类反射在应该出现时未能出现或反射减弱、应消失时仍存在，均提示神经系统有病理改变。

（4）**病理反射**：3~4 个月前的婴儿克尼格征（Kernig sign）可为阳性。18 个月以下的婴儿巴宾斯基征（Babinski sign）可呈现双侧阳性，若该反射明确不对称或 18 个月后出现阳性时则为病理现象。

（二）感知觉的发育

1. 视感知发育　新生儿已有视觉感应功能，瞳孔有对光反应。新生儿可出现一时性斜视和眼球震颤，3~4 周内自动消失。在安静状态下有短暂的注视能力，但只能看清 15~20cm 内的物体。第 2 个月起开始有头眼协调，3~4 个月时头眼协调较好，可追物 180°，辨别彩色和非彩色物体；6~7 个月时目光可随上、下移动的物体在垂直方向转动；8~9 个月时开始出现视深度感觉，能看到小物体；18 个月时能辨别形状；2 岁时可区别垂直线和横线；5 岁时能区别颜色；6 岁时视深度已充分发育，视力达到 1.0。

2. 听感知的发育　出生时因鼓室无空气，听力差；生后 3~7d 听力已良好；3~4 个月时头可转向声源（定向反应），听到悦耳声时会微笑；7~9 个月时能确定声源，区别语言的意义；13~16 个月时可寻找不同响度的声源；4 岁时听觉发育完善。听感知发育与语言发育直接相关，听力障碍如不能在语言发育的关键期内（6 个月内）得到确诊和干预，则可因聋致哑。

3. 味觉和嗅觉的发育　出生时味觉已发育完善，4~5 个月时对食物轻微的味道改变已很敏感，是味觉发育的关键期，应适时引入各类转乳期食物。新生儿嗅觉已基本发育完善，3~4 个月时能区别愉快与不愉快的气味，7~8 个月时开始对芳香气味有反应。

4. 皮肤感觉的发育　皮肤感觉包括触觉、痛觉、温度觉和深感觉。新生儿眼、口周、手掌及足底等部位的触觉已很灵敏，而前臂、大腿、躯干等部位的触觉较迟钝。新生儿对痛觉的反应迟钝，2 个月后逐渐改善。出生时温度觉很灵敏，冷的刺激比热的刺激更能引起明显的反应。2~3 岁时儿童通过接触能区分物体的软、硬、冷、热等属性；5~6 岁时能分辨体积和重量不同的物体。

5. 知觉的发育　知觉是人对事物各种属性的综合反应。知觉的发育与视、听、触等感觉的发育密切相关。儿童在 6 个月时已有手眼协调动作,通过看、咬、摸、闻、敲击等活动,逐步了解物体各方面的属性,其后随着语言的发展,儿童的知觉开始在语言的调节下进行。1 岁末开始有空间和时间知觉的萌芽;3 岁能辨上下;4 岁能辨前后;5 岁能辨别以自身为中心的左右。4~5 岁时已有时间的概念,能区别早上、晚上、今日、明日、昨日;5~6 岁时能逐渐掌握周内时序、四季等概念。

(三) 运动的发育

运动的发育可分为大运动发育(包括平衡)和细运动发育两大类(图 2-8)。

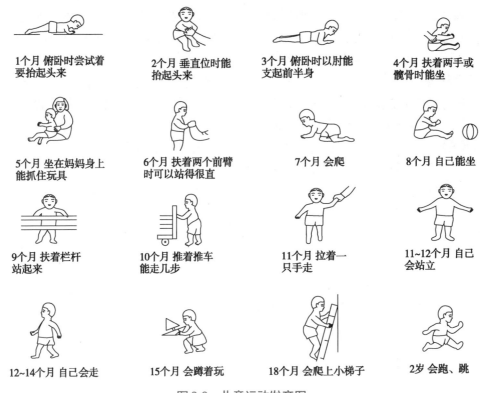

图 2-8　儿童运动发育图

1. 平衡与大运动的发育

(1) **抬头**:新生儿俯卧时能抬头 1~2s,3 个月抬头较稳,4 个月抬头很稳并能自由转动头部。

(2) **翻身**:4 个月可由仰卧翻身至侧卧位,7 个月时能有意识地从仰卧位翻身至俯卧位,再从俯卧位翻身至仰卧位。

(3) **坐**:6 个月时能双手向前撑住独坐;8~9 个月时能坐稳并能左右转身。

(4) **匍匐、爬**:2 个月时俯卧能交替踢腿;3~4 个月时可用手撑起上半身数分钟;7~8 个月时能用手支撑胸腹;8~9 个月时可用双上肢向前爬;12 个月左右时能手、膝并用爬行。学习爬的动作有助于胸部及智力的发育,并能促进神经系统发育。

(5) **站立、行走与跳**:8~9 个月时可扶站片刻;10~14 个月时可独站和扶走;15~18 个月走路较稳;1.5 岁时已能跑及双足并跳;2~2.5 岁时能单足站;3 岁时能上下楼梯,可并足跳远、单足跳。

2. 细运动的发育　细运动指手和手指的动作。婴儿 3~4 个月时握持反射消失后,试用全手掌抓握物体,6~7 个月时能独自摇摆或玩弄小物体,出现换手与捏、敲等探索性动作;9~10 个月时可用拇指、示指拾物;12~15 个月时学会用匙,乱涂画;18 个月时能搭 2~3 块方积木;2 岁时可搭 6~7块方积木、叠纸、翻书。

(四) 语言的发育

语言的发育与大脑、发音器官的正常发育及听觉的完善有关,要经过发音、理解和表达 3 个阶段。新生儿已会哭叫，3~4个月咿呀发音，6~7个月能听懂自己的名字，7~8个月能发出"爸爸""妈妈"等语音，但无意识；12个月时能说简单的单词，如"再见"；18个月时能用15~20个字，指认并说出家庭主要成员的称谓；24个月时能讲2~3个字构成的短句；3岁时能说短歌谣；4岁时能讲述简单的故事情节。

（五）心理活动的发展

1. 注意的发展　注意指个体的心理活动集中于一定的人或物的过程，分无意注意和有意注意。婴儿以无意注意为主，随年龄的增长，逐渐出现有意注意。5~6岁后儿童能较好地控制自己的注意。注意是一切认知的开始，应适时培养儿童的注意力。

2. 记忆的发展　记忆是将所获得的信息"储存"和"读出"的神经活动过程，可分为感觉、短时记忆和长时记忆。长时记忆可分为再认和重现。再认是以前感知的事物在眼前重现时能被认识；重现是以前感知的事物虽不在眼前出现，但可在脑中重现。婴幼儿时期的记忆特点是时间短、内容少，易记忆带有欢乐、愤怒、恐惧等情绪的事情，以机械记忆为主。随着年龄增长和思维、理解、分析能力的增强，逻辑记忆逐渐发展。

3. 思维的发展　思维是运用理解、记忆、综合分析能力来认识事物的本质和掌握其发展规律的一种精神活动。思维分为具体形象思维和逻辑思维。1岁开始产生思维；3岁前的思维为直觉活动思维，即思维与对客观物体的感知和行动有关。3岁以后开始有初步抽象思维，6~11岁以后儿童逐渐学会综合分析、分类比较等抽象思维方法，具有进一步独立思考的能力。

4. 想象的发展　想象是人感知客观事物后在脑中创造出新的思维活动。新生儿无想象能力；1~2岁儿童仅有想象的萌芽；学龄前期儿童有所发展，但仍以无意想象和再造想象为主，想象的主题也易变；学龄期儿童有意想象和创造性想象迅速发展。

5. 情绪、情感的发展　情绪是个体生理和心理需要是否得到满足时的心理体验和表现，情感是在情绪的基础上产生对人、对物的关系的体验。婴幼儿情绪表现特点是时间短暂、反应强烈、容易变化、外显而真实。随着年龄的增长，儿童对不愉快因素的耐受性逐渐增加，能够有意识地控制自己，情绪反应趋向稳定，情感也日益分化，产生信任感、安全感、责任感、荣誉感、道德感等。

6. 意志的发展　意志是自觉地、主动地调节自己的行为，克服困难以达到预期目的或完成任务的心理过程。新生儿无意志；婴幼儿开始有意行动或抑制自己某些行动时，即为意志的萌芽。随着年龄的增长，儿童的意志逐步形成并不断发展。积极的意志主要表现为自觉、果断、自制和坚持等；消极的意志则表现为依赖、任性、顽固和冲动等。

7. 个性和性格的发展　个性是个体所表现出来的与他人不同的习惯行为方式和倾向性。性格是个性特征的一个重要方面。

婴儿因一切生理需要完全依赖成人，逐渐建立对亲人的依赖性和信任感，如不能产生依恋关系，将产生不安全感。幼儿有一定自主感，但又未脱离对亲人的依赖，违拗言行与依赖行为交替出现；学龄前期儿童生活基本能自理，主动性增强，但主动行为失败时易出现失望和内疚；学龄期儿童开始正规学习生活，重视自己勤奋学习的成就，如不能发现自己的学习潜力将产生自卑；青春期体格生长，性发育成熟，社会交往增多，心理适应能力增强，但情绪容易波动，感情问题、伙伴问题、职业选择、道德价值和人生观等问题处理不当，易发生性格改变。

（六）社会行为的发展

儿童社会行为是各年龄阶段心理行为发展的综合表现，其发展受外界环境的影响，也与家庭、学校、社会对儿童的教育密切相关，并受神经系统发育程度的制约。新生儿觉醒时间短，对周围环境反应少，但不舒服时会哭叫，抱起来即安静；2~3个月时能以笑、停止啼哭、发音等行为表示认识父母；3~4个月的婴儿开始出现社会反应性的大笑；7~8个月的婴儿，表现出认生、对发音玩具感兴趣；9~12个月时是认生的高峰；12~13个月的儿童，喜欢玩变戏法和捉迷藏游戏等；18个月时逐渐有自我控制能力，成人在附近时可独自玩耍很久；2岁时不再认生，爱表现自己，吸引别人的注意，喜欢听故事、看画片，能执行简单命令；3岁时人际交往更熟练，与他人同玩游戏。此后，随着接触面的不断扩大，儿童对周围人和环境的反应能力更趋完善。

儿童神经精神发育进程见表2-2。

表2-2　儿童神经精神发育进程

年龄	粗、细动作	语言	适应周围人和物的能力与行为
新生儿	无规律、不协调动作；紧握拳	能哭叫	铃声使全身活动减少；或哭渐止，有握持反射
2个月	直立及俯卧位时能抬头	发出和谐的喉音	能微笑，有面部表情；眼随物转动
3个月	仰卧位变为侧卧位；用手摸东西	咿呀发音	头可随看到的物品或听到的声音转动180°；注意自己的手
4个月	扶着髋部时能坐；可在俯卧位时用两手支撑抬起胸部；手能握持玩具	笑出声	抓面前的物体；自己玩弄手，看见食物表示喜悦；较有意识地哭和笑
5个月	扶腋下能站得直；两手各握一玩具	能喃喃地发出单词音节	伸手取物；能辨别人声；望镜中人笑
6个月	能独坐一会；用手摇玩具	能听懂自己的名字	能认识熟人和陌生人；自拉衣服；自握足玩
7个月	会翻身；自己独坐很久；将玩具从一手换入另一手	能发"爸爸""妈妈"等复音，但无意识	能听懂自己的名字；自握饼干吃
8个月	会爬；会自己坐起来、躺下去；会扶着栏杆站起来；会拍手	重复大人所发简单音节	注意观察大人的行动；开始认识物体；两手会传递玩具
9个月	试独站；会从抽屉中取出玩具	能懂几个较复杂的词句，如"再见"等	看见熟人会手伸出来要人抱；或与人合作游戏
10~11个月	能独站片刻；扶椅或推车能走几步；拇指、示指对指拿东西	开始用单词，一个单词表示很多意义	能模仿成人的动作，如招手、"再见"；抱奶瓶自食
12个月	独走；弯腰拾东西；会将圆圈套在木棍上	能叫出物品的名字，如灯、碗；指出自己的手、眼	对人和事物有喜憎之分；穿衣能合作，用杯喝水
15个月	走得好；能蹲着玩；能叠一块方木	能说出几个词和自己的名字	能表示同意、不同意
18个月	能爬台阶；有目标地扔皮球	能认识和指出身体各部分	会表示大小便；懂命令；会自己进食
2岁	能双脚跳；手的动作更准确；会用勺子吃饭	会说2~3个字构成的句子	能完成简单的动作，如拾起地上的物品；能表达喜、怒、怕、懂
3岁	能跑；会骑三轮车；会洗手、洗脸；脱、穿简单的衣服	能说短歌谣，数几个数	能认识画上的东西；认识男、女；自称"我"；表现自尊心、同情心、害羞
4岁	能爬梯子；会穿鞋	能唱歌，讲述简单故事情节	能画人像；初步思考问题；记忆力强，好发问
5岁	能单腿跳；会系鞋带	开始识字	能分辨颜色；数10个数；知物品用途及性能
6~7岁	参加简单劳动，如扫地、擦桌子、剪纸、泥塑、结绳等	能讲故事；开始写字	能数几十个数；可简单加减；喜独立自主，形成性格

二、神经心理发育的评价

儿童神经心理发育的水平表现在感知、运动、语言和心理过程等各种能力及性格方面,对这些能力和特征的评价称为心理测验。婴幼儿期心理测验常称为发育测验或发育评估。儿童心理测验方法有发育水平测验、智力测验、适应性行为评定等类型,依据其作用和目的又可分为筛查性测验和诊断学测验。

(一)发育水平测验

1. 筛查性测验

(1) **丹佛发育筛查测验**(DDST):是测量儿童心理发育最常用的方法,适用于2个月至6岁的儿童(最适年龄≤4.5岁),共104个项目,内容包括大运动、细运动、语言、个人适应性行为四个能区。检查时逐项检测,并评定是及格还是失败,最后评定结果为正常、可疑、异常、无法判断。对可疑或异常者应进一步做诊断性测验。

(2) **年龄及发育进程问卷**(ASQ):适用于1个月到5.5岁的儿童,在国际上使用广泛。该问卷主要由父母报告,涉及五个发育能区,包括沟通能区、粗大动作能区、精细动作能区、问题解决能区、个人-社会能区。

(3) **绘人测验**:适用于5~9.5岁的儿童。要求被测儿童根据自己的想象绘一全身正面人像,以身体部位、各部比例和表达方式的合理性计分。

(4) **图片词汇测试**(PPVT):适用于4~9岁的儿童,共有120张图片,每张有黑白线条画4幅,测试者讲一个词汇,要求儿童指出其中相应的图片。测试方法简单,尤其适用于语言或运动障碍者。

2. 诊断性测验 需要具有资质的专业人员使用,测试范围广,内容详细,所需时间较长,反映儿童发育综合能力,可得出发育商或智商。常用的诊断性测验有贝莉婴儿发育量表、盖瑟尔发育量表、斯坦福-比奈智力量表、韦氏智力量表等,在评价儿童的智力时,常常用上述各种智力量表,结合儿童适应行为评定量表,对儿童智力发育迟缓作出诊断。

(二)适应性行为评定

适应性行为指人适应外环境赖以生存的能力,即个体处理日常生活和承担社会责任达到所处年龄和社会文化条件所期望的程度。国内普遍采用的适应性行为评定量表有婴儿-初中学生社会生活能力量表、阿肯巴克儿童行为量表(Achenbach child behavior checklist, CBCL)等。在适应性行为评定中,康氏儿童行为量表(Conners child behavior scale)和Vanderbilt ADHD评定量表广泛应用于注意缺陷多动障碍(ADHD)的评估。改良婴幼儿孤独症量表(M-CHAT)和儿童孤独症评定量表(CARS)分别用于孤独症的筛查和诊断。

(高凤 向好)

> **思考题**

1. 婴儿,女,体重4.0kg,前囟1.5cm×1.5cm,能微笑,头不能竖立,抱起喂奶时出现吸吮反射。

请思考:

(1) 该婴儿最可能的月龄是多少?

(2) 该婴儿的各项体格生长指标应达到什么水平?

2. 一位家长带儿童来医院进行体格检查。体格检查结果:体重10.6kg,身长81cm,前囟已闭,出牙12颗,胸围大于头围。

请思考:

(1) 该儿童最可能的年龄是多少?

(2) 该儿童能完成哪些大运动和精细动作？

3. 婴儿，男，12 月龄。出生时体重为 3.1kg，在家自测体重 9.2kg，身长 75cm，来儿童保健门诊进行健康体检。

请思考：

(1) 根据自测结果该儿童发育是否正常？

(2) 如何对该儿童进行体格生长评价？

练习题

第三章 | 儿童保健

教学课件

思维导图

学习目标

1. 掌握免疫规划程序、预防接种的准备与注意事项，以及预防接种的反应与处理。
2. 熟悉各年龄期儿童的保健重点、儿童免疫方式与常用制剂。
3. 了解儿童体格锻炼与游戏的内容以及意外事故的预防。
4. 学会按照护理程序对预防接种儿童进行整体护理。
5. 具有人文关怀理念、沟通交流技巧和自主学习能力。

儿童保健（child care）是儿科学与预防医学的交叉学科，主要研究各年龄期儿童生长发育的规律及其影响因素，依据促进健康、预防为主、防治结合的原则，通过对儿童群体和个体采取有效的干预措施，提高儿童生命质量，减少发病率，降低死亡率。

第一节 各年龄期儿童的保健重点

情景导入

新生儿，男，6 日龄，妊娠 39 周，顺产，其母今日接到社区护士的电话，预约下午家访。

请问：

1. 新生儿家庭访视的时间和内容有哪些？
2. 如何进行新生儿居家护理指导？

（一）胎儿期保健重点

此期保健重点为妊娠期妇女的保健，使胎儿在宫内健康生长发育，直到安全娩出，从而降低围生儿死亡率。

1. 预防遗传病 应大力提倡和普及婚前检查及遗传咨询，禁止近亲结婚，有遗传病家族史者应做好疾病风险率预测和产前诊断。

2. 预防先天性畸形 妊娠早期预防病毒和弓形虫感染，避免接触放射线和铅、苯等毒物，勿吸烟和酗酒等；育龄妇女患有严重心、肝、肾疾病，以及糖尿病、结核病等慢性疾病，应在医生指导下决定是否妊娠及妊娠期的用药。

3. 保证充足营养 妊娠期妇女要注意膳食平衡，保证各种营养物质的摄入。妊娠早期要注意补充叶酸、铁和碘，中晚期要适当增加能量和各种营养素，以保证胎儿生长和储存生后所需营养，但也要防止营养摄入过多而导致胎儿体重过重，影响分娩和胎儿健康。

4. 给予良好的生活环境 避免环境污染，注意劳逸结合，保持精神愉快。

5. 预防流产、早产 做好产前检查，对高危妊娠期妇女加强随访，重视妊娠期合并症的处理，预防流产、早产的发生。

(二)新生儿期保健重点

新生儿各器官系统发育不完善,适应和调节能力差,应加强喂养、注意保暖及预防感染,保健重点在生后1周内。

1. 产时及产后保健 产房室温保持在25~28℃;新生儿娩出后迅速擦干并清除口鼻腔内黏液,保证呼吸道通畅;严格消毒、结扎脐带;记录出生时阿普加评分(Apgar score)、生命体征、体重与身长;正常儿进入母婴室,尽早喂母乳,鼓励母婴皮肤多接触,常规给予维生素K_1,接种卡介苗和乙肝疫苗;高危儿送入新生儿重症监护室,预防并及时处理新生儿缺氧、窒息、低体温、低血糖和颅内出血等情况。

2. 新生儿居家保健

(1)**新生儿家庭访视**:家访的目的在于早期发现问题,早期干预,从而降低新生儿疾病发生率或减轻疾病的严重程度,并提供新生儿喂养和护理指导。

1)访视时间:新生儿期家庭访视一般至少2次,分别是出院后7d内和出生后28d。高危儿或检查发现有异常者应增加访视次数。

2)访视内容:①了解新生儿出生情况及出生后生活状态(包括喂养、睡眠、排泄等)、预防接种、听力及遗传代谢病筛查等情况。②观察居住环境(室内温湿度、通风、卫生条件等)及母乳喂养等情况。③体格检查。④指导及咨询,如喂养、日常护理等。在访视中发现问题严重者,应立即就诊。

(2)**合理喂养**:母乳是新生儿的最佳食品,应鼓励和支持母乳喂养,宣传母乳喂养的优点,教授哺乳的方法和技巧。

(3)**日常护理**:新生儿房间应阳光充足,通风良好,温湿度适宜,室温保持在22~24℃,相对湿度保持在55%~65%;应指导家长观察新生儿的一般情况,如精神状态、面色、呼吸、体温、哭声及大小便等;每日沐浴,保持皮肤清洁,新生儿脐带未脱落前,要注意保持局部清洁干燥;衣服宜用柔软的棉布制作,简单宽松,不妨碍肢体活动,易于穿脱;保持臀部皮肤清洁干燥,选择透气性好的棉质纸尿裤,勤更换,以防尿布性皮炎。

(4)**预防疾病**:定期通风,保持室内空气新鲜;保持新生儿用具及居住环境的清洁,食具用后要消毒;接触新生儿前应洗手,尽量减少探视,避免交叉感染;及时补充维生素D,以预防佝偻病;新生儿早期应进行法定遗传代谢性疾病(先天性甲状腺功能减退症、苯丙酮尿症等)和听力的筛查。

(5)**早期教育**:提倡母婴同室,鼓励家长拥抱和抚摸新生儿,给予各种良性刺激,建立情感连接,培养亲子感情。

(三)婴儿期保健重点

婴儿期是生长发育的第一个高峰期,且从母体获得的免疫抗体逐渐减少,需注意保证摄入充足的营养及预防感染。

1. 合理喂养 目前,世界卫生组织(WHO)推荐纯母乳喂养至6个月,部分母乳喂养或人工喂养婴儿则应选择适合的配方奶粉;6个月以上婴儿要及时、正确地引入换乳期食物,使其适应多种食物,减少以后挑食、偏食的发生,并指导适时断奶。

2. 日常护理 衣着宽松清洁,最好穿连衣裤或背带裤,有利于胸廓发育,按季节增减衣服,冬季不宜穿着过多,以婴儿双足暖和为宜;注意清洁卫生,每日沐浴;保证充足的睡眠,婴儿所需的睡眠时间个体差异较大,一般6个月以内婴儿每日睡眠时间为15~20h,7~12个月婴儿每日睡眠时间为15~16h,在出生后即培养良好的睡眠习惯;4~10个月是乳牙萌出时期,婴儿会有吮指、流涎等,应注意口腔护理。

3. 早期教育 婴儿3个月后可以培养定时排尿,8~9个月时可以培养坐便盆排便;通过游戏、沟通和有目标的训练,促进视觉、听觉、动作和语言的发展。

4. 预防疾病及意外 按免疫规划程序完成基础免疫；坚持户外活动和婴儿操训练，以增强体质；定期进行体格检查，6个月前每月1次，7~12个月每2~3个月1次；高危儿、体弱儿适当增加检查次数，及早发现佝偻病、营养不良、发育迟缓和缺铁性贫血等疾病，并予以及时的干预。此期常见的事故有异物吸入、窒息、跌伤、触电和烫伤等，应向家长强调事故的预防。

（四）幼儿期保健重点

由于感知能力和自我意识的发展，幼儿对周围环境产生好奇、乐于模仿，是社会心理发育最为迅速的时期。

1. 合理安排膳食 供给足够的能量和优质蛋白，保证各种营养素充足和均衡，乳类供应量应不低于总能量的1/3，食物应软、烂、细及多样化；培养幼儿良好的就餐习惯和就餐礼仪。

2. 日常护理 衣着舒适、穿脱方便、易于自理；睡眠方面，一般白天小睡1~2h，夜晚睡眠10~12h；继续进行大小便训练，培养良好的卫生和生活习惯；注意口腔保健，幼儿不能自理时，家长可用软布或软毛牙刷帮助清洁牙齿，2~3岁以后培养儿童自己早、晚刷牙的习惯，饭后漱口，少吃易致龋齿的食物，定期进行口腔检查。

3. 早期教育 此期社会心理发育迅速，应重视与幼儿进行语言交流，通过游戏、讲故事、唱歌等促进语言发育和动作的发展，同时培养幼儿良好的行为方式和生活自理能力；应注意防治常见的心理行为问题，如违拗、发脾气和破坏性行为等。

4. 预防疾病及意外 坚持户外活动、沐浴、游戏等，每3~6个月做1次体格检查，并进行生长发育系统监测；此期幼儿具备一定的活动能力，但对危险事物的识别能力差，强调预防意外发生，如异物吸入、烫伤、跌伤、中毒、溺水等。

（五）学龄前期保健重点

学龄前期儿童体格增长速度相对较慢，但智力发展迅速且好奇心重，模仿性强，可塑性大，是性格形成的关键时期。

1. 合理营养 学龄前儿童饮食接近成人，食物制作要多样化，并做到粗细、荤素搭配，保证能量和蛋白质的摄入，每日摄入优质蛋白占总蛋白的1/2，乳类供能占总能量的1/3。

2. 日常护理 学龄前儿童已有部分自理能力，但动作缓慢且不协调，常需他人协助，此时应鼓励儿童自理，不能包办；保证良好的睡眠环境和睡眠质量，保证每日睡眠时间在11~12h。

3. 早期教育 此期是性格形成的关键期，通过日常生活、游戏或学习，有意识培养儿童的思维能力和动手能力，养成良好的学习习惯，培养高尚的道德品质。同时，注意防治常见的心理行为问题，如吮拇指和咬指甲、遗尿、手淫、攻击性或破坏性行为等。

4. 预防疾病及意外 通过游戏和体育运动，增强儿童体质；每年进行1~2次体格检查；防治近视、龋齿、缺铁性贫血、寄生虫感染等常见病；定期进行预防接种；开展安全教育，预防外伤、溺水、中毒、交通事故等意外发生。

（六）学龄期保健重点

学龄期儿童认知和心理发展迅速，脑的发育基本完成，是接受科学文化教育的重要时期。

1. 合理营养 营养充分而均衡，重视早餐和课间加餐，注意保证早餐的质和量，重视补充含铁的食品，以降低贫血的发生率，保证每日摄入牛奶400~500ml。

2. 日常护理 保证充足的睡眠；注意口腔卫生，养成早晚刷牙、餐后漱口的习惯，预防龋齿；保持正确的坐、立、行走和读书、写字的姿势，预防近视、驼背、脊柱侧弯等；培养良好的生活习惯和学习习惯，注重品德教育。

3. 体格锻炼 每日应进行户外活动和体格锻炼，如体操、跑步、游泳、团体游戏等，锻炼要因人而异，强度要适当，循序渐进。

4. 预防疾病及意外 继续进行预防接种；每年进行1次体格检查；防治屈光不正、龋齿、缺铁性贫血等；学习交通规则和突发意外的防范知识，预防车祸、溺水，学习发生地震、火灾、水灾时的安全逃生技能。防治常见的心理行为问题，如学龄儿童上学不适应、有对立违抗情绪等。

（七）青春期保健重点

青春期是个体由儿童过渡到成人的时期，是生长发育的第二个高峰期，也是性格、体质、心理、智力发育和发展的关键时期。

1. 供给充足营养 给予合理的膳食和保持良好的饮食习惯，避免偏食、挑食和厌食。

2. 培养良好习惯 保证充足的睡眠，睡眠时间在 8h 以上；培养青少年良好的卫生习惯，重点加强少女经期的卫生指导。

3. 加强青春期生理和心理卫生教育 进行正确的性教育使青少年在生理、心理方面健康发展；接受系统的法制教育，树立正确的人生观、价值观，培育助人为乐、勇于上进的道德风尚，形成健康向上的生活方式。防治常见的心理行为问题，如多种原因引起的对自我形象不满、焦虑、抑郁等，应采取积极防治措施。

4. 预防疾病及意外 进行体育锻炼，定期进行体格检查，防治急性传染病、屈光不正、龋齿、神经性厌食、月经不调及脊柱弯曲等疾病。创伤和事故是青少年，尤其是男性青少年常见的问题，包括运动创伤、车祸、溺水所致的损伤，应加强安全教育。

第二节　儿童体格锻炼与游戏

一、体格锻炼

体格锻炼是促进儿童生长发育、增进健康、增强体质的积极措施。通过体格锻炼能够提高机体对外界环境的耐受力和抵抗力，培养儿童坚强的意志和品格，促进儿童全面发展。

（一）户外活动

户外活动一年四季均可进行，可增强儿童体温调节功能及对外界气温变化的适应能力，促进儿童生长及预防佝偻病的发生。婴儿出生后应尽早进行户外活动，呼吸新鲜空气，户外活动时间由开始每日 1~2 次，每次 10~15min，逐渐延长到 1~2h；年长儿除恶劣气候外，应多在户外玩耍。

（二）皮肤锻炼

1. 婴儿抚触 抚触可刺激皮肤，有益于循环系统、呼吸系统、消化系统、肢体肌肉的放松与活动，给婴儿以愉快的刺激，同时也是父母与婴儿之间良好的交流方式之一。抚触可以从新生儿期开始，一般在婴儿洗澡后进行，抚触时房间温度要适宜，每日 1~2 次，每次 10~15min，抚触力度应逐渐增加，以婴儿舒适合作为宜（具体内容见第十七章第五节）。

2. 水浴 利用水的机械作用和水的温度刺激，使皮肤血管收缩或舒张，促进机体血液循环、新陈代谢及体温调节，以增强机体对温度变化的适应能力。

（1）温水浴：温水浴可保持皮肤清洁，促进新陈代谢，增加食欲，有益于抵抗疾病。新生儿脐带脱落后即可进行温水浴，具体内容见第十七章第二节。

（2）游泳：可从小训练，必须有成人看护。环境温度不低于 24~26℃，水温不低于 25℃。游泳前，先用冷水浸湿头部和胸部，然后全身浸入水中。游泳持续时间逐渐延长。出水后立即擦干全身，穿好衣服。空腹或刚进食后不可游泳。

（三）体育运动

1. 体操 体操可促进肌肉、骨骼的生长，增强呼吸、循环功能，从而达到增强体质、预防疾病的目的。

（1）婴儿被动操：适合于 2~6 个月的婴儿。婴儿完全在成人帮助下进行四肢的屈伸运动，每日

1~2次。被动操可促进婴儿大运动的发育,改善全身的血液循环。

（2）**婴儿主动操**：适合于 7~12 个月的婴儿。在成人的适当扶持下,进行爬、坐、仰卧起身、扶站、扶走、双手取物等动作。主动操可以扩大婴儿的视野,促进其智力的发育。

（3）**幼儿体操**：适合于 12~18 个月的幼儿。在成人的扶持下进行有节奏的活动,主要锻炼走、前进、后退、平衡、过障碍物等动作。模仿操适用于 18 个月 ~3 岁的幼儿,此年龄段的幼儿模仿性强,可配合儿歌或音乐进行有节奏的运动。

（4）**儿童体操**：广播体操和健美操等适合于 3~6 岁的儿童,可增强大肌肉群力量,提高机体各关节的灵敏性,对促进循环、呼吸和神经传导功能改善具有积极的作用。在集体儿童机构中,每日按时进行广播体操,最好四季不间断。

2. 游戏、田径及球类　托儿所及幼儿园可组织活动性游戏,如赛跑、扔沙包、滚球、丢手绢、立定跳远等。年长儿可利用器械（如木马、滑梯）进行锻炼,还可以由老师组织各种田径比赛、球类运动等。

二、儿童游戏

游戏是儿童生活中的重要组成部分,是儿童与他人进行沟通的一种重要方式。通过游戏,儿童能够识别自我及外界环境,发展智力及增强动作的协调性,初步建立社会交往模式,学会解决简单的人际关系问题等。

（一）游戏的功能

1. 促进儿童感觉运动功能的发展及体格发育　通过游戏活动,儿童的视、听、触、走、跑、跳等感觉功能及运动能力得到大力发展,提高动作的协调性和精细度。同时,游戏增加了儿童的活动量,可以增强体质。

2. 促进儿童智力发展　通过游戏,儿童可以学习识别物品的形状及用途,理解数字的含义,了解时间和空间等抽象概念,提升语言表达能力及技巧,获得解决简单问题的能力。

3. 促进儿童的社会化及自我认同　婴幼儿可通过游戏探索自己的身体,并把自己与外界环境分开。通过一些集体游戏,儿童学会与他人分享,关心集体,认识自己在集体中所处的地位,并能适应自己的社会角色。同时,儿童在游戏中能够测试自己的能力,逐渐调整自己的行为举止,遵守社会所接受的各种行为准则,建立一定的社会关系,并学习解决相应的人际关系问题。

4. 促进儿童的创造力　在游戏中,儿童可以充分发挥自己的想象,成人对儿童的想法或试验应经常给予鼓励,将有助于其创造力的发展。

5. 治疗性价值　对于住院患儿来说,游戏还有一定的辅助治疗作用。患儿可通过游戏发泄不良情绪、缓解紧张或压力;护理人员可观察患儿的病情变化,了解患儿对疾病的认识程度,对住院、治疗及护理等经历的感受;同时,游戏还为护理人员向患儿解释治疗和护理过程、进行健康教育等提供机会。

（二）不同年龄段游戏的特点

1. 婴儿期　多为单独性游戏。婴儿自己的身体往往就是他们游戏的主要内容,他们喜欢用眼、口、手来探索陌生事物,对一些颜色鲜艳、能发出声响的玩具感兴趣。

2. 幼儿期　多为平行性游戏,即幼儿与其他小朋友一起玩耍,但没有联合或合作性行动,主要是独自玩耍,如看书、搭积木、奔跑等。

3. 学龄前期　多为联合或合作性游戏。许多儿童共同参加一个游戏,彼此能够交换意见并相互影响,但游戏团体没有严谨的组织、明确的领袖和共同的目标,每个儿童可以按照自己的意愿去表现。

4. 学龄期　多为竞赛性游戏。儿童在游戏中制订一些规则,彼此遵守,并进行角色分工,以完成某个目标。游戏的竞争性和合作性高度发展，并出现游戏的中心人物。此期儿童希望有更多的时间与同伴一起玩耍。

5. 青春期 青少年的游戏内容因性别而有很大的差异。女孩一般对社交性活动感兴趣；男孩则喜欢运动中的竞争及胜利感。青少年对父母的依赖进一步减少，主要从朋友处获得认同感。

第三节 免疫规划

情景导入

婴儿，女，3月龄。其母到社区卫生服务中心咨询疫苗接种的相关问题。该婴儿生后已接种过卡介苗和乙肝疫苗。

请问：
1. 该婴儿1岁以内还需要接种哪些疫苗？
2. 接种疫苗时注意事项有哪些？

免疫规划（immunization programme）是根据免疫学原理、不同人群免疫特点，以及传染病发生规律制定的国家传染病防治规划，使用有效的疫苗对易感人群进行有计划的预防接种，以达到预防和控制特定传染病发生和流行的目的。

一、免疫规划内容

免疫规划的核心是预防接种。预防接种的方式有常规接种、临时接种、群体性接种和应急接种等。免疫规划属于常规接种。

预防接种的免疫制剂有主动免疫制剂和被动免疫制剂。

1. 主动免疫及制剂 主动免疫是将抗原性物质接种于人体，刺激机体免疫系统产生特异性免疫应答，从而特异性地预防相应病原体感染的措施。其方法通常称为预防接种或疫苗接种。主动免疫制剂（主要指疫苗）是利用病原微生物（如病毒、细菌等）及其代谢产物，通过人工减毒、灭活或基因重组等方法制成，具有抗原性，接种后所产生的免疫应答反应是人工诱导宿主对特异性抗原产生特异性反应，与自然感染所引起的免疫应答反应是一致的。根据疫苗的性质，疫苗可分为减毒活疫苗、灭活疫苗、多糖疫苗、亚单位疫苗、基因工程疫苗和合成疫苗等类型。

我国从管理上将疫苗分为一类疫苗和二类疫苗。一类疫苗指政府免费向公民提供，公民应当依照政府的规定而接种的疫苗，包括国家免疫规划疫苗、地方人民政府根据辖区传染病流行情况和人群免疫状况提供的免费疫苗、应急接种或群体性预防接种的疫苗。二类疫苗指由公民自费并且自愿接种的其他疫苗。

2. 被动免疫及制剂 被动免疫指输入含特异性抗体的免疫血清或特异性免疫球蛋白等制剂，使机体立即获得特异性免疫力。被动免疫制剂有抗毒素、抗血清等，具有抗体属性，主要用于应急预防和治疗。例如，给尚未注射麻疹疫苗的麻疹易感儿（接触者）注射丙种球蛋白、受伤时注射破伤风抗毒素等。

二、免疫规划程序

免疫规划程序的内容包括接种年（月）龄、次数、剂量和途径、间隔时间、加强免疫和联合免疫等。接种部位通常选择上臂外侧三角肌处（皮内注射在三角肌中部略下处、皮下注射在三角肌下缘附着处）和大腿前外侧中部。当多种疫苗同时注射接种时，可在左右上臂、左右大腿分别接种。卡介苗接种选择上臂。

我国国家免疫规划疫苗儿童免疫程序包括 11 种疫苗，预防 12 种传染病，分别是乙型病毒性肝炎、结核病、脊髓灰质炎、百日咳、白喉、破伤风、麻疹、风疹、流行性腮腺炎、流行性乙型脑炎、流行性脑脊髓膜炎、甲型病毒性肝炎。

2021 年 3 月国家卫生健康委员会发布《国家免疫规划疫苗儿童免疫程序及说明（2021 年版）》，国家免疫规划疫苗儿童免疫程序的内容见表 3-1。

表 3-1　2021 年版国家免疫规划疫苗儿童免疫程序

疫苗种类	接种途径[3]	剂量	出生时	1月	2月	3月	4月	5月	6月	8月	9月	18月	2岁	3岁	4岁	5岁	6岁
乙肝疫苗	IM	10 或 20μg	1	2					3								
卡介苗	ID	0.1ml	1														
脊灰灭活疫苗	IM	0.5ml			1	2											
脊灰减毒活疫苗	PO	1 粒或 2 滴					3								4		
百白破疫苗	IM	0.5ml				1	2	3				4					
白破疫苗	IM	0.5ml															5
麻腮风疫苗	IH	0.5ml								1		2					
乙脑减毒活疫苗	IH	0.5ml								1			2				
或乙脑灭活疫苗[1]	IM	0.5ml								1、2			3		4		
A 群流脑多糖疫苗	IH	0.5ml							1		2						
A 群 C 群流脑多糖疫苗	IH	0.5ml												3			4
甲肝减毒活疫苗 或甲肝灭活疫苗[2]	IH	0.5ml 或 1.0ml										1					
	IM	0.5ml										1	2				

注：[1] 选择乙脑减毒活疫苗接种时，采用两剂次接种程序。选择乙脑灭活疫苗接种时，采用四剂次接种程序；乙脑灭活疫苗第 1、2 剂间隔 7~10d。

[2] 选择甲肝减毒活疫苗接种时，采用一剂次接种程序。选择甲肝灭活疫苗接种时，采用两剂次接种程序。

[3] 接种途径：PO 口服，ID 皮内注射，IH 皮下注射，IM 肌内注射。

三、预防接种的准备与注意事项

1. 环境准备　接种场所光线明亮，空气新鲜，温度适宜，接种及急救物品摆放有序。

2. 心理准备　做好解释、宣传工作，消除家长和儿童的紧张、恐惧心理；接种不宜空腹进行。

3. 严格执行免疫程序　掌握接种剂量、次数、间隔时间和不同疫苗的联合免疫方案。一般接种活疫苗后需间隔 4 周，接种灭活疫苗后需间隔 2 周，再接种其他疫苗。及时记录及预约，交代接种后的注意事项及处理措施。

4. 严格掌握禁忌证　了解儿童有无接种禁忌证。①体温高于 37.6℃以上者，或同时伴有其他明显症状的儿童暂缓接种，待康复后再进行接种。②处于某种急性疾病的发病期或恢复期，或处于某种慢性疾病的急性发作期，应推迟接种。③患严重湿疹或其他皮肤疾病者，待治疗好转或痊愈后再行接种。④患免疫缺陷疾病或正在接受全身免疫抑制治疗者可以接种灭活疫苗，原则上不予接种减毒活疫苗（补体缺陷者除外）。每种疫苗都有特殊的禁忌证，应严格按照使用说明执行。

5.严格执行查对制度及无菌操作原则　仔细核对儿童的姓名、年龄，严格按规定的接种剂量接种。用皮肤消毒剂消毒皮肤时，需待干后注射；接种活疫苗时，只用75%乙醇消毒；抽吸后剩余药液超过2h不能再用；接种后剩余活菌苗应烧毁。

6.接种后告知

（1）告知接种后的注意事项及处理措施。

（2）接种后及时记录，再次接种者需及时预约，未接种者须注明原因，必要时进行补种。

四、预防接种的反应与处理

1.一般反应

（1）**局部反应**：接种后数小时至24h左右局部可出现红、肿、热、痛，有时伴有淋巴结肿大。反应程度因个体不同而有所差异，局部反应持续2~3d不等。红肿和硬结的直径<15mm，一般不需要处理；15~30mm者可用干净的毛巾先冷敷，出现硬结者可热敷，每日数次，每次10~15min；≥30mm者应及时到医院就诊。接种卡介苗2周左右，局部可出现红肿，随后化脓，形成小溃疡，大多在8~12周后结痂（卡疤），一般不需要处理，不能热敷，保持局部清洁即可。

（2）**全身反应**：少数受种者一般于24h内可出现发热，并可伴有头痛、头晕、乏力、全身不适等，一般持续1~2d。个别人出现恶心、呕吐、腹泻等胃肠道症状，以接种当天多见。发热在≤37.5℃时，应加强观察，适当休息，多饮水；>37.5℃或≤37.5℃但伴有其他全身症状、异常哭闹者，应及时就诊。

2.异常反应　极少数儿童可能出现晕厥、过敏性休克、过敏性皮疹、血管神经性水肿等。

（1）**晕厥**：多因空腹、疲劳、室内闷热、紧张等原因所致，在接种时或接种后几分钟内突然出现头晕、心慌、面色苍白、出冷汗、手足发麻等症状。此时，应立即使患儿平卧、头稍低，保持安静，饮少量热开水或糖水，一般无须用药即可在短时间内恢复正常。

（2）**过敏性休克**：一般于注射疫苗后数秒或数分钟内发生，出现烦躁不安、面色苍白、口周发绀、四肢湿冷、呼吸困难、脉搏细速、恶心呕吐、惊厥甚至昏迷，严重者可危及生命。应立即肌内注射1:1 000肾上腺素，必要时，尽快转医院进行治疗。

第四节　意外事故的预防

意外伤害（unintentional injury）指因各种因素综合作用而引起的人体损伤。减少意外事故及损伤的发生重在预防，成人对此要有一定的预见性，做好儿童的安全教育与监护工作。

> **知识链接**
>
> ### 儿童事故伤害预防控制
>
> 我国出台了一系列法规政策，如《"健康中国2030"规划纲要》《中国儿童发展纲要（2021—2030）》等，为开展儿童伤害防控工作提供了保障。
>
> 教育部指导各地贯彻落实《中小学幼儿园安全管理办法》《中小学幼儿园应急疏散演练指南》《中小学德育工作指南》等文件要求，将安全教育内容纳入德育课程中，并将青少年自我保护教育纳入学生综合实践中。
>
> 《国家基本公共卫生服务规范（第三版）》中的《0~6岁儿童健康管理服务规范》明确规定，从新生儿访视到儿童满6岁共13次健康管理中，要对家长开展预防伤害指导，从源头预防儿童伤害的发生。

一、异物吸入与窒息

1. 常见原因

(1) 3个月以内的婴儿容易因盖被、母亲的身体、吐奶等造成窒息。

(2) 较大的婴幼儿容易发生异物吸入呼吸道、消化道等，如瓜子、花生、果冻、纽扣、硬币等。

(3) 饮食时不慎将枣核、鱼刺、骨头等吞下，成人给儿童喂药不当等。

2. 预防措施

(1) 小婴儿盖被时要注意保证口、鼻不被堵塞；婴幼儿应与成人分床睡，床上应无杂物。

(2) 儿童进食时要避免说、笑、逗、跑，勿在儿童进餐时惊吓、逗乐、责骂儿童。

(3) 危险玩具和物品要放在儿童不易取到的地方；不给婴幼儿整粒的瓜子、花生、豆子、小果冻及带刺、带核、带骨的食品。

二、中毒

1. 常见原因
包括有毒动植物、药物、化学品等物品引起的急性中毒。

2. 预防措施

(1) 保证儿童的食物清洁、卫生、新鲜。

(2) 教育儿童勿随便采集植物及野果，避免食入有毒的食物。

(3) 药物应放置在固定的位置，妥善保管。

(4) 使用煤炉、煤气需注意开窗通风，定期检查管道是否通畅、有无漏气，防止一氧化碳中毒。

(5) 日常使用的杀虫剂、灭鼠药及农药要妥善保管和使用，避免儿童接触。

三、外伤

1. 常见原因
包括跌落伤、烫伤、灼伤、电击伤等。

2. 预防措施

(1) 不能单独将婴幼儿放在床上或房间；居住环境应设有保护性栏杆；家具边缘以圆角为宜。

(2) 妥善管理好热源、电源、火源等。

(3) 对易燃、易爆、易损物品应妥善存放。

(4) 健身器材、大型玩具如滑梯、攀登架、跷跷板、秋千等，应定期检查、及时维修，儿童玩耍时需有成人监护，并做好醒目标识。

(5) 户外活动场地应平整，无碎石、泥沙，最好有草坪。

(6) 雷雨、大风天气，勿在大树下、电线杆旁或高层楼房的房檐下避雨，以防触电或砸伤。

(7) 进行对突发事件如发生地震、火灾、水灾时的安全逃生方法教育。

四、溺水和交通事故

1. 常见原因
溺水是游泳中最常见的意外事故，失足落井或掉入水缸等也可造成溺水；近年来随着道路和交通工具的不断发展，交通事故的发生呈上升趋势。

2. 预防措施

(1) 看管、教导儿童不在公路、河塘旁边玩耍，水缸等应加盖。

(2) 不能单独将婴幼儿留在水盆中；教育儿童不去无安全设施的池塘、江河玩水或游泳。

(3) 教育儿童遵守交通规则，勿在马路上玩耍；对学龄前儿童要做好接送工作。

(4) 教育儿童骑车时佩戴头盔；坐汽车时，系上安全带或使用儿童约束装置，且不可坐在第一排。

（5）儿童外出游玩时需要成人带领。

（向好　高凤）

思考题

男婴，4个月，昨日上午接种百白破疫苗，夜里出现发热，体温最高38.3℃，今晨仍有发热，精神状态可，食欲稍差，伴轻度腹泻。

请思考：

（1）接种疫苗后常见的反应有哪些？

（2）如何对家长进行疫苗接种后的健康宣教？

ER 3-3

练习题

第四章 ｜ 患病儿童护理及其家庭支持

教学课件

思维导图

> **学习目标**
>
> 1. 掌握儿童用药特点。
> 2. 熟悉与患儿及其家长的沟通、患病儿童及其家庭的心理反应与护理。
> 3. 了解儿科医疗机构的设置、儿科护理管理及儿童健康评估的特点。
> 4. 学会儿童健康评估技术与儿童给药方法。
> 5. 具有以儿童及其家庭为中心的全方位护理的能力，增强为患儿及其家庭服务的意识。

第一节 儿童医疗机构的设置及护理管理

我国儿童医疗机构分为三类，即儿童医院、妇幼保健院和综合医院中的儿科。其中，以儿童医院的设置最为全面，包括儿科门诊、儿科急诊及儿科病房。

一、儿科门诊

（一）儿科门诊设置

儿科门诊设置与一般门诊类似，但由于就诊对象的特殊性，部分场所的设置具有儿科的独特性。

1. 预诊处 主要目的是及时发现危重患儿，鉴别及隔离传染病患儿，区分平诊、急诊及协助家长选择就诊科别，以缩短就诊时间，减少患儿间交叉感染，赢得抢救机会。预诊检查主要通过简明扼要的病史询问和必要的体格检查，在短时间内迅速作出判断。若遇到急需抢救的危重患儿，预诊护士应立即将患儿护送至抢救地点。预诊处一般设在医院内距大门最近处，或儿科门诊的入口处，并与急诊、门诊、传染病隔离室相通，便于转运。

2. 候诊处 由于陪伴患儿就诊人员多，流动量大，候诊处应宽敞、明亮、清洁，空气流通，设有哺乳、换尿布、包裹患儿的母婴室，有足够的候诊椅，提供饮水处等便民设施。室内布置应尽量生活化，以减轻患儿的陌生感和恐惧感。

（二）护理管理

儿科门诊人员流动量大且患儿抵抗力弱，因此，应做好以下工作。

1. 维护就诊秩序 护士应合理安排、组织及管理，做好诊前准备、诊中协助及诊后解释工作，保证就诊工作有条不紊，提高就诊质量及就诊效率。

2. 密切观察病情 患儿病情变化较快，护士应在预诊、候诊等诊治过程中严密观察患儿的病情变化，发现问题及时与医生联系并配合医生处理。

3. 预防交叉感染 制定并执行消毒隔离制度，及时发现传染病的可疑征象，并及时予以隔离。

4. 杜绝医疗差错 严格执行查对制度及各项操作规程，保证患儿安全，防止出现差错事故。

5. 提供健康指导 儿科门诊是健康宣教的重要场所，可设置宣传栏、摆放宣传手册、播放健康教育节目，门诊护士也可以开展形式多样的健康教育活动，向患儿及家长宣传儿童保健知识，同时进行相关疾病的健康教育。

二、儿科急诊

（一）儿科急诊特点

1. 急诊患儿起病急、来势凶、变化快、突发情况多，应做好抢救准备。

2. 儿童疾病往往不典型，易延误诊断而危及生命，应注意密切观察病情。

3. 儿童疾病的种类和特点有一定的季节规律性，应根据发病规律做好准备。

（二）儿科急诊设置

综合医院儿科急诊应设置诊查室、抢救室、治疗室、观察室、隔离观察室；儿童医院的急诊除具备以上设置外，还应有小手术室、药房、化验室、收费处等，形成独立单元，确保24h接诊。各诊室仪器设备必须配备齐全，以确保抢救工作顺利进行。

（三）护理管理

1. 重视急诊五要素 人、医疗技术、急救药品、仪器设备和时间是急诊抢救的五要素，其中人是最主要的因素。急诊护士应具有高度的责任心、敏锐的观察能力，熟练掌握儿科常见急危重症的抢救技术，能迅速配合医生抢救。危重患儿的就诊顺序可特殊安排，可先就诊后挂号，及时进行抢救。此外，药品齐备、仪器设备先进及功能完好、争取抢救时间也是保证抢救成功的重要环节。

2. 执行岗位责任制度 急诊护士必须坚守岗位，经常巡视，密切观察危重患儿的病情变化，随时做好抢救准备。对抢救设备的使用、保管、维护等应有明确的分工和交接班制度，以保证抢救工作顺利进行。

3. 建立急诊抢救护理常规 护士应熟练掌握儿科常见急危重症的抢救程序及护理要点，不断总结经验，以提高抢救成功率。

4. 规范文件管理 急诊病历要完整、规范，紧急抢救时的口头医嘱必须当面复述，确定无误方可执行，并及时补记医嘱。经急诊进入观察室或住院的患儿应做好登记，以便完善患儿的相关资料。

三、儿科病房

（一）儿科病房设置

1. 普通病房设置 儿科普通病房设置与其他科室病房类似，设有病室、护士站、治疗室、值班室、配膳（乳）室、卫生间等，病区内应设有儿科特色的游戏区或游戏室。窗外设有护栏，病床两侧设有床挡，病室之间用玻璃隔断，便于观察患儿的病情变化。幼儿专用厕所不加门，儿童专用厕所加门不加锁，防止发生意外。

2. 重症监护室设置 监护室由监护病房、隔离室及辅助用房（医生办公室、护士站、治疗室）等组成，室内配备各种抢救及监护设备。监护病房的床位安排方式有集中式和分散式。集中式是将床位集中在一个大病室，护士站设在中央，便于观察和抢救；分散式是将床位分散在各个小病室内，房间之间用玻璃隔断，便于观察和隔离。

（二）护理管理

1. 环境管理 病房环境应符合儿童心理和生理特点，墙壁可装饰儿童喜欢的图案，病室窗帘和患儿被服可采用颜色鲜亮、图案生动的布料制作，以减轻住院患儿的紧张情绪。病室应安装夜用地（壁）灯，以免影响睡眠。病室应根据患儿的年龄调整适宜的温湿度，新生儿病室室温以 22~24℃ 为宜，婴幼儿病室室温以 20~22℃ 为宜，相对湿度以 55%~65% 为宜；儿童病室室温以 18~20℃ 为宜，相对湿度以 50%~60% 为宜。

2. 生活管理 根据患儿病情合理安排饮食、休息及活动时间。饮食既要符合疾病要求，又要满足儿童生长发育需要。食具均应消毒。患儿应选择样式简单、面料柔软、透气性好的衣裤，要经常换洗,保持清洁。另外,对长期住院的学龄期患儿要适当安排学习时间,建立规律的生活制度,并帮助患儿减轻或消除因住院而产生的心理问题。

3. 安全管理 由于患儿好动、好奇心强且防范意识差,病房的安全管理尤其重要。建立病房安全管理制度并告知家长遵守,所有设施、设备均应有保护措施,如病床带床挡,窗户加护栏,暖气加罩;病房中药品、电源插头等都应置于患儿不易触及处;消防、照明器材位置固定;对紧急事件需有应急预案,紧急通道要有明显标识,并保证畅通。

4. 感染控制 建立并严格执行消毒隔离制度,病房每日应定时通风,按时消毒,医护人员操作前后均需洗手,并加强对家长和患儿的健康指导,提高其自我防护意识。

第二节　与患儿及其家长的沟通

沟通是人与人之间传递信息、观念、态度或情感的交流过程。良好的沟通是顺利落实护理计划的必要条件,也是增进护患关系的基础。

一、与患儿的沟通

(一)儿童沟通的特点

儿童在 8 岁前语言沟通能力差,抽象思维发育不成熟,不能用语言正确表述自己的想法,但在非语言沟通方面,儿童已经能够熟练地通过他人的面部表情、着装、语调、手势等获取正确的信息。儿童在 8 岁后才开始流利地使用语言沟通,并逐渐接近成人。儿科护士应根据患儿的年龄,灵活运用语言和非语言的沟通方式与患儿交流。

(二)与患儿沟通的技巧

1. 选择适合患儿年龄和发育水平的沟通方式 护士与患儿交流时应选用患儿熟悉的、能够理解的语言来表达,护士应吐字清晰,注意语速、音调等,避免使用封闭式、否定式语句,而应使用肯定式语句,这样既可帮助患儿理解,又能使患儿主动配合,同时应根据患儿的反应随时调整沟通方式。

2. 平等尊重患儿 患儿年龄小、对外界认知不足,护士在与患儿交流时要给予尊重、平等对待。护士应与患儿视线保持水平,进行目光接触,必要时可坐下或蹲下,既维护了患儿的自尊,又增加了亲切感,增强了沟通效果。

3. 保持诚信 与患儿交流时,避免使用哄骗性语言,应如实向患儿提供有关知识,特别是患儿将要听到、看到和感受到的信息,不要试图隐瞒和欺骗,以免破坏护患之间的信任关系。

4. 恰当地使用非语言沟通 护士应仪表整洁、面带微笑,以增加患儿的安全感和信任感,增加交流的主动性。在适当的时候使用肢体接触,给予患儿拥抱或抚摸,有利于其获得安全感及身心方面的满足,同时也是一种很好的交流方式。

5. 使用游戏作为护患沟通的纽带 护士应积极参与患儿的游戏,并善于利用游戏与患儿沟通交流。应用治疗性游戏不仅可以拉近护患的距离,还可以帮助护士了解患儿内心的想法;替代语言的安慰,帮助患儿发泄痛苦;协助护士向患儿解释诊疗程序;协助儿童减少住院的压力,配合治疗护理措施的实施。

> **知识链接**
>
> ### 治疗性游戏
>
> 治疗性游戏(therapeutic play)指儿童生活专家(child life specialist,CLS)或护士通过游戏的方式协助患儿表达对疾病、医院及医护人员、检查和治疗措施的感受、期望和需要,以应对

因患病及住院带来的生理和心理的变化。治疗性游戏可以分为3类：情绪宣泄性游戏、指导性游戏和生理健康促进性游戏。

护士首先要了解不同年龄阶段儿童的游戏发展、儿童在家中常进行的游戏以及儿童住院时的能力与限制，设计出安全、适合患儿的游戏。常见的游戏包括角色扮演、角色认同、团体游戏、讲故事与绘画等。

二、与患儿家长的沟通

为了与患儿家长沟通顺畅、有效，儿科护士应尽量做到以下几点：

1. 建立良好的第一印象　与患儿家长沟通时，取得患儿家长的信任是首要任务。护士在与患儿家长初次接触时应积极热情，耐心倾听患儿家长的观点和想法，体现对患儿健康的关心，并告知家长如何获取护士的帮助，避免家长感觉被冷落和忽视。

2. 使用开放性问题，鼓励家长交谈　护士应尽量使用开放性问题，鼓励家长交谈，并注意倾听和观察非语言信息，适时引导谈话主题，避免与患儿家长的交流偏离目标和主题。

3. 恰当地处理冲突　由于担忧患儿的病情，家长易产生怀疑，表现出心情烦躁、挑剔、易怒。护士应换位思考，理解患儿家长的心情，针对家长的问题详细解释，不可搪塞应付或使用家长难以理解的医疗术语。进行各项操作时应给予耐心细致的解释，表现出对患儿的关心、爱护，避免让患儿家长产生不信任感。

第三节　儿童健康评估的特点

对儿童健康状况进行评估时，要掌握儿童的身心特点，运用多学科知识来获得全面、正确的主客观资料，为制订护理方案奠定基础。

一、健康史的采集

健康史由患儿、家长、其他照顾者及相关医护人员的叙述获得。

（一）内容

1. 一般情况　包括患儿姓名、性别、年龄、民族、入院日期，患儿父母、监护人或抚养者的姓名、年龄、职业、文化程度、家庭地址、联系电话等。准确记录患儿年龄，必要时写明出生年月日。

2. 主诉　患儿来院就诊的主要症状、体征及持续时间。

3. 现病史　详细描述此次患病的详细情况，包括发病时间、起病过程、主要症状、病情发展及严重程度、是否进行过处理等，还包括全身伴随症状和其他系统同时存在的疾病等。

4. 个人史　包括出生史、喂养史、生长发育史、生活史等情况，根据不同年龄及不同健康问题进行询问。

（1）出生史：胎次、胎龄、分娩方式及过程，母亲妊娠期情况、出生时体重、身长，有无窒息、产伤，阿普加评分情况等。新生儿及婴幼儿应详细了解上述信息。

（2）喂养史：婴幼儿和营养性疾病、消化系统疾病患儿要详细询问喂养史。询问是母乳喂养还是人工喂养，人工喂养以何种乳品为主、如何调配，喂哺次数及量，引入换乳期食物和断乳情况等。年长儿应了解有无挑食、偏食、吃零食等不良饮食习惯。

（3）生长发育史：了解患儿体格生长指标如体重、身高、头围增长情况；前囟闭合时间及乳牙萌出时间、数目；大运动和语言的发育情况；学龄儿还应了解在校学习情况及与同伴间的关系等。

（4）生活史：患儿的生活环境及卫生、睡眠、排泄习惯，有无特殊行为问题，如吮拇指、咬指甲等。

5. 既往史 包括既往一般健康状况、既往患病史、预防接种史等。

（1）**既往一般健康状况**：需询问患儿既往健康良好还是体弱多病。

（2）**既往患病史**：患儿既往患过的疾病、患病时间和治疗效果；着重了解传染病史；认真了解有无食物或药物过敏史。

（3）**预防接种史**：接种疫苗的名称、次数、年龄以及接种后有无不良反应。

6. 家族史 家族有无遗传病、过敏史或急慢性传染病史，父母是否为近亲结婚，母亲妊娠史和分娩史以及家庭其他成员的健康状况。

7. 心理－社会状况 内容包括：①患儿的性格特征，是活泼、好动还是喜静，是合群还是孤僻，是独立还是依赖。②患儿及其家庭对住院的反应，是否了解住院的原因、对医院环境能否适应、能否配合治疗和护理、是否信任医护人员。③患儿父母、监护人或抚养人的年龄、职业、文化程度和健康状况。④父母与患儿的沟通方式。⑤家庭经济状况、居住环境等。⑥学龄儿还应询问在校学习情况及与同伴间的关系等。

（二）注意事项

1. 采集健康史最常用的方法有交谈、观察。在交谈前，护理人员应安排适当的时间、地点并明确谈话的目的。

2. 采集健康史时，语言应通俗易懂，态度应和蔼可亲，耐心询问，认真倾听，以获得准确、完整的资料。要避免使用暗示的语气来引导家长或患儿作出主观期望的回答。

3. 鼓励年长儿自己叙述病情，由于患儿害怕各种诊疗活动或表达能力欠缺，会导致信息失真，要注意分辨信息的真伪。

4. 病情危急时，应简明扼要、边抢救边询问主要病史，以免耽误救治，详细的询问可在病情稳定后进行。

5. 要尊重家长和儿童的隐私，并为其保密。

二、身体评估

（一）儿童身体评估的原则

1. 环境舒适 房间要安静、光线充足、温度适宜。用品齐全、适用，根据需要提供玩具、书籍以安抚患儿。评估时婴幼儿体位不固定，可由父母抱着，怕生的儿童可从背部查起，尽可能让儿童与家人在一起，以增加其安全感。

2. 建立良好的关系 在评估前要与患儿交流或逗引片刻，用鼓励、表扬的语言取得其信任与合作，与此同时观察患儿的精神状态、对外界的反应及智力情况。对年长儿要说明评估的部位，询问有何感觉，使患儿能主动配合。

3. 顺序灵活 评估的顺序可根据患儿的情况灵活掌握。在患儿安静时先进行心肺听诊、腹部触诊，测量呼吸、脉搏；皮肤、四肢、躯干、骨骼、全身淋巴结等容易观察到的部位则随时评估；口腔、咽部和眼结膜、角膜等处的评估对患儿的刺激较大，应放在最后进行；急诊时首先评估重要生命体征和疾病损伤相关的部位。

4. 技术熟练 评估应全面仔细，动作轻柔，注意保暖，冬天评估时接触患儿的所有物品均应先温暖。

5. 保护和尊重患儿 要尊重患儿并注意保护其隐私部位，尽量避免暴露与检查无关的部位，照顾其害羞心理和自尊心。在检查异性、畸形患儿时，态度要庄重。

6. 预防感染 检查前后洗手，听诊器应消毒，使用一次性或消毒后的压舌板，避免发生院内感染。

(二)身体评估的内容和方法

1. 一般状况 观察患儿发育与营养状况、精神状态、面部表情、皮肤颜色、哭声、语言应答、活动能力、对周围事物的反应、体位、行走姿势等。在患儿不注意时开始观察，以便取得可靠的资料。通过观察可初步判断患儿的神志状况、发育状况、营养状况、病情轻重、亲子关系等。

2. 一般测量 包括体温、脉搏、呼吸、血压、体重以及身高(长)的测量等。

(1)**体温**：根据患儿的年龄和病情选择测温方式。能配合的年长儿可测口温，小婴儿可测腋温，肛温较准确，但腹泻患儿不宜用此方法。

(2)**呼吸和脉搏**：测量时患儿应处于安静状态。婴幼儿以腹式呼吸为主，按小腹起伏计数。除呼吸频率外，还应注意呼吸的节律及深浅。婴幼儿腕部脉搏不易扪及，可计数颈动脉或股动脉搏动，也可通过心脏听诊测得脉搏。

(3)**血压**：测量时袖带的宽度应依患儿年龄不同进行选择，袖带宽度为上臂长度的 2/3。新生儿及小婴儿可用心电监护仪或简易潮红法测定血压。

(4)**体重、身高(长)的测量方法**：参见第十七章第一节。

3. 皮肤和皮下组织 观察皮肤颜色，有无苍白、潮红、黄疸、皮疹、瘀点、紫癜、瘀斑等；观察毛发颜色、光泽，有无脱发；触摸皮肤温湿度、弹性，观察皮下脂肪厚度及有无脱水、水肿等。

4. 淋巴结 检查枕后、颈部、耳后、腋窝、腹股沟等处淋巴结的大小、数目、质地和活动度等。

5. 头部

(1)**头颅**：检查头颅形状、大小并测量头围，检查前囟大小和紧张度、是否隆起或凹陷；婴儿注意有无颅骨软化、枕秃；新生儿注意有无产瘤、血肿等。

(2)**面部**：有无特殊面容。

(3)**眼耳鼻**：眼睑有无水肿、下垂，眼球是否突出、斜视，结膜是否充血，巩膜是否黄染，角膜有无溃疡，以及瞳孔的大小和对光反射情况；注意外耳道有无分泌物，提耳时是否疼痛；鼻翼是否扇动，有无鼻腔分泌物、鼻塞等。

(4)**口腔**：口唇是否苍白、发绀、干燥，有无张口呼吸，硬腭和颊黏膜有无溃疡、麻疹黏膜斑、鹅口疮，牙的数目和排列，有无龋齿，咽部是否充血，扁桃体是否肿大等。

6. 颈部 观察有无斜颈等畸形，甲状腺是否肿大，气管是否居中，有无颈抵抗等。

7. 胸部

(1)**胸廓**：检查胸廓是否对称，有无畸形，如肋骨串珠、鸡胸、漏斗胸等；肋间隙是否凹陷，有无吸气性凹陷等。

(2)**肺**：注意呼吸频率、节律，有无呼吸困难；触诊语颤有无改变；叩诊有无浊音、鼓音等；听诊呼吸音是否正常，有无啰音等。

(3)**心**：注意心前区是否隆起，心尖搏动是否移位；触诊有无震颤；叩诊心界大小；听诊心率、心律、心音，注意有无杂音等。

8. 腹部 新生儿注意脐部有无分泌物、出血，有无脐疝；触诊腹壁紧张度，有无压痛、反跳痛，有无肿块、肝脾大等，并注意有无肠型，叩诊有无移动性浊音；听诊肠鸣音是否亢进或消失；有腹水的患儿应测腹围。

9. 脊柱和四肢 观察脊柱有无畸形，有无 O 形腿或 X 形腿、手镯征、足镯征等佝偻病体征；观察手、足指(趾)有无杵状指(趾)、多指(趾)畸形等。

10. 肛门及外生殖器 检查有无畸形、肛裂，女孩阴道有无分泌物，男孩有无包皮过长、阴囊鞘膜积液、隐睾、腹股沟疝等。

11. 神经系统 观察患儿的神志、精神状态，有无异常行为，检查四肢的活动、肌张力和神经反射，注意是否存在脑膜刺激征。新生儿应检查某些特有反射是否存在，如吸吮反射、握持反射、拥抱反射等。

三、家庭评估

家庭评估是儿童健康评估的重要组成部分，患儿与其家庭成员的关系是影响其身心健康的重要因素。

（一）家庭结构评估

1. 家庭组成 应包括整个家庭支持系统。评估时涉及父母目前的婚姻状况，是否有分居、离异及死亡情况，同时了解患儿在家庭危机事件中的反应。

2. 家庭成员的职业及教育状况 父母的职业包括目前所从事的工作、工作强度、工作满意度、工作地与居住地之间的距离以及是否暴露于危险环境等，还应评估家庭的经济状况、医疗保险等。父母的教育状况指教育经历、所掌握的技能等。

3. 家庭及社区环境 包括住房类型、居住面积、房间布局、安全性等。社区环境包括邻里关系、学校位置、上学交通状况、娱乐空间和场所、环境中潜在的危险因素等。

4. 文化特点及民族习惯 此方面的评估应注重家庭育儿观念、保健态度、饮食习惯等。

（二）家庭功能评估

1. 家庭成员的关系及角色 成员之间是否亲近、相互关心，有无偏爱、溺爱、冲突、紧张状态等。

2. 家庭中的权威及决策方式 评估父母的权力分工以及对家庭的影响。

3. 家庭的沟通交流 评估父母是否鼓励孩子与他们交流，孩子是否耐心倾听父母的意见，家庭是否具有促进患儿生理、心理和社会性成熟的条件；与社会的联系情况，是否能从中获得支持。

4. 家庭卫生保健功能 评估家庭成员有无科学育儿的一般知识、家庭用药情况、对患儿疾病的认识、患儿患病期间提供护理照顾的能力等；同时了解家庭其他成员的健康状况。

（三）注意事项

1. 护士应使用沟通技巧，获得家长的信任、理解和支持，涉及隐私的问题应注意保护。

2. 儿童健康评估包括各种实验室以及影像学检查的结果，具体见各系统疾病患儿护理的相关内容。

第四节　患病儿童及其家庭的心理反应及护理

> **情景导入**
>
> 患儿，女，4岁。患儿因支气管肺炎入院，入院后不适应住院环境，出现哭闹、想回家、夜间尿床等现象。
>
> **请问：**
> 1. 患儿出现了什么样的心理状况？
> 2. 如何对该患儿进行有效的心理护理？

疾病带来的躯体上的痛苦，住院后接触陌生的环境，接受各种检查、治疗和护理操作等，均会使患儿产生恐惧、焦虑的心理反应。因此，护士应了解住院患儿的心理反应，做好心理护理。

一、各年龄期患儿对疾病的认识

1. 婴儿 5~6个月的婴儿开始意识到自己是独立于母亲的个体，他们能够意识到与父母或主要照顾者的分离,也会害怕陌生人,但对疾病缺乏认识。

2. 幼儿及学龄前期儿童 儿童对自己身体各部位及器官的名称开始了解,对于发病的原因常用自身的感情行为模式来解释,常将痛苦与惩罚联系在一起,对疾病缺乏认识。

3. 学龄期儿童 儿童认知水平逐渐增强,对身体各部分的功能以及疾病的病因有了一定的认识,在疾病治疗过程中关注自己的身体和治疗,开始恐惧身体的损伤和死亡。

4. 青春期儿童 儿童抽象思维能力进一步提高,能够认识疾病的原因并对疾病的发生和治疗有了一定的理解,但对疾病造成身体功能的损害和外表形象改变难以接受。

二、患儿对住院的反应及护理

(一) 住院患儿的心理反应

1. 分离性焦虑 指由现实或预期的与家庭、日常接触的人、事物分离时引起的情绪低落,甚至功能损伤。

(1)分离性焦虑表现分为3个阶段。

1)反抗期:患儿常表现为哭叫、认生、咒骂、愤怒,拒绝医护人员的照顾和安慰等。

2)失望期:发现分离的现状经过自身努力不能改变,表现为沉默、沮丧、顺从、退缩。部分患儿可出现退化现象,即出现患儿过去发展阶段的行为,如尿床、吸吮奶嘴和过度依赖等,这是患儿逃避压力常见的一种行为方式。

3)去依恋期或否认期:长期与父母或亲密者分离可进入此阶段。患儿克制自己的情感,能与周围人交往,配合医护人员的各种诊疗程序,以满不在乎的态度对待父母或亲密者的探视或离去。这一阶段往往会被误认为患儿对住院生活适应良好,但却使患儿与父母之间的信任关系受到损害,患儿成年后不易与他人建立信任关系,甚至影响成年后的人际交往。患儿还可能出现注意力缺陷、以自我为中心以及智力下降等问题。

(2)不同年龄阶段分离性焦虑的特点

1)婴幼儿期:患儿对父母或照顾者的依恋十分强烈,6个月后的婴儿就能意识到与父母或照顾者的分离,住院导致的分离性焦虑常表现为明显的哭闹行为。

2)学龄前期:患儿由于进入日托机构接受学前教育,其社会交往范围较婴儿期扩大,日常生活中对父母或照顾者的依恋没有婴幼儿期明显,但在疾病和住院影响下,患儿往往希望获得陪伴和安慰,住院导致的分离性焦虑常表现为偷偷哭泣、拒绝配合治疗等。

3)学龄期和青春期:患儿已开始学校的学习生活,由于学校生活和同学、朋友在其日常生活中所占位置越来越重要,住院的分离性焦虑更多地来源于与同学、朋友的分离,患儿常担心学业落后、感到孤独等。

2. 失控感 是对生活中和周围所发生的事情感到有一种无法控制的感觉。医院的各项规章制度和住院期间的各种诊疗活动常使患儿体验到失控感,不同年龄段住院导致失控感的原因和后果也有所不同。

(1)婴儿期:此期患儿已能通过简单的表情、姿势等逐渐学会对外部世界的控制,住院的诊疗活动,特别是侵入性诊疗活动会使患儿有失控感,易导致患儿产生不信任感和不安全感。

(2)幼儿及学龄前期:此期患儿正处于自主性发展的高峰,医院的规章制度和诊疗活动带来的失控感会使患儿感受强烈的挫折,患儿常有强烈的反抗,同时伴有明显的退化行为。

(3)学龄期:此期患儿已能较好地处理住院和诊疗活动导致的限制和挫折,但对死亡、残疾和失去同学、朋友的恐惧会导致失控感。

(4)青春期:此期患儿独立自主意识增强,住院和诊疗活动常使其感到对自己身体和生活的控制受到威胁,感到挫折和愤怒,很难接受诊疗引起的外表和生活方式改变,从而导致对治疗的抵触和不依从。

3. 对疼痛和侵入性操作的恐惧 对疼痛的恐惧在各年龄段都是相似的,但幼儿及学龄前期患儿会害怕身体的完整性受到破坏,对侵入性操作和手术过程会感到焦虑和恐惧。

4. 羞耻感和罪恶感 幼儿和学龄前期患儿易将患病和住院视为惩罚,如果错误观念得不到纠正,随着学龄期道德观念的建立,患儿会产生羞愧、内疚和罪恶感等心理反应。

(二)住院患儿的心理护理

1. 日常教育 在日常生活中,鼓励父母和教师等对儿童进行医院功能的简单介绍,禁止用住院或者诊疗行为进行恐吓,使儿童对医院形成正确的认识。条件允许时可组织儿童参观医院,学习简单的健康知识,有利于儿童理解住院的目的,尽快熟悉医院环境。

2. 防止或减少被分离的情况 有条件时,应鼓励父母和照顾者来医院陪护,可以明显缓解婴幼儿和学龄前儿童的分离性焦虑。同时,护士应注意满足陪护者的生活需求,体现以家庭为中心的护理理念。

3. 减少分离的副作用 当住院导致的分离不可避免时,护士应与家长协作,指导患儿采用积极的方式应对分离。

(1)护士在护理患儿时主动介绍自己,以及介绍医院的环境和同病室患儿,有利于患儿尽快适应医院环境,缓解不安和焦虑。

(2)陌生的环境和工作人员可能使患儿感到恐惧,护士可将病房布置为患儿熟悉的环境,建议家长准备患儿喜欢的日常用品,如玩具、杯子、毯子等,提高其适应分离的能力。

(3)家长给患儿解释分离的原因,并应坚持定期探视,陪伴患儿。

(4)学龄期患儿可坚持学习,与学校老师和同学通信联系,允许同学来医院探视。

4. 缓解失控感

(1)在不违反医院规定和患儿病情允许的情况下,鼓励患儿自由活动。有条件时,可尽量保持患儿住院前的日常活动,如收看患儿喜欢的电视节目、参与其喜爱的娱乐活动等。

(2)在诊疗活动中,护士也可给患儿提供一些自我决策的机会,缓解患儿的失控感。例如在静脉输液时,提供各种颜色的止血带让患儿选择,固定针头时选择胶布的数量和长短等,这样能明显地缓解患儿因住院带来的失控感。但是,护士在提供选择时,应避免询问患儿不能进行选择的情景,如询问患儿:"要不要打针?"会让患儿觉得可以不打针,应该询问患儿:"要打针了,你想选择坐着打,还是躺着打?"

5. 应用游戏或表达性活动来减轻压力 游戏不仅有助于患儿的生长发育,在住院时也可帮助患儿应对住院带来的各种压力,具体见本章第二节。

6. 发掘住院患儿的潜在正性心理效应 护士应积极地引导和发挥住院患儿潜在的正性心理效应。

(1)住院虽然是不愉快的经历,但住院作为患儿生活中的一个应激事件,是促进父母和患儿关系发展的契机。

(2)住院是一个教育过程,根据患儿及其家庭的需要和理解程度,护士为其提供相关疾病的健康指导。

(3)成功地应对疾病,能提高患儿的自我管理能力,充分发挥其主动性,自我护理,从而更加自信。

(4)住院为患儿提供了一个特殊的接触社会的机会,能够近距离了解医务人员的工作,同其他患儿和家长交流,互相支持。

三、家庭对患儿住院的心理反应及家庭支持

儿童患病和住院会使家庭进入应激状态，家庭需作出调整以应对危机，良好的适应能帮助和支持患儿积极应对疾病，并维持正常、健康的家庭功能。

（一）家庭对患儿住院的心理反应

1. 住院患儿家庭的心理反应

（1）父母对患儿住院的心理反应

1）否认和质疑：在患儿确诊疾病和住院的初期，家庭处于震惊和慌乱中，如果患儿的疾病较为严重，父母往往对患儿的确诊表示质疑和难以接受。

2）自责和内疚：患儿父母通常会追寻疾病的原因，如有线索提示父母有任何行为或因素导致患儿患病及病情加重，特别是当患儿病情严重时，父母常会感到自责和内疚。

3）不平和愤怒：父母常会感到不平和愤怒，并将这种愤怒向家庭其他成员以及护士发泄，引起患儿父母与家庭成员及护士间的矛盾和冲突。

4）挫折和无助：目睹患儿忍受病痛和接受诊疗时，父母会非常痛苦，面对压力不知所措，产生无助和孤独感。

5）焦虑和悲伤：患儿预后的不确定性，会让家庭成员出现焦虑、担忧和预期性悲伤，严重时会产生心理障碍，甚至影响生理功能。

（2）兄弟姐妹对患儿住院的心理反应：对于有多个孩子的家庭，患儿住院的初期，兄弟姐妹们可能会为过去与患儿打架或对其不够友爱而感到内疚，并认为他们的某些行为导致了患儿的疾病。兄弟姐妹也可能对自己的身体健康表示担忧，害怕自己患上类似疾病，产生焦虑和不安全感。随着患儿住院时间的延长，兄弟姐妹可能嫉妒患儿独占了父母的注意力和关爱，甚至产生怨恨的心理。

2. 患儿住院对家庭功能的影响

（1）确诊疾病和住院的初期：家庭为了应对危机，会作出调整和妥协，家庭成员会更关心家庭事务，在工作、个人爱好和照顾患儿之间作出选择、让步和妥协。疾病可能会帮助家庭暂缓一些家庭所面临的危机，也有可能加剧矛盾，导致家庭成员对立和家庭的分裂。

（2）患病和住院的延续期：随着患儿住院时间的延长，家庭的重心将不会一直放在患儿身上，家庭成员会希望并逐渐恢复日常生活，如果患儿疾病未能好转或持续恶化，家庭需要接受由此导致的永久改变，家庭成员可能会因为患儿疾病而感到筋疲力尽，甚至可能出现失职行为。

（二）住院患儿的家庭支持

儿科护理强调以家庭为中心，护士应与患儿家庭合作，帮助家庭应对危机，维持正常的家庭功能。护士应评估每个家庭的需求，有针对性地进行干预。

1. 对患儿父母的支持

（1）向患儿父母介绍医院的环境、工作人员，讲解疾病的知识，解释患儿的情况、用药目的等，帮助患儿父母缓解患儿住院带来的无助感。

（2）鼓励父母探视或陪护患儿，也可让父母参与患儿的护理，并指导父母科学照顾患儿；同时安排家庭成员轮换陪护患儿，并提供陪护的各项便利措施，如陪护床、简便的生活设施等，使父母能得到休息。

（3）鼓励和提醒父母休息、活动和摄取足够营养，以保持身体健康。

（4）组织住院患儿的父母们座谈，分享患儿住院后的感受和经验，互相鼓励，提供支持；告知医院的电话和联系方式，在父母有疑问时可以与医院联系。

（5）安排充足的时间与父母沟通，使用开放性问题向父母提问，倾听患儿父母的感受，以减轻

父母内心的压力。

（6）采用共情护理模式对患儿父母进行心理干预。共情护理是一种能站在患儿的位置，正确地感知患儿的情感，进入他们的世界，从内部去了解他们的一种护理方式，符合当下医疗服务观念的改变，更好地体现了"以患儿为中心"的服务理念。

2. 对患儿兄弟姐妹的支持

（1）鼓励和提醒父母向患儿的兄弟姐妹解释患儿的情况，并公开讨论，了解其内心的想法和感受，使疑惑能获得解答，避免兄弟姐妹感觉被家庭隔绝在外。

（2）到医院探视时，应向兄弟姐妹介绍医院环境和设备，避免其产生恐惧或发生意外；鼓励兄弟姐妹参与对患儿的护理。

（3）鼓励家庭集体活动，家庭成员可以利用现代化的交流手段，建立家庭交流平台，通过文字、语音、图片和视频，告知患儿的病情，探讨对患儿的照顾，互相鼓励和支持，减少因患儿住院对家庭的不良影响。

（4）帮助父母理解、应对患儿兄弟姐妹所经历的反应，如果兄弟姐妹有内疚应注意评估，给予关注；如果内疚感持续存在，则需要进一步的心理干预。

第五节　儿童用药特点及护理

情景导入

患儿，男，9个月。患儿近 2d 发热，凌晨 2:00 在家测体温，结果为 39.3℃，家长给予退热贴贴敷，今晨症状未缓解。经检查，患儿所患疾病为"上呼吸道感染"。

请问：

1. 针对该患儿如何进行口服给药？
2. 如何做好患儿用药后的病情观察？

使用药物是治疗疾病的一个重要手段。儿童与成人不同，儿童的器官功能发育尚不成熟，对药物的毒副作用较为敏感，因此，儿童用药要注意药物的选择、给药途径及精确的剂量等，做到合理用药。

一、儿童用药特点

1. 儿童对药物的代谢及解毒功能较差　儿童肝酶系统发育不成熟，使药物代谢的半衰期延长，增加了血药浓度及毒性作用。如氯霉素在体内可与肝内葡糖醛酸结合后排出，但新生儿和早产儿肝内葡糖醛酸含量少，使体内游离的氯霉素增多而导致中毒，产生"灰婴综合征"，故早产儿及出生两周以内新生儿应避免使用氯霉素。儿童肾脏功能发育不全，药物排泄缓慢，故在应用庆大霉素、苯巴比妥等药物时，应注意用量。

2. 药物易通过儿童血-脑屏障到达中枢神经系统　婴幼儿期神经系统发育尚未完善，一些药物易通过血-脑屏障而引起中枢神经系统症状，用药时应特别慎重。如吗啡、哌替啶等药物容易引起呼吸中枢抑制，一般不宜使用；儿童对苯巴比妥、水合氯醛等镇静药的敏感性较低，耐受性较大，需注意合理使用。

3. 对药物的反应与成人有所不同　如对于镇静药、阿托品、磺胺类药、激素等耐受性较大；对水、电解质的调节能力差，使用影响水、电解质代谢和酸碱代谢的药物较成人更易发生代谢紊乱，如用酸碱类药物较易发生酸、碱失衡，使用利尿药较易引起低钾血症等。此外，四环素可使牙釉质发育不良,牙齿发黄,因此,儿童7岁以前忌用四环素。

4. 乳儿受母亲用药的影响 一般乳母用药后,乳汁中药物浓度并不高,但也有某些药物在乳汁中浓度较高或乳儿敏感性高,可引起乳儿发生毒性反应,如苯巴比妥、阿托品、水杨酸盐等药物,故应慎用;而放射性药物、抗肿瘤药物、抗甲状腺激素等,哺乳期应禁用。

5. 先天遗传因素 对有遗传病史的患儿要考虑到他们对某些药物的先天性异常反应,家族中有药物过敏史者,要慎用某些药物。

二、儿童药物选择

为患儿用药时,作为护士除需掌握所用药物的特点外,还要结合其年龄、病情合理用药,并注意药物的特殊反应和远期影响,以达到最佳疗效。

(一) 抗生素

患儿使用抗生素应严格掌握适应证和用药注意事项。如不合理地使用链霉素、庆大霉素、妥布霉素等,可能会造成听神经损害、肾损害;不合理地使用喹诺酮类抗生素可能会影响骨骼发育;大剂量使用抗生素或多种抗生素滥用,可导致肠道菌群失调和消化功能紊乱等。故应严格把握用药的剂量、疗程,密切观察药物反应及毒副作用。

(二) 退热药

儿童发热表现出不适时,遵医嘱使用药物降温。有热性惊厥史的患儿可在体温上升期及早应用退热药物,多采用对乙酰氨基酚或布洛芬退热,但剂量不宜过大,用药后注意观察病情变化,及时补充液体;小婴儿退热多采用物理降温和多饮水等措施。

(三) 镇静药

患儿出现高热、惊厥、烦躁不安等情况时,可选用镇静药。常用药物有苯巴比妥、水合氯醛、地西泮等,使用时应注意观察呼吸、脉搏、血压的变化,尤其注意防止呼吸抑制的发生。

(四) 镇咳止喘药

婴幼儿一般不用镇咳药,多用祛痰药或雾化吸入稀释痰液,配合叩背、体位引流等方法使痰易于咳出;哮喘患儿提倡 β_2 受体激动剂局部用药,必要时也可用茶碱类药物,但新生儿及小婴儿慎用。

(五) 止泻药与泻药

患儿腹泻一般不主张用止泻药,因为止泻药虽然可以缓解症状,但可加重肠道毒素的吸收;患儿便秘一般不用泻药,多通过饮食调整或外用通便法。

(六) 糖皮质激素

患儿使用糖皮质激素时必须严格掌握适应证,告知患儿及家长严格遵医嘱用药,不可随意停药或减量,避免出现反跳现象。长时间使用糖皮质激素可抑制骨骼生长,影响蛋白质、脂肪、水和电解质代谢,降低机体抵抗力,也可引起高血压、库欣综合征等。另外,水痘患儿禁用糖皮质激素,防止加重病情。

三、儿童药物剂量计算

(一) 按体重计算

按体重计算药物剂量是最基本、最常用的计算方法。许多药物已经标出每千克体重、每日或每次需要量,此法计算非常方便。计算公式:

$$每日(次)剂量=患儿体重(kg)×每日(次)每千克体重所需药量$$

患儿体重应以实际所测得值为准。若按体重计算结果超过成人剂量,则以成人量为限。

（二）按体表面积计算

此法计算药物剂量更准确，因体表面积与基础代谢、心脏每搏输出量等生理活动关系密切。

$$每日（次）剂量 = 患儿体表面积（m^2）\times 每日（次）每平方米体表面积所需药量$$

儿童体表面积的计算公式：

$$小于等于30kg儿童体表面积（m^2）= 体重（kg）\times 0.035 + 0.1$$
$$大于30kg儿童体表面积（m^2）= [体重（kg）- 30]\times 0.02 + 1.05$$

（三）按年龄计算

此法用于不需要精确计算药物剂量和剂量范围大的药物，如营养类药物。

（四）按成人剂量计算

由于按此法计算所得剂量偏小，一般不常采用。计算公式为：儿童剂量 = 成人剂量 × 儿童体重（kg）/50。

四、儿童给药方法

应根据年龄、病情、药物性质来选择给药途径，以保证药效和减少对患儿的不良影响为目的。

（一）口服法

口服法是最常用的给药方法。小婴儿可用滴管或去掉针头的注射器给药。用小药匙喂药时，应从小婴儿的口角处顺面颊方向慢慢倒入药液，待药液咽下后，方可将药匙拿开，以防患儿将药液吐出。喂药时最好将患儿抱起或抬高头部，以免呛咳，必要时可鼻饲给药。婴幼儿常用的药物有糖浆、水剂、冲剂、片剂。若喂服药片，可将其捣碎，加水调匀后喂服（肠溶片及缓释制剂不可用），亦可用滴管法。年长儿应尽量教会并鼓励自己服药。

（二）注射法

注射法对患儿刺激大，对局部造成一定的损伤，故非病情必需较少采用，多用于急重症、药物不宜口服或频繁呕吐的患儿，包括肌内注射和静脉注射。

1. 肌内注射 常用的部位有股外侧肌、臀中肌、臀小肌以及上臂三角肌。对不合作的患儿，注射时采取"三快"，即进针快、注药快、拔针快，以减轻疼痛，避免断针等意外。长时间肌内注射易引起臀肌挛缩，影响下肢功能，应注意调整、更换注射部位。

2. 静脉注射 可以分为静脉推注和静脉滴注。静脉留置针的使用，可以减少因反复多次穿刺所致的疼痛，常用于住院患儿。

（1）**静脉推注**：多用于抢救，注射时速度宜慢，并注意防止药液外漏。

（2）**静脉滴注**：不仅用于给药，也用于补充水分及营养等。应注意根据患儿年龄、病情、药物性质调节滴速，必要时使用静脉输液泵，以确保准确的液体入量，并注意保持静脉的通畅。

（三）外用药

外用药的剂型有软膏、水剂、混悬剂、粉剂等。因用药部位的不同，对患儿的手可采取适当约束，避免儿童抓摸药物，使药物误入口、眼引起意外。

（四）其他方法

雾化吸入法较常采用，灌肠法、舌下含化、含漱法常用于年长儿。

（杜艳丽　林秀芝）

思考题

1. 患儿，女，1岁，因"呕吐、腹泻"入院，入院当天哭闹不止。

请思考：

（1）该患儿主要的心理反应是什么？

（2）如何对该患儿进行心理护理？

2. 患儿，男，20个月，因"急性上呼吸道感染、热性惊厥"入院。护士遵医嘱为患儿肌内注射镇静药，患儿哭闹不配合。

请思考：

（1）如何正确选择肌内注射部位？

（2）肌内注射给药时应注意什么？

（3）如何对患儿及家长进行人文关怀？

第五章 | 儿童营养与营养障碍性疾病患儿的护理

教学课件

思维导图

学习目标

1. 掌握婴儿喂养及蛋白质－能量营养不良、儿童单纯性肥胖、维生素 D 缺乏性佝偻病、维生素 D 缺乏性手足搐搦症患儿的身体状况、护理诊断及护理措施。

2. 熟悉儿童能量与营养素的需要及上述疾病的病因和治疗原则。

3. 了解幼儿、学龄前儿童、学龄儿童和青少年的膳食安排以及上述疾病的发病机制和辅助检查。

4. 学会按照护理程序对上述疾病患儿实施整体护理以及正确指导婴儿喂养。

5. 具有以儿童及其家庭健康为目标的营养理念以及对上述疾病患儿及其家庭的心理支持与关怀能力。

第一节　能量与营养素的需要

营养（nutrition）指人体获得和利用食物维持生命活动的整个过程。食物中经过消化、吸收和代谢能够维持生命活动的物质称为营养素（nutrient）。

营养素的分类包括蛋白质、脂类、碳水化合物、矿物质、维生素、水和膳食纤维，其中蛋白质、脂类和碳水化合物又称为产能营养素；根据人体的需要量或体内含量又可分为宏量营养素（包括蛋白质、脂类和碳水化合物）和微量营养素（包括矿物质和维生素），其中矿物质又分为常量元素和微量元素。

膳食营养素参考摄入量（dietary reference intakes，DRIs）主要包括 5 项参数。①平均需要量（estimated average requirement，EAR）：是某一特定性别、年龄及生理状况群体中个体对某营养素需要量的平均值，摄入量达到 EAR 水平时可以满足群体 50% 个体对营养素的需要。②推荐摄入量（recommended nutrient intake，RNI）：指可以满足某一特定性别、年龄及生理状况群体中绝大多数（97%~98%）个体需要的某种营养素的摄入水平。③适宜摄入量（adequate intake，AI）：指通过观察或实验获得的健康人群某种营养素的摄入量，不如 RNI 精确，可能高于 RNI。④可耐受最高摄入量（tolerable upper intake level，UL）：指平均每日摄入营养素或其他膳食成分的最高限量。⑤宏量营养素可接受范围（acceptable macronutrient distribution range，AMDR）：指脂肪、蛋白质和碳水化合物理想的摄入量范围，该范围可以提供这些必需营养素的需要，并且有利于降低慢性病的发生风险，常用占能量摄入量的百分比（%E）表示。

一、能量的需要

人体能量由食物中的产能营养素供给，蛋白质、脂肪和碳水化合物在体内实际产生能量分别为：16.8kJ/g（4kcal/g）、37.8kJ/g（9kcal/g）、16.8kJ/g（4kcal/g）。能量单位以千焦（kJ）或千卡（kcal）为单位。1kJ＝0.239kcal 或 1kcal＝4.184kJ。

儿童对能量的需要包括5个方面。

1. 基础代谢 指维持人体最基本生命活动所必需的最低能量需要。单位时间内人体基础代谢消耗的能量称为基础代谢率(basal metabolic rate, BMR)。基础代谢的能量需要占总能量需要的60%~70%。婴儿平均每日基础代谢的能量需要量约为230kJ/kg(55kcal/kg),7岁时约为184kJ/kg(44kcal/kg),12岁时约为126kJ/kg(30kcal/kg),成人为105kJ/kg(25kcal/kg)。

2. 食物热效应 又称食物特殊动力作用,指人体在食物的消化、吸收、转运、代谢过程中额外增加的能量消耗。食物热效应与食物成分有关,蛋白质的热力作用最高,为本身产生能量的30%,碳水化合物为5%~6%,脂肪为4%~5%。婴儿期的食物热效应占总能量的7%~8%,采用混合膳食的年长儿的食物热效应约占总能量的5%。

3. 活动消耗 儿童活动所需能量与身体大小、活动强度、活动持续时间以及活动类型有关。儿童活动所需能量个体差异较大,并随年龄增加而增加。

4. 生长所需 生长发育所需的能量为儿童所特有,其需要量与儿童的生长速度成正比,婴儿期占总能量的25%~30%,以后随年龄增长逐渐减少,1岁以后趋于平稳,到青春期又增高。

5. 排泄消耗 指正常情况下未经消化吸收的食物排泄至体外所损失的能量,约占总能量的10%,腹泻时排泄消耗可增加。

能量需要量(estimated energy requirement, EER)指能长期保持良好的健康状态,维持良好的体型、机体构成以及理想活动水平的个体或群体达到能量平衡时所需的膳食能量摄入量。

儿童的EER的定义:一定年龄、体重、身高、性别(3岁以上儿童)的个体,维持能量平衡和正常生长发育所需要的膳食能量需要量。<6月龄婴儿的EER为0.38MJ/(kg·d)[90kcal/(kg·d)],7~12月龄为0.31MJ/(kg·d)[75kcal/(kg·d)],1岁后按每岁计算(附录二)。

二、营养素的需要

(一)宏量营养素

1. 蛋白质 是构成人体细胞和组织的重要成分,构成人体蛋白质的氨基酸有20种,其中9种是必需氨基酸。组成蛋白质的氨基酸模式与人体蛋白质氨基酸模式接近的食物,生物利用率高,称为优质蛋白,优质蛋白主要来源于动物和大豆蛋白。食物的合理加工和搭配可达到蛋白质的互补作用,提高食物的生物价值。如小麦、大米、玉米等赖氨酸含量低,蛋氨酸含量高,而豆类则相反,二者搭配可互相弥补不足。

2. 脂类 脂类是甘油和各种脂肪酸链脱水形成的甘油三酯的混合物。构成脂肪的基本单位是脂肪酸。人体不能自身合成、必须由食物供给的脂肪酸称为必需脂肪酸,包括亚油酸和亚麻酸。亚油酸在体内可转化为亚麻酸和花生四烯酸,故亚油酸是最重要的必需脂肪酸。这些必需脂肪酸对维持细胞膜功能、基因表达、生长发育和防治心脑血管疾病有重要的作用,对脑、视网膜、皮肤和肾功能的发育十分重要。亚油酸主要来源于植物油、坚果类;亚麻酸主要来源于绿叶蔬菜、鱼类脂肪及坚果类食物。

3. 碳水化合物 为供能的主要营养素,主要来源于谷类食物。1岁以上儿童膳食中,碳水化合物供能应占总能量的50%~65%。

(二)微量营养素

1. 维生素 是维持人体正常生理功能所必需的一类有机化合物。维生素根据溶解性可分为脂溶性(维生素A、维生素D、维生素E、维生素K)与水溶性(B族维生素和维生素C等)两大类,其中脂溶性维生素排泄较慢,缺乏时症状出现较迟,过量时易中毒。水溶性维生素排泄迅速,必须每日供给,缺乏时很快出现症状。维生素A、维生素D、维生素C、维生素B_1、维生素K和叶酸是儿童容易缺乏的维生素。

2. 矿物质

(1) **常量元素**：指体内含量大于体重 0.01% 的元素，包括钾、钠、钙、镁、硫、磷、氯等。其中钙和磷接近人体总重量的 6%，二者构成人体的骨骼、牙齿等组织，婴儿期钙的沉积量高于生命的任何时期，保证钙的补充非常重要，但钙摄入过量可能造成一定的危害。乳类是钙的最好来源，大豆是钙的较好来源。

(2) **微量元素**：指体内含量小于体重 0.01% 的元素，包括碘、锌、硒、铜、钼、铬、钴、铁等，这些微量元素需要通过食物摄入，具有十分重要的生理功能。其中铁、锌、碘缺乏症是全球最主要的微量元素缺乏症。

常见维生素和矿物质的作用及来源见表 5-1。膳食维生素和矿物质的 RNI 或 AI 见附录二。

表 5-1　常见维生素和矿物质的作用及来源

种类	作用	来源
维生素 A	促进生长发育和维持上皮细胞的完整性，为形成视紫质所必需的成分，与铁代谢、免疫功能有关	肝、牛乳、奶油、鱼肝油、胡萝卜素；动物来源占 50%
维生素 B_1（硫胺素）	构成脱羧辅酶的主要成分，为糖代谢所必需，维持神经、心肌的活动功能，调节胃肠蠕动，促进生长发育	米糠、麦麸、葵花籽仁、大豆、花生、瘦肉含量丰富；其次为谷类；肠内细菌和酵母可合成一部分
维生素 B_2（核黄素）	为黄素酶的辅酶，参与体内氧化过程，维护皮肤、口腔、眼的健康	乳类、蛋、肉、内脏、五谷、蔬菜
维生素 PP（烟酸、尼克酸）	是辅酶 I 和 II 的组成成分，为体内氧化过程所必需；维持皮肤、黏膜和神经的健康，防止癞皮病，促进消化系统的功能	动物肝和肾、瘦肉、鱼、坚果、谷类
维生素 B_6	为转氨酶和氨基酸脱羧酶的组成成分，参与神经组织、氨基酸及脂肪代谢	各种食物，含量最高的为白色肉类，蔬菜和水果中的含量也较多
维生素 B_{12}	参与核酸的合成，促进四氢叶酸的形成，促进细胞及细胞核的成熟，对生血和神经组织的代谢有重要作用	动物性食物
叶酸	叶酸的活性形式四氢叶酸是体内转移"一碳基团"的辅酶，参与核苷酸的合成，特别是胸腺嘧啶核苷酸的合成，有生血作用，胎儿期缺乏引起神经管畸形	绿叶蔬菜、水果、动物肝和肾、鸡蛋、豆类、酵母含量丰富
维生素 C	参与人体的羟化和还原过程，对胶原蛋白、细胞间黏合质、神经递质（如去甲肾上腺素等）的合成，类固醇的羟化，氨基酸代谢，抗体及红细胞的生成等均有重要作用	各种水果及新鲜蔬菜
维生素 D	调节钙、磷代谢，促进肠道对钙的吸收，维持血液钙浓度，有利骨骼矿化	人皮肤日光合成、鱼肝油、动物肝、蛋黄
维生素 E	促进细胞成熟与分化，是一种有效的抗氧化剂	麦胚油、豆类、蔬菜
维生素 K	由肝脏利用、合成凝血酶原	动物肝、蛋、豆类、青菜，肠内细菌可合成一部分
钙	钙离子为凝血因子，能降低神经、肌肉的兴奋性；是构成骨骼、牙齿的主要成分	乳类、豆类是主要来源，某些绿色蔬菜
磷	是骨骼、牙齿、细胞核蛋白、各种酶的主要成分，协助糖、脂肪、蛋白质代谢，参与缓冲系统，维持酸碱平衡	乳类、肉类、豆类和五谷类
铁	血红蛋白、肌红蛋白、细胞色素和其他酶系统的主要成分，参与氧的运输	动物肝和血、豆类、肉类、绿色蔬菜；动物来源的铁吸收好

种类	作用	来源
锌	为多种酶的成分	贝类海产品、红色肉类、动物内脏、干果类、谷类芽胚、麦麸、豆、酵母
镁	是构成骨骼和牙齿的成分,激活糖代谢相关的酶,与肌肉、神经兴奋性有关,为细胞内阳离子,参与细胞代谢过程	谷类、豆类、干果、肉、乳类
碘	为甲状腺素主要成分	海产品含量丰富,蛋和奶含量稍高,植物含量低

(三) 其他膳食成分

1.水　是体液的重要组成部分。儿童新陈代谢旺盛,需水量相对较多。纯母乳喂养婴儿无须额外补充水分,1~4 岁儿童水的总摄入量为 1 300ml/d,5~7 岁儿童水的总摄入量为 1 600ml/d,儿童年龄越小,需水量越多,不同年龄儿童水的每日总摄入量参见书后附录二。

2.膳食纤维　是碳水化合物的一部分,主要来自植物的细胞壁,为不被消化的食物营养素,包括纤维素、半纤维素、木质素、果胶、黏胶等;具有吸收水分、软化大便、增加大便体积及促进肠蠕动等功能。婴幼儿可从谷类、新鲜蔬菜和水果中获得一定量的膳食纤维。

3.生物活性成分　分为植物化学物和有机化合物。植物化学物包括存在于植物性食物中的类胡萝卜素、植物固醇、多酚等,具有保护人体、预防心血管疾病和癌症的作用。有机化合物包括肉碱和半胱氨酸,肉碱合成的前体物是赖氨酸和蛋氨酸(甲硫氨酸),半胱氨酸是合成辅酶 A 的前体物。

第二节　婴儿喂养

> **情景导入**
>
> 某女婴,4 月龄,体重 7kg,纯母乳喂养。近期女婴母亲因客观原因不能哺乳,想改为婴儿配方奶粉喂养,故到妇幼保健院儿科保健门诊咨询婴儿的喂养问题。
>
> 请问:
> 1. 如何估算婴儿配方奶粉的摄入量?
> 2. 如何指导家长做好婴儿人工喂养的护理?
> 3. 在儿童保健工作中如何做好母乳喂养的宣传工作?

婴儿喂养的方式有母乳喂养、部分母乳喂养和人工喂养。

一、母乳喂养

母乳是满足婴儿生理和心理发育最好的天然食物,对婴儿的健康生长发育有不可替代的作用。母乳喂养是全球范围内提倡的婴儿健康饮食的重要方式,健康母亲的乳汁可提供足月儿正常生长到 6 个月所需要的能量、营养素和液体量。

(一) 母乳的特点

1.营养特点　母乳营养生物效价高,易被婴儿利用。

(1)蛋白质:以乳清蛋白为主,酪蛋白少,遇胃酸后形成的乳凝块小,易消化吸收;含有较多的必需氨基酸,且比例适宜,为必需氨基酸模式。母乳中乳清蛋白与酪蛋白比值为4:1,与牛乳(1:4)有明显差别。

(2)**脂肪**：不饱和脂肪酸含量较多，有利于脑发育，且含有脂肪酶，使脂肪颗粒易消化吸收。

(3)**糖类**：乙型乳糖含量丰富，有利于脑发育，并可促进肠道双歧杆菌生长，减少腹泻机会。

(4)**矿物质**：电解质浓度低，缓冲力小，对胃酸中和作用弱，有利于消化，也适宜婴儿肾不成熟的发育水平；所含矿物质丰富，易被吸收，如钙磷比例适宜(2:1)，钙吸收好；锌的利用率高；铁含量为 8.9μmol/L，与牛乳相似，但母乳铁的吸收率(49%)高于牛乳(4%)。

(5)维生素 D 含量较低，婴儿应常规补充维生素 D；维生素 K 含量亦较低，所以新生儿生后常规肌内注射维生素 K_1。

2. 生物作用 ①母乳缓冲力小：母乳 pH 为 3.6(牛奶 pH 为 5.3)，对酸的缓冲力小，不影响胃液酸度，有利于酶发挥作用。②母乳中含有不可替代的免疫成分，初乳中含有丰富的 SIgA，保护肠道黏膜，抑制病原体繁殖。母乳中含有大量的免疫活性成分，尤其是初乳中含量更多，如巨噬细胞、淋巴细胞等；还有较多的乳铁蛋白、溶菌酶、双歧因子、低聚糖等免疫活性物质。

3. 生长调节因子 为一组对细胞增殖、发育有重要作用的因子，如牛磺酸、激素样蛋白(上皮细胞生长因子、神经生长因子)，以及某些酶和干扰素等。

(二)母乳成分的变化

产后 7d 内的乳汁为初乳，量少，色微黄，含脂肪较少而含蛋白质较多，主要为免疫球蛋白，维生素 A、牛磺酸和矿物质的含量亦较丰富，并含有初乳小球(充满脂肪颗粒的巨噬细胞和其他免疫活性细胞)，对新生儿的生长发育和抗感染能力非常重要。7~15d 的乳汁为过渡乳，脂肪含量高，蛋白质及矿物质逐渐减少；15d 以后的乳汁为成熟乳，营养成分适当，乳量可达 700~1 000ml/d。

(三)母乳喂养的优点

1. 母乳营养素齐全，能全面满足婴儿生长发育的需要。

2. 母乳含有丰富的免疫活性物质，可增强婴儿抗感染能力。

3. 母乳喂养经济方便，温度适宜，不需要消毒，喂哺简便。

4. 母乳喂养增进母婴感情，促进子宫复旧，有利于母亲产后恢复。

(四)母乳喂养的护理

1. 产前准备 妊娠期妇女要做好身心两方面的准备，树立母乳喂养的信心，合理安排妊娠期的生活和工作，保证营养合理、睡眠充足、心情愉快，保持良好的身心状态。

2. 乳头保健 妊娠期妇女在妊娠后期，每日用清水擦洗乳头。乳头内陷者用两手拇指从不同的角度按捺乳头两侧并向周围牵拉，每日一至数次。哺乳后可挤出少许乳汁均匀地涂抹在乳头上，乳汁中丰富的蛋白质和抑菌物质对乳头表皮有保护作用。发生乳头皲裂时，暂停直接哺乳，用吸乳器将乳汁吸出，用鱼肝油软膏涂抹裂伤处。有乳汁淤积或发生乳房硬块(乳核)者，应及早进行湿热敷、按摩，并及时吸空乳房，防止乳腺炎发生。

3. 哺乳方法

(1)**尽早开奶、按需哺乳**：婴儿出生后第一口食物应是母乳。吸吮是泌乳的主要刺激条件，故应尽早开奶(产后 15min~2h 内)，生后即可将婴儿裸体置于母亲胸前进行皮肤接触，并吸吮母亲双侧乳房，有力的吸吮可使泌乳素在血中维持较高的浓度。0~2 个月的小婴儿每日多次按需哺乳，使吸吮有力，乳头得到多次刺激，乳汁分泌增加。另外，尽早开奶可减轻生理性黄疸、生理性体重下降和低血糖的发生。

(2)**促进泌乳**：喂哺前先湿热敷乳房，2~3min 后，从外侧边缘向乳晕方向轻拍或按摩乳房，促进乳房感觉神经的传导和泌乳。每次哺乳都应让乳汁排空，以防泌乳抑制和乳腺炎的发生。

(3)**哺乳技巧**：哺喂前先清洗双手，清洁乳头、乳晕。采取舒适的姿势，一般采取坐位，斜抱婴儿，使婴儿的头、肩部枕于哺乳侧肘弯部，另一手呈 C 形托住乳房，使婴儿含住乳头和大部分乳晕，能自由用鼻呼吸。两侧乳房交替进行哺乳，吸空一侧乳房后再换另一侧，每次哺乳时间大致保持每侧 10min 左右。哺乳后将婴儿竖抱起靠在母亲肩部，轻拍其背部，使咽下的空气排出，然后使婴儿取右侧卧位，以防溢乳。

4. 不宜哺乳的情况 凡母亲感染人类免疫缺陷病毒（HIV）或患有严重疾病如恶性肿瘤、严重精神类疾病以及重症心、肾疾病等不宜哺乳。母亲患急性传染病时，可将乳汁挤出，经消毒后哺喂。携带乙肝病毒并非哺乳的禁忌证。母亲患结核病，经治疗，无临床症状时可继续哺乳。

（五）断乳

断乳指由完全依赖乳类喂养逐渐过渡到多元化食物的过程。婴儿 6 个月开始引入半固体食物，并逐渐减少哺乳次数，增加引入食物的量。WHO 建议母乳喂养可持续到 24 个月及以上。

二、部分母乳喂养

同时采用母乳与配方奶或动物乳喂养婴儿为部分母乳喂养，有补授法和代授法两种情况。

（一）补授法

因母乳不足，用配方奶或动物乳补充母乳喂养。母乳哺喂次数不变，每次先哺母乳，将两侧乳房吸空后再以配方奶或动物乳补足。补授的乳量可根据母乳量多少及婴儿的食量大小而定。

（二）代授法

代授法指用配方奶或动物乳代替一次或数次母乳的方法，适用于婴儿准备断离母乳时，有意减少母乳喂养的次数，增加配方奶或动物乳喂养。

三、人工喂养

6 个月以内的婴儿由于各种原因不能进行母乳喂养时，完全采用配方奶或动物乳如牛乳、羊乳等喂哺婴儿，称为人工喂养。配方奶粉是以牛乳为基础改造的奶制品，在不能进行母乳喂养时，配方奶粉应作为优先选择的乳类来源。

（一）动物乳的特点（以牛乳为例）

牛乳是最常用的乳品，但成分不适合婴儿。①蛋白质：含量高，以酪蛋白为主，在胃内形成的乳凝块较大，不易消化。②脂肪：含量与母乳相似，但不饱和脂肪酸含量少，脂肪颗粒大，缺乏脂肪酶，较难消化。③乳糖：含量低，主要为甲型乳糖，有利于大肠埃希菌生长。④矿物质：含量高，增加婴儿肾脏负荷；磷含量高，钙磷比例不适宜（1.2∶1），易导致低钙血症。⑤缺乏各种免疫因子，这是与母乳的最大区别，使婴儿患感染性疾病的机会增多。

羊乳的营养价值与牛乳相似，但叶酸含量很少，长期单独以羊乳喂养易致营养性巨幼细胞贫血。

（二）牛乳的改造

1. 配方奶 是以牛乳为基础改造的奶制品。以母乳的营养素含量及其组成为生产依据，降低酪蛋白和矿物质的含量，加入乳清蛋白、不饱和脂肪酸、乳糖等，补充适量的维生素和微量元素，如维生素 A、D 和铁、锌等，使生产的奶粉成分尽量接近母乳。人工喂养和婴儿断乳时首选配方奶，使用时按年龄选用。

2. 全牛乳的家庭改造 采用全牛乳喂养婴儿时，不宜直接喂哺，必须经过稀释、加糖、煮沸的改造。①稀释：新生儿需稀释牛乳，生后不满 2 周者可采用 2∶1 乳（即 2 份牛乳加 1 份水）；以后逐渐过渡到 3∶1 或 4∶1 乳；满月后即可用全乳。②加糖：一般每 100ml 牛乳中可加蔗糖 5~8g。③煮沸：可达到灭菌的要求，且能使蛋白质变性，有利于消化。

（三）乳量摄入的估算

乳量摄入的估计仅适合于 <6 个月的婴儿，其体重、推荐摄入量以及奶制品规格是估算的基础资料。

1. 配方奶粉的估算 <6 月龄的婴儿每日能量需要量约为 376.6kJ/kg（90kcal/kg），一般市售婴

儿配方奶粉 100g 供能约 2 029kJ（500kcal），故婴儿每日需要配方奶粉约 18g/kg，可满足能量供给。按规定调配的配方奶中营养素、能量及液体总量可满足婴儿每日的需要。

2. 全牛乳的估算 每 100ml 全牛乳产能 288.7kJ（69kcal），8% 糖牛乳 100ml 供能约为 418.4kJ（100kcal），<6 月龄的婴儿每日能量需要量约为 376.6kJ/kg（90kcal/kg），故每日需 8% 糖牛乳 90ml/kg。全牛乳喂养时，因蛋白质与矿物质浓度较高，应在两次喂乳之间加水。<6 月龄的婴儿水的 AI 为 700ml/d，减去喂乳量即为补水量。

（四）人工喂养的护理

与母乳喂养一样，人工喂养也需要正确的喂哺技巧，包括选用适宜的奶嘴和奶瓶，奶液的温度适宜，喂哺时奶瓶的位置正确以及喂哺姿势等正确（见第十七章第四节）。

四、婴儿食物转换

婴儿期随着生长发育的逐渐成熟，需要进行由出生时的纯乳类喂养向固体食物的转换，此期为婴儿食物的过渡期，又称换乳期。婴儿食物转换是让婴儿逐渐适应和喜爱各种食物及其味道，培养婴儿自己进食的能力以及养成良好的饮食习惯，最终使婴儿由乳类喂养逐渐转换为以固体食物为主。

（一）不同喂养方式婴儿的食物转换

不同喂养方式婴儿食物转换的内容略有不同，母乳喂养婴儿的食物转换是帮助婴儿逐渐用配方奶或牛乳完全替代母乳，同时引入其他食物；部分母乳喂养或人工喂养婴儿是直接逐渐引入其他食物。

（二）食物转换的原则

引入食物的量和质应遵循循序渐进的原则，由少到多，由细到粗，由一到多种，由软到硬，逐渐过渡到固体食物。天气炎热和婴儿患病时应暂缓引入新食物。

（三）食物转换的步骤和方法

除母乳或配方奶（动物乳）外，为过渡到固体食物所添加的富含能量和各种营养素的泥状食物（半固体食物）为换乳期食物（辅助食物）。给婴儿引入食物的时间和过程应适合婴儿的接受能力，具体步骤和方法见表 5-2。

表 5-2 换乳期食物的引入

月龄	食物性状	引入的食物	餐数		进食技能
			主食	辅助食物	
6 个月	泥状食物	含铁配方米粉、配方奶、蛋黄、菜泥、水果泥等	6 次奶（断夜间奶）	逐渐加至 1 次	用勺喂
7~9 个月	末状食物	粥、烂面、鱼泥、肝泥、肉末、菜末、豆腐、水果等	4 次奶	1 餐饭 1 次水果	学用杯
10~12 个月	碎食物	软饭、面条、馒头、碎肉、碎菜、蛋、鱼肉、豆制品、水果等	3 次奶	2 餐饭 1 次水果	断奶瓶 抓食 自用勺

第三节　幼儿膳食安排

（一）营养特点

1 岁以后幼儿生长速度减慢，但仍处于快速生长的发育期，需要保证充足的能量和优质蛋白的摄入。幼儿神经心理发育迅速，充满好奇心，出现探索性行为，应允许其参与进食，满足其自我进食欲望,培养其独立进食能力。

(二)幼儿膳食安排

幼儿膳食中各种营养素和能量的摄入需满足该年龄阶段的生理需要量。蛋白质的 RNI 为 20~25g/d,其中优质蛋白应占总蛋白的 1/2。碳水化合物、脂类的膳食宏量营养素可接受范围(AMDR)分别为 50%E~65%E、35%E。膳食餐次安排需合理,每日 4~5 餐,即早、中、晚正餐,点心 1~2 次。注意培养幼儿良好的生活习惯和进食技能。

第四节　学龄前儿童膳食安排

(一)营养特点

学龄前儿童生长发育平稳发展,但仍需充足的营养素。口腔功能较成熟,消化功能逐渐接近成人,已可进食成人食物。功能性便秘、营养性缺铁性贫血、肥胖在该年龄段发病率较高。

(二)膳食建议

学龄前儿童的膳食应以谷类食物为主,蛋白质的 RNI 为 30g/d,碳水化合物、脂类、蛋白质的 AMDR 分别为 50%E~65%E、20%E~30%E、8%E~20%E。建议优质蛋白质占 1/2;给予足量的乳制品、豆制品以维持充足的钙摄入;摄入适量的膳食纤维,如全麦面包、麦片粥、蔬菜等;少食油煎、油炸食品和高糖饮料,科学选择零食。此阶段家长应指导儿童学习餐桌礼仪,鼓励儿童参与家庭食物的选择和制作,注意口腔卫生。

第五节　学龄儿童和青少年膳食安排

(一)营养特点

学龄儿童体格稳步增长,乳牙脱落,恒牙萌出,口腔咀嚼功能发育成熟,消化吸收能力基本达到成人水平。青少年生长发育进入第二个高峰期,总能量的 20%~30% 用于生长发育,骨骼快速增长,骨量增加 45% 左右,矿物质需求量大于儿童期和成人期,各种维生素的需要量亦增加。加之,学龄儿童和青少年学习任务重,体育活动量大,摄入的能量需满足生长发育,所以需注意营养性缺铁性贫血、神经性厌食和超重/肥胖的早期预防。

(二)膳食建议

学龄儿童和青少年的膳食安排与成人相同,保证足够的能量和蛋白质摄入。主食宜选用可保留 B 族维生素的粗加工谷类。多食富含钙、铁、锌和维生素 C 的食物。参考"中国居民平衡膳食宝塔(2022)"选择健康的食物。对学龄儿童和青少年进行健康教育,如预防营养性疾病、糖尿病和高血压的相关知识。

第六节　蛋白质－能量营养障碍

一、蛋白质－能量营养不良

> **情景导入**
>
> 患儿,女,9 个月,进食少伴消瘦 2 个月。患儿出生体重为 3kg,母乳喂养,生后 5 个月开始添加换乳期食物,但进食较少。患儿脸色苍白、消瘦,体重为 7kg,初步被诊断为"蛋白质－能量营养不良"。

请问：
1. 该患儿首优护理诊断是什么？
2. 如何针对营养失调问题实施护理？

蛋白质－能量营养不良（protein-energy malnutrition，PEM）是由于能量和／或蛋白质摄入不足或消耗增多所致的一种营养缺乏病，临床特征为体重不增、体重下降、皮下脂肪减少和皮下水肿，常伴有各器官不同程度的功能低下和新陈代谢失常。本病多见于3岁以下婴幼儿，常有3种类型：以能量供应不足为主的消瘦型，以蛋白质供应不足为主的水肿型以及介于二者之间的消瘦－水肿型（混合型），临床上以消瘦型多见。

【概述】

1.病因

（1）**摄入不足**：喂养不当是导致营养不良的重要原因。如母乳不足而未及时添加其他乳品；配方奶过稀；突然停乳而未及时进行食物转换；长期以淀粉类食物喂养；有不良的饮食习惯，如偏食、挑食、吃零食过多等。

（2）**消化吸收不良**：消化系统先天畸形或疾病可引起消化吸收障碍，如过敏性肠炎、唇腭裂等。

（3）**需要量增加或消耗增多**：传染病、双胎、早产、生长发育快速等，因营养素需要量增多而造成相对缺乏。糖尿病、大量蛋白尿、发热性疾病等均可使营养素的消耗增多而导致营养不良。

2.病理生理

（1）**新陈代谢异常**：蛋白质摄入不足或消耗过多使体内代谢处于负氮平衡，严重时可导致低蛋白性水肿；脂肪大量消耗，故血清胆固醇下降，当体内脂肪消耗过多，超过肝脏的代谢能力时，可造成肝脏脂肪浸润及变性；糖原不足或消耗过多可致血糖降低，重者引起低血糖昏迷甚至猝死；细胞外液常呈低渗状态，易出现低渗性脱水、低钠、低钾、低钙和低镁血症；体温调节能力下降，体温偏低。

（2）**各系统功能低下**：消化功能降低，易发生腹泻；心肌收缩力减弱，心搏出量减少，血压偏低，脉搏细弱；肾小管重吸收功能低下，尿比重下降；精神抑郁或烦躁不安、反应迟钝、条件反射不易建立；免疫功能明显降低，易并发各种感染。

【护理评估】

1.健康史
评估患儿喂养史，详细询问喂养食物、喂养方式及饮食习惯和生长发育情况；有无消化系统解剖或功能上的异常以及其他患病史；是否为早产、双胎等。

2.身体状况

（1）**临床表现**：最初表现为体重不增，继之体重下降，主要表现为消瘦。皮下脂肪厚度是判断营养不良程度的重要指标之一。皮下脂肪消减的顺序：首先是腹部，其次为躯干、臀部、四肢，最后是面颊。皮下脂肪减少甚至消失，皮肤干燥、苍白、逐渐失去弹性，额部出现皱纹，肌张力逐渐降低、肌肉松弛，甚至肌肉萎缩呈"皮包骨"状。重度营养不良时精神状态差，可影响身高发育，可伴有重要脏器功能受损。

临床上根据各种症状的程度，将营养不良分为三度。不同程度营养不良的临床特点见表5-3。

（2）**5岁以下儿童营养不良的分型和分度**

1）体重低下：体重低于同年龄、同性别参照人群值的均值减2个标准差（s）以下为体重低下。体重低于均值减2~3s为中度营养不良，低于均值减3s为重度营养不良。体重低下主要反映急性或慢性营养不良。

2）生长迟缓（身材矮小）：身高（长）低于同年龄、同性别参照人群值的均值减2s为生长迟缓。身高（长）低于均值减2~3s为中度营养不良，低于均值减3s为重度营养不良。生长迟缓主要反映慢性长期营养不良。

表 5-3　婴幼儿不同程度营养不良的临床表现

临床表现	轻度（Ⅰ度）	中度（Ⅱ度）	重度（Ⅲ度）
实际体重为标准体重的百分比	80%~89%	70%~79%	<70%
腹壁皮下脂肪厚度	0.8~0.4cm	<0.4cm	消失
身高（长）	正常	低于正常	明显低于正常
消瘦	不明显	明显	皮包骨样
皮肤颜色及弹性	正常或稍苍白	苍白、弹性差	弹性消失
肌张力	正常	降低、肌肉松弛	低下、肌肉萎缩
精神状态	正常	烦躁不安	萎靡、烦躁与抑制交替

3）消瘦：体重低于同性别、同身高（长）参照人群值的均值减 $2s$ 为消瘦。体重低于均值减 $2~3s$ 为中度营养不良，低于均值减 $3s$ 为重度营养不良。消瘦主要反映近期、急性营养不良。

符合上述一项者即可作出营养不良的诊断。

（3）并发症

1）贫血：以营养性缺铁性贫血最常见。

2）多种维生素及微量元素缺乏：以维生素 A 和锌缺乏较常见。

3）感染：上呼吸道感染、肺炎、腹泻、鹅口疮等。

4）自发性低血糖。

3. 心理 - 社会支持状况　评估父母的育儿知识水平以及对疾病的认识程度；评估患儿的心理个性发育情况、家庭经济状况及父母角色是否称职。

4. 辅助检查　血清白蛋白浓度降低是营养不良的特征性改变，但不够灵敏；胰岛素样生长因子 1（IGF-1）水平下降是早期诊断的灵敏、可靠指标。

5. 治疗原则及主要措施　包括去除病因、调整饮食、促进消化功能的改善等，严重营养不良者应积极处理各种并发症。

【常见护理诊断 / 问题】

1. 营养失调：低于机体需要量　与能量和 / 或蛋白质摄入不足或需要、消耗增加有关。

2. 有感染的危险　与机体免疫力低下有关。

3. 生长发育迟缓　与营养素缺乏，不能满足生长发育的需要有关。

4. 潜在并发症：营养性缺铁性贫血、低血糖、维生素 A 缺乏。

5. 知识缺乏：患儿家长缺乏营养相关知识及育儿经验。

【护理目标】

1. 患儿营养状况得到改善，体重逐渐增加。

2. 患儿不发生感染。

3. 患儿生长发育得到改善，体格生长指标达到正常水平。

4. 患儿不发生并发症或并发症发生时被及时发现并得到及时处理。

5. 家长了解本病预防和护理知识，能正确地喂养儿童。

【护理措施】

1. 调整饮食，增加营养　根据患儿病情轻重和消化功能来调整饮食，其原则为由少到多、由稀到稠、循序渐进、逐渐增加营养。

（1）能量的供给：①轻度患儿可从每日 250~330kJ/kg（60~80kcal/kg）开始，以后逐渐递增，当能量供给达每日 585kJ/kg(140kcal/kg)时,体重一般可获满意增长。②中、重度患儿可从每日 165~230kJ/kg
(45~55kcal/kg)开始,逐步少量增加;若消化吸收能力较好,可逐渐增加到每日 500~727kJ/kg(120~
170kcal/kg),待体重恢复,供给正常需要量。

（2）**蛋白质的供给**:蛋白质摄入量从每日 1.5~2.0g/kg 开始,逐步增加到 3.0~4.5g/kg。除乳制品
外,可给予蛋类、肝泥、肉末、鱼粉等高蛋白食物。必要时可给酪蛋白水解物、氨基酸混合液或要素
饮食。

（3）**维生素及微量元素的补充**:每日给予新鲜的蔬菜和水果,应从少量逐渐增多,以免引起腹泻。

（4）**尽量保证母乳喂养**:无母乳或母乳不足者,可给予配方奶或稀释牛乳,待患儿消化功能恢
复后,再添加适合患儿月龄的辅食。

（5）**建立良好的饮食习惯**:纠正偏食、挑食、吃零食等不良习惯,早餐要吃好,午餐应保证供给
足够的能量和蛋白质。

2. 促进消化、改善食欲　遵医嘱给予 B 族维生素和各种消化酶,给予苯丙酸诺龙、胰岛素和锌
制剂等。

3. 预防感染　做好保护性隔离,避免交叉感染;保持皮肤、口腔清洁;注意个人卫生,保持生活
环境舒适。

4. 观察病情　密切观察患儿的病情变化。特别在夜间或清晨时,若患儿出现低血糖表现,应立
即报告医生并静脉注射 25%~50% 葡萄糖溶液抢救。定期测量体重、身高及皮下脂肪厚度,以评估
患儿恢复情况。

5. 健康指导　向患儿家长介绍科学育儿及相关疾病知识;提倡母乳喂养,纠正不良饮食习惯;
按时完成预防接种,预防感染;及时矫正先天畸形,做好发育监测。

【护理评价】

评价患儿:①营养状况是否得到改善,体重是否逐渐增加。②感染是否得到有效预防。③体
格生长指标是否达到正常儿童的水平。④并发症是否能得到有效预防或并发症是否被及时发现并
得到适当处理。

评价患儿家长:是否了解营养不良的相关知识,是否能正确地喂养儿童。

二、儿童单纯性肥胖

儿童单纯性肥胖(childhood simple obesity)是由于长期能量摄入超过人体的消耗,使体内脂肪
过度积聚、体重超过一定范围的一种营养障碍性疾病。肥胖不仅影响儿童的健康,且与成人期代谢
综合征的发生密切相关。近年来,儿童超重和肥胖发病率持续上升,目前发病率为 5%~8%。儿童
期肥胖可延续至成年,增加患高血压、糖尿病、冠心病等疾病的风险,对本病的防治应引起家庭和
社会的重视。

【概述】

1. 病因　95%~97% 肥胖患儿为单纯性肥胖,不伴有明显的内分泌和代谢性疾病。

（1）**能量摄入过多**:是肥胖的主要原因,高能量食物和含糖饮料增加儿童额外的能量摄入,是导
致肥胖的重要原因之一。

（2）**活动量过少**:活动过少和缺乏适当的体育锻炼是发生肥胖的重要因素。

（3）**遗传因素**:肥胖具有高度遗传性,父母肥胖,后代肥胖患病率可高达 70%~80%;双亲之一
肥胖,其后代 40%~50% 发生肥胖;正常双亲的后代发生肥胖者仅为 10%~14%。

（4）**其他**:进食过快、精神创伤(如父母离异、亲属病故、学习成绩落后等)以及心理异常等因素
亦可致儿童过量进食。

2. 肥胖分度　儿童肥胖诊断标准有两种。一种是依据体重指数(body mass index,BMI),BMI 指

体重（kg）/身高（长）的平方（m²）。当儿童的 BMI 在同性别、同年龄段参考值的 P_{85}~P_{95} 为超重，≥P_{95} 为肥胖。另一种是用身高（长）的体重评价肥胖，当身高（长）的体重在同性别、同年龄段的 P_{85}~P_{97} 为超重，≥P_{97} 为肥胖。

【护理评估】

1. 健康史　详细询问患儿饮食情况和每日运动情况；有无家族肥胖史；了解患儿有无精神创伤以及心理障碍等因素。

2. 身体状况

（1）症状：肥胖可发生于任何年龄，但最常见于婴儿期、5~6 岁和青春期。患儿食欲旺盛且喜食甜食和高脂肪食物。明显肥胖的儿童常有疲劳感，用力时出现气短或腿痛。严重肥胖者可因脂肪过度堆积而限制胸廓和膈肌运动，使肺通气不足，引起低氧血症，出现气急、发绀、红细胞增多，严重时心脏扩大及心力衰竭，甚至死亡，称肥胖 – 换气不良综合征。

（2）体征：患儿皮下脂肪丰满，但分布均匀，腹部膨隆下垂。严重肥胖者可因皮下脂肪过多，使胸、腹、臀部及大腿皮肤出现皮纹，因走路时双下肢负荷过重而出现扁平足及膝外翻。患儿性发育常较早，最终身高常略低于正常同龄儿。

3. 心理 – 社会支持状况　患儿因体态肥胖，怕别人讥笑而不愿与其他儿童交往，易出现自卑、胆怯、孤僻等心理障碍。

4. 辅助检查　血清甘油三酯、胆固醇增高，血胰岛素水平增高。严重肥胖儿童肝脏 B 超检查常有脂肪肝。

5. 治疗原则及主要措施　最主要的措施是饮食疗法和运动疗法，不宜采用药物治疗和手术治疗。

【常见护理诊断 / 问题】

1. 营养失调：高于机体需要量　与摄入高能量食物过多和 / 或运动过少有关。

2. 体像紊乱　与肥胖引起自身形体改变有关。

3. 社会交往障碍　与肥胖造成心理障碍有关。

4. 潜在并发症：高血压、高血脂、糖尿病。

5. 知识缺乏：患儿及家长缺乏合理营养知识。

【护理措施】

1. 饮食管理　在满足儿童的基本营养及生长发育需要的前提下，患儿每日摄入的能量要低于机体消耗的总能量。①推荐低能量、低脂肪、适量蛋白质的膳食结构。②鼓励患儿多吃体积大而能量低的新鲜蔬菜和水果，如萝卜、青菜、黄瓜、番茄、莴苣、苹果、柑橘等。③培养良好的饮食习惯，如少吃多餐、避免过饱、细嚼慢咽、不吃零食等。

2. 增加运动　选择既有效又易坚持的运动项目，如晨间跑步、踢球、游泳、跳绳等，每日坚持至少运动 30min。活动量以运动后轻松愉快、不感到疲劳为原则。

3. 心理护理　鼓励患儿坚持控制饮食及加强体育锻炼，增强减肥信心；鼓励患儿多参与正常的社交活动，改变其自卑、孤僻的心理；引导患儿建立健康的生活方式，提高自我管理的能力，促进身心健康发展。

4. 健康指导　向患儿家长讲述科学喂养及肥胖症的相关知识，培养儿童良好的饮食习惯；强调坚持饮食治疗和运动治疗；对患儿实施生长发育监测，定期进行门诊观察。

第七节　营养性维生素 D 缺乏

一、维生素 D 缺乏性佝偻病

情景导入

患儿，男，10 个月；出生后一直采用配方奶粉喂养，未添加换乳期食物，未服用任何药物；平素在家，很少外出。近日来，患儿烦躁、出汗多，尚不能扶站。体格检查：营养发育尚可，枕秃明显，未出牙。患儿初步被诊断为"维生素 D 缺乏性佝偻病"。

请问：

1. 患儿出现上述症状的原因有哪些？

2. 如何指导家长学会对患儿实施护理？

维生素 D 缺乏性佝偻病（vitamin D deficiency rickets）是由于儿童体内维生素 D 不足使钙、磷代谢失常，产生的一种以骨骼病变为特征的全身慢性营养性疾病，主要表现为生长中的长骨干骺端和骨组织矿化不全。本病是我国儿科重点防治的四病之一，多见于 2 岁以下的婴幼儿，北方地区发病率高于南方。近年来，随着儿童卫生保健工作的大力开展和人民生活水平的提高，其发病率已逐年降低，病情也趋于轻度。

【概述】

1. 维生素 D 的来源、转化及生理功能

（1）维生素 D 的来源

1）皮肤的光照合成：内源性维生素 D_3 是人类维生素 D 的主要来源。皮肤中的 7- 脱氢胆固醇经日光中紫外线照射转变为胆骨化醇。

2）食物中的维生素 D：天然食物及母乳中含维生素 D 很少，但儿童可从强化维生素 D 食物（配方奶粉和米粉）中获得充足的维生素 D。

3）母体 – 胎儿的转运：胎儿可通过胎盘从母体获得维生素 D，早期新生儿体内维生素 D 的量与母体维生素 D 的量及胎龄有关。

（2）维生素 D 的转化：维生素 D 是一组具有生物活性的脂溶性类固醇衍生物，包括维生素 D_2（麦角骨化醇）和维生素 D_3（胆骨化醇）。维生素 D_2 和 D_3 均无生物活性，需经过两次羟化作用才能发挥生物效应。维生素 D 首先在肝细胞中的 25- 羟化酶作用下，生成 25- 羟胆骨化醇 $[25-(OH)D_3]$，血液循环中的 $25-(OH)D_3$ 再经肾脏近曲小管细胞内的 1-α 羟化酶作用下，生成具有很强生物活性的 1,25- 二羟胆骨化醇 $[1,25-(OH)_2D_3]$。

（3）维生素 D 的生理功能

1）促进小肠黏膜对钙、磷的吸收。

2）增加肾近曲小管对钙、磷的重吸收，特别是磷的重吸收，有利于骨的矿化作用。

3）促进成骨细胞增殖，使骨样组织成熟和钙盐沉积；促进破骨细胞分化，使旧骨中骨盐溶解释放入血，以增加血钙、血磷浓度。

2. 病因

（1）围产期维生素 D 不足：母亲妊娠后期维生素 D 不足如母亲严重营养不良、肝肾疾病、慢性腹泻，以及早产、双胎均可使婴儿维生素 D 储存不足。

（2）日照不足：为主要病因。婴幼儿长期缺乏户外活动（因紫外线不能透过玻璃窗）；城市高层建筑、烟雾、尘埃等阻挡和吸收紫外线；冬季日照时间短，紫外线弱等。上述因素均使内源性维生素D生成不足。

（3）**需要量增加**：骨骼生长速度与维生素D和钙的需要量成正比。如早产儿、双胎儿以及婴儿早期生长发育的速度快，维生素D需要量多，容易导致维生素D缺乏。

（4）**通过食物补充维生素D不足**：因天然食物中含维生素D少，即使纯母乳喂养，婴儿若户外活动少亦易患佝偻病。

（5）**疾病及药物影响**：胃肠道或肝胆疾病影响维生素D吸收；肝、肾严重损害可致维生素D羟化障碍；长期服用抗惊厥药物（苯妥英钠、苯巴比妥）可加速体内维生素D的分解；糖皮质激素有对抗维生素D对钙的转运作用。

3. 发病机制 维生素D缺乏性佝偻病可认为是机体为维持正常血钙水平而对骨骼造成的损害。维生素D缺乏使得肠道吸收钙、磷减少，血钙、血磷水平降低，引起甲状旁腺功能代偿性亢进，甲状旁腺激素（PTH）分泌增加，PTH促进骨盐溶解，抑制肾小管对磷的吸收，其结果是血钙浓度维持正常或偏低，但血磷明显降低，钙磷乘积下降，导致骨质矿化不全、骨样组织堆积，从而出现一系列佝偻病的表现和血液生化的改变（图5-1）。

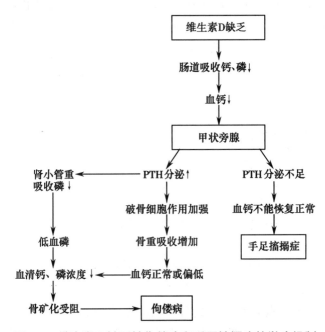

图5-1 维生素D缺乏性佝偻病和手足搐搦症的发病机制

【护理评估】

1. 健康史 详细询问妊娠期妇女妊娠期是否补充维生素D制剂；患儿喂养方法、食物转换情况；患儿生活环境及户外活动情况；患儿是否早产或双胎；患儿有无严重营养不良、肝肾疾病、慢性腹泻及用药史等。

2. 身体状况 该病多见于3个月~2岁的婴幼儿，主要表现为生长中的骨骼改变、肌肉松弛和非特异性神经精神症状，临床分期如下：

（1）**初期（早期）**：多见于6个月以内，特别是3个月以内的小婴儿。主要表现为非特异性神经兴奋性增高，如易激惹、烦躁、多汗、睡眠不安。多汗与室温、季节无关，患儿由于多汗刺激头皮而常摇头擦枕，故常伴有枕秃（图5-2）。

（2）**活动期（激期）**：初期患儿若未经适当治疗，可发展至活动期，出现特征性骨骼改变。

1）骨骼改变：表现部位与该年龄骨骼生长速度较快的部位相一致。

头部：6个月以内的婴儿可见颅骨软化，即用手指稍用力压迫枕骨或顶骨后部，可有压乒乓球样的感觉；7~8个月患儿可有方颅，即额骨和顶骨双侧骨样组织增生呈对称性隆起，呈"方盒样"头型（图5-3）；前囟闭合延迟；出牙延迟。

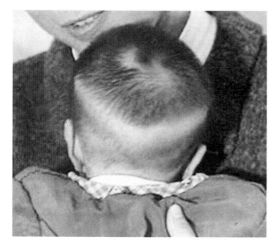

图5-2 枕秃

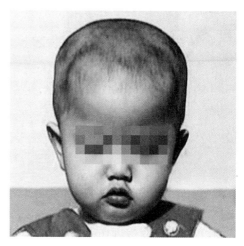

图5-3 方颅

胸部：胸廓畸形多见于1岁左右的婴儿。肋骨与肋软骨交界处因骨样组织堆积而膨大，呈钝圆形隆起，上下排列如串珠状，以第7~10肋骨最明显，称佝偻病串珠；膈肌附着处的肋骨软化，受膈肌牵拉而内陷形成横沟，称肋膈沟或郝氏沟（图5-4）；肋骨与胸骨相连处软化内陷，致胸骨柄前突，形成鸡胸；如胸骨剑突部向内陷，可形成漏斗胸。这些胸廓畸形均会影响患儿的呼吸功能。

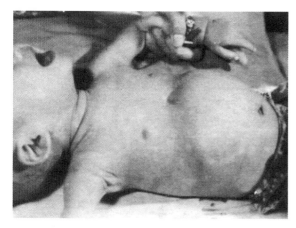

图5-4 肋膈沟

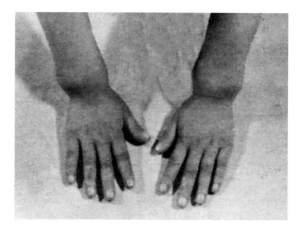

图5-5 手镯征

四肢：6个月以上患儿手腕、踝部可形成钝圆形环状隆起，称佝偻病手镯、足镯（图5-5）；能站立或会行走的1岁左右婴儿，由于骨质软化和肌肉关节松弛，双下肢因负重可出现下肢弯曲，形成膝内翻（O形腿）或膝外翻（X形腿）（图5-6，图5-7）。

脊柱：长久坐位者有脊柱后突或侧弯畸形。

骨盆：严重者可致骨盆畸形，形成扁平骨盆，成年后女性可致难产。

2）运动功能发育迟缓：全身肌肉松弛，肌张力降低，肌力减弱，坐、立、行等运动功能发育较晚，腹肌张力低下，腹部膨隆如蛙腹。

3）神经、精神发育迟缓：重症患儿神经系统发育迟缓，条件反射形成缓慢，表情淡漠，语言发育落后。

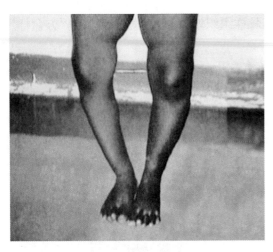

图5-6　O形腿

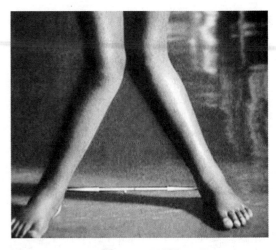

图5-7　X形腿

　　4）其他：通常有免疫功能低下，易并发感染。

　　（3）**恢复期**：患儿经过治疗后，临床症状、体征逐渐减轻或消失。

　　（4）**后遗症期**：多见于2岁以后儿童，临床症状消失，严重佝偻病可遗留不同程度的骨骼畸形。

　　3. 心理－社会支持状况　评估患儿的生活环境状况；评估患儿家长对佝偻病的认知程度及对患儿骨骼改变的心理反应等。

　　4. 辅助检查

　　（1）**血生化检查**：早期血清25-（OH）D_3降低，血钙正常或稍低，血磷降低，血清碱性磷酸酶正常或稍高；激期除血清钙稍低外，其余指标改变更加明显；恢复期血钙、血磷逐渐恢复正常；后遗症期血生化正常。

　　（2）**骨骼X线检查**：初期长骨骨骺端钙化带正常或稍模糊；活动期钙化带消失，干骺端呈毛刷样、杯口状改变，骨骺软骨带增宽，骨密度降低，骨皮质变薄，可有骨干弯曲变形或青枝骨折，骨折可无临床症状。治疗2~3周后，出现不规则钙化线，钙化带致密增厚，骨质密度逐渐恢复正常。

知识链接

儿童维生素D缺乏诊断标准

　　维生素D缺乏需依据其高危因素、临床表现、相关影像学检查结果等综合判断，确诊需根据血清25-（OH）D_3水平。

　　1. 高危因素　日照不足，缺乏阳光照射；未预防性补充维生素D。

　　2. 临床表现　维生素D不足甚至轻度缺乏无特异性临床表现。少数患儿可能表现为易激惹、烦躁不安、哭闹不止等非特异性神经精神症状。

　　3. 实验室检查　血清25-（OH）D_3水平是评价维生素D营养状况的最佳指标，是维生素D缺乏和佝偻病早期诊断的主要依据。目前，将血清维生素D水平达到50~250nmol/L（20~100μg/L）认定为适宜的维生素D营养状况。

---

　　5. 治疗原则及主要措施　治疗目的是控制活动期，防止骨骼畸形。①以补充维生素D为主。推荐首选每日口服法，最小治疗剂量为每日50μg（2 000IU），持续应用3个月后，改为400~600IU/d维持。对于口服困难或有腹泻等影响维生素D吸收的疾病的患儿，可采用大剂量突击疗法，维生素D单次15万~30万IU（3.75~7.5mg）肌内注射。②补充钙剂：在补充维生素D的同时，给予适当的钙

剂,推荐量为 500mg/d,可以改善症状、促进骨骼发育。③补充微量元素:适量补充锌、铁等微量元素,有利于骨骼生长。④严重的骨骼畸形可考虑手术治疗。

【常见护理诊断/问题】

1. **营养失调:低于机体需要量**　与日照不足和维生素 D 摄入不足有关。

2. **生长发育迟缓**　与钙磷代谢异常致骨骼、神经发育迟缓有关。

3. **有感染的危险**　与免疫功能低下有关。

4. **潜在并发症**:骨骼畸形、药物副作用。

5. **知识缺乏**:患儿家长缺乏佝偻病预防知识和护理知识。

【护理目标】

1. 患儿及时得到维生素 D 的补充,佝偻病症状逐渐改善。

2. 患儿生长发育达正常标准。

3. 患儿不发生感染或发生感染后能得到及时处理。

4. 患儿不发生骨骼畸形及维生素 D 中毒,或发生后能及时处理。

5. 患儿家长能说出佝偻病的预防知识和护理知识并能正确应用。

【护理措施】

1. **补充维生素 D**

(1) **户外活动**:指导家长每日带婴儿进行户外活动。生后 2~3 周即可带婴儿进行户外活动。夏季可在阴凉处活动,避免阳光直射,尽量多暴露皮肤;冬季也要保证每日 1~2h 户外活动时间。如在室内活动,应开窗,使紫外线能够透过。

(2) **补充维生素 D**:①按时引入换乳期食品,给予富含维生素 D、钙、磷和蛋白质的食物。②遵医嘱给予维生素 D 制剂:用药剂量大时,宜选择单纯维生素 D 制剂,密切观察,预防维生素 D 中毒。

知识链接

维生素 D 中毒

维生素 D 中毒多由以下原因引起:①短期内多次给予大剂量维生素 D 治疗。②预防量过大,每日摄入维生素 D 过多。③误将其他骨骼代谢性疾病或内分泌疾病诊断为佝偻病而长期大剂量摄入维生素 D。

维生素 D 中毒表现:早期有厌食、恶心、倦怠、烦躁不安、低热、顽固性便秘、体重下降。重症者可有惊厥、血压升高、心律不齐、烦渴、尿频、夜尿,甚至脱水、酸中毒;尿中出现蛋白质、红细胞、管型等,继而发生慢性肾衰竭。

维生素 D 中毒的主要治疗措施:立即停用维生素 D,口服氢氧化铝及泼尼松,降低肠钙的吸收,维持水及电解质的平衡。

---

2. **预防感染**　保持室内空气清新,预防交叉感染和呼吸道感染;加强皮肤护理。

3. **防治骨骼畸形和骨折**　①衣着柔软、宽松,避免过早过久坐、立、行,以防骨骼畸形。②重症患儿护理操作时应避免重压和强力牵拉肢体,以防骨折。③对有骨骼畸形者应加强体格锻炼,如胸廓畸形可做俯卧位抬头展胸运动;O 形腿按摩腿外侧肌,X 形腿按摩腿内侧肌。对于行外科手术矫治者,指导家长正确使用矫正器。

4. **健康指导**

(1) 向妊娠期妇女和患儿家长讲述有关疾病的病因、预防、护理以及科学育儿等知识。鼓励妊娠期妇女多进行户外活动,食用富含钙、磷、维生素 D 和蛋白质的食物。

（2）为预防佝偻病，无论何种喂养方式的婴儿均需每日补充维生素 D 400IU，12 月龄以上儿童至少每日需要维生素 D 600IU。引入含钙丰富的换乳期食物不晚于 26 周。

（3）告知家长维生素 D 缺乏的高危因素以及多晒太阳和补充适量维生素 D 是预防本病的关键，指导家长进行户外活动和调整饮食的方法，提倡儿童使用天然食物补钙，乳品是最好的钙源。

【护理评价】

评价患儿：①体内维生素 D 含量是否增加，是否能满足机体的需要。②临床表现是否得以减轻或消失，生长发育是否接近或达到正常水平。③是否发生感染，或感染发生时是否能及时发现并有效处理。④是否发生维生素 D 中毒及骨骼畸形，或发生时是否能及时发现并有效处理。

评价患儿家长：能否说出佝偻病的预防知识和护理知识并能正确应用。

二、维生素 D 缺乏性手足搐搦症

维生素 D 缺乏性手足搐搦症（tetany of vitamin D deficiency）是由于维生素 D 缺乏导致血钙浓度降低，出现惊厥、手足搐搦或喉痉挛等神经肌肉兴奋性增高的症状，是维生素 D 缺乏性佝偻病的伴发症状之一。本病多见于 6 个月以下小婴儿。由于预防工作普遍开展，目前本病发病率逐年降低。

维生素 D 缺乏的早期，甲状旁腺代偿性分泌增加，以维持血钙浓度正常。当维生素 D 继续缺乏，甲状旁腺功能反应过度而疲惫，不能代偿性分泌增加时，使血钙浓度持续降低，当血清总钙 <1.75~1.88mmol/L 或离子钙 <1.0mmol/L 时，即可出现神经肌肉兴奋性增高的症状。

【护理评估】

1. 健康史 评估患儿喂养史、户外活动及补充维生素 D 情况等；有无维生素 D 缺乏性佝偻病的表现及接受维生素 D 治疗情况等。

2. 身体状况

（1）**典型发作**：血清钙多低于 1.75mmol/L。

1）惊厥：最常见，多见于小婴儿。表现为突发四肢抽动，两眼上翻，面肌颤动，神志不清，发作持续数秒至数分钟，发作停止后多入睡，醒后活泼如常，一般不发热。发作次数可数日 1 次或 1 日数次。发作轻时仅有短暂的眼球上窜和面肌抽动，神志清楚。

2）手足搐搦：多见于较大婴幼儿。发作时手足痉挛呈弓状，双手腕部呈屈曲状，手指强直，拇指内收于掌心；足部踝关节伸直，足趾同时向下弯曲，呈"芭蕾舞足"。

3）喉痉挛：为最严重的表现，婴儿多见。喉部肌肉及声门突发痉挛，出现呼吸困难，严重者发生窒息，甚至死亡。

（2）**隐匿型**：血清钙多在 1.75~1.88mmol/L，没有典型发作的症状，可通过刺激神经肌肉引出下列体征。①面神经征：以手指尖或叩诊锤轻叩患儿颧弓与口角间的面颊部，引起眼睑和口角抽动为阳性，新生儿可呈假阳性。②腓反射：以叩诊锤叩击膝下外侧腓骨小头处腓神经，引起足向外展者为阳性。③陶瑟征：以血压计袖带包裹上臂，充气使血压维持在收缩压与舒张压之间，5min 内出现手痉挛症状者为阳性。

3. 心理 - 社会支持状况 评估患儿家长对本病的病因、治疗、预防和急救措施的认知程度；患儿及家长有无恐惧、焦虑等心理反应。

4. 辅助检查 血清总钙 <1.75~1.88mmol/L 或离子钙 <1.0mmol/L，血磷正常或升高。

5. 治疗原则及主要措施

（1）**急救处理**：迅速控制惊厥与喉痉挛，给予地西泮每次 0.1~0.3mg/kg 肌内注射或缓慢静脉注射，或 10% 水合氯醛保留灌肠，每次 40~50mg/kg，同时，立即吸氧。喉痉挛者需迅速将舌拉出口外，进行口对口人工呼吸或加压给氧，必要时进行气管插管，以保证呼吸道通畅。

（2）**钙剂治疗**：尽快给予 10% 葡萄糖酸钙 5~10ml 加入 10% 葡萄糖溶液 5~20ml 中，静脉滴注或缓慢静脉注射。惊厥反复发作时，可每日注射 2~3 次，惊厥停止后改为口服钙剂。

（3）**维生素 D 治疗**：症状控制后按维生素 D 缺乏性佝偻病补充维生素 D。

【**常见护理诊断/问题**】

1. **有窒息的危险** 与惊厥及喉痉挛发作有关。

2. **有受伤的危险** 与惊厥及手足搐搦有关。

3. **营养失调：低于机体需要量** 与维生素 D 缺乏有关。

4. **知识缺乏**：家长缺乏有关惊厥及喉痉挛的护理知识。

【**护理措施**】

1. **控制惊厥及喉痉挛** 遵医嘱立即使用镇静剂、钙剂，补钙最好静脉滴注，需推注时要缓慢注射（10min 以上），注意监测心率，以免血钙骤升导致心搏骤停，同时避免药液外渗，以免造成局部组织坏死。发生惊厥或喉痉挛时应立即吸氧，做好气管插管或气管切开前的准备。

2. **预防受伤** 喉痉挛者应立即将舌头拉出口外，使患儿平卧，松开衣领，头偏向一侧，清除口鼻分泌物，保持呼吸道通畅。出牙的儿童在上下磨牙之间放置牙垫，以保护牙齿、防止舌咬伤。

3. **补充维生素 D** 具体参见维生素 D 缺乏性佝偻病。

4. **心理护理** 向患儿家长解释发作原因和预后，对患儿及家长给予安慰、关心，使其树立战胜疾病的信心。

5. **健康指导** 教会家长惊厥及喉痉挛发作时的处理方法，同时呼叫医护人员。其他内容具体参见维生素 D 缺乏性佝偻病。

（张婧媛　万峰静）

思考题

1. 婴儿，男，4 个月，生后一直母乳喂养，吃奶后经常吐奶，家长抱患儿来医院就诊，未查出器质性病变。家长咨询是否可以添加换乳期食物。

请思考：

（1）如何指导家长正确进行母乳喂养？

（2）如何引入换乳期食物？

2. 患儿，男，6 个月，体重 5.2kg，生后一直母乳喂养，母乳量少，未添加其他食物。体格检查：神志清楚，皮肤苍白，腹部皮下脂肪 0.3cm。

请思考：

（1）如何评估患儿的身体状况？

（2）患儿的主要护理诊断有哪些？应制订哪些相应的护理措施？

（3）如何进行健康教育和人文关怀护理？

3. 患儿，女，6 个月，人工喂养，未添加任何食物，平素多在家中，很少外出；近 1 个月睡眠不安，易惊、多汗。体格检查：枕秃明显，用手指轻压枕骨和顶骨后部有乒乓球感。患儿初步被诊断为"维生素 D 缺乏性佝偻病"。

请思考：

（1）引起患儿患病的病因有哪些？

（2）根据患儿目前身体状况，列出其主要的护理诊断。

（3）对家长及患儿如何进行健康宣教？

4. 患儿,女,3个月,人工喂养,突然发生惊厥,表现为两眼上翻,肢体抽搐。发作停止后,患儿吃奶和活动正常,不发热。血清钙 1.7mmol/L。

请思考:

(1) 该患儿患病的最直接原因是什么?

(2) 当患儿发生抽搐时,如何护理?

(3) 如何对家长及患儿进行人文关怀护理?

第六章 | 新生儿与新生儿疾病患儿的护理

教学课件

思维导图

学习目标

1. 掌握新生儿分类、足月儿和早产儿的特点；新生儿窒息、新生儿缺氧缺血性脑病、新生儿颅内出血、新生儿呼吸窘迫综合征、新生儿黄疸与新生儿溶血病、新生儿败血症、新生儿寒冷损伤综合征的患儿身体状况、护理诊断及护理措施。

2. 熟悉上述疾病的病因、治疗原则；新生儿脐炎、新生儿低血糖、新生儿低钙血症的患儿身体状况及护理措施。

3. 了解上述疾病的发病机制和辅助检查。

4. 学会按照护理程序为正常新生儿、早产儿和上述疾病患儿提供整体护理。

5. 具备人文关怀素质，理解新生儿及其家长的共情能力。

新生儿（neonate，newborn）指从出生（脐带结扎）到生后满28d的婴儿。我国围产期（perinatal period）指从胎龄满28周至生后7d，这一阶段的胎儿和新生儿统称为围生儿。围生儿死亡率和新生儿死亡率是衡量一个国家卫生保健水平的标准之一，应加强围产期和新生儿期的保健及医疗护理工作。

第一节 新生儿分类

（一）根据胎龄分类

1. 足月儿 37周≤胎龄<42周的新生儿。

2. 早产儿 胎龄<37周的活产婴儿。

3. 过期产儿 胎龄≥42周的新生儿。

（二）根据出生体重分类

1. 正常出生体重儿 2 500g≤出生体重≤4 000g的新生儿。

2. 低出生体重儿 出生体重<2 500g的新生儿。其中，体重<1 500g的新生儿称极低出生体重儿，体重<1 000g的新生儿称超低出生体重儿。低出生体重儿一般为早产儿和小于胎龄儿。

3. 巨大儿 出生体重>4 000g的新生儿。

（三）根据出生体重和胎龄关系分类

1. 适于胎龄儿 出生体重在相同胎龄平均体重的第10~90百分位之间的新生儿。

2. 小于胎龄儿 出生体重在相同胎龄平均体重的第10百分位以下的新生儿。其中胎龄满37~42周，出生体重<2 500g的新生儿称足月小样儿，是小于胎龄儿中最常见的一种。

3. 大于胎龄儿 出生体重在相同胎龄平均体重的第90百分位以上的新生儿。

（四）根据生后周龄分类

1. 早期新生儿 生后1周以内的新生儿。

2. 晚期新生儿 生后第 2~4 周的新生儿。

(五) 高危儿

高危儿指已发生或有可能发生危重疾病而需要监护的新生儿,见于以下情况:

1. 母亲有异常妊娠史的新生儿 如母亲患有糖尿病、妊娠高血压综合征、先兆子痫、子痫、阴道流血、羊水胎粪污染、胎盘早剥、前置胎盘及母亲为 Rh 阴性血型等;妊娠期妇女过去有死胎、死产史等。

2. 母亲有异常分娩史的新生儿 各种难产(如高位产钳娩出、臀位娩出等)、急产、产程延长、分娩过程中使用镇静药和镇痛药等。

3. 出生时有异常的新生儿 如有窒息、产伤、脐带绕颈的新生儿,多产儿、早产儿、小于胎龄儿、巨大儿,以及有各种先天畸形的新生儿等。

第二节 正常足月儿和早产儿的特点及护理

正常足月儿指 37 周≤胎龄 < 42 周,2 500g≤出生体重≤4 000g,无任何畸形和疾病的活产婴儿。早产儿又称未成熟儿,指胎龄 < 37 周的活产婴儿,出生体重多 < 2 500g,身长多 < 47cm。

一、正常足月儿的特点及护理

1. 正常足月儿和早产儿的外观特点(表 6-1)

表 6-1 正常足月儿与早产儿的外观特点比较

比较项目	正常足月儿	早产儿
哭声	哭声洪亮	哭声轻弱
皮肤	红润,皮下脂肪丰满,毳毛少	绛红,水肿,毳毛多
肌张力	肌肉有一定张力,四肢屈曲	颈肌软弱,四肢肌张力低下
耳壳	软骨发育良好,耳舟成形,耳郭挺立	软,缺乏软骨,耳舟不清楚
指、趾甲	达到或超过指(趾)端	未达指(趾)端
足纹	遍及整个足底	少而浅
乳腺	乳晕清楚,结节 > 4mm	乳晕不清,无结节或结节 < 4mm
外生殖器	男婴睾丸已降至阴囊; 女婴大阴唇遮盖小阴唇	男婴睾丸未降或未全降至阴囊; 女婴大阴唇不能遮盖小阴唇

2. 正常足月儿的生理特点

(1)**呼吸系统**:足月儿呼吸中枢发育尚未成熟,呼吸节律常不规则,频率较快,安静状态时约为 40 次 /min;以腹式呼吸为主。

(2)**循环系统**:出生后血液循环发生巨大变化,完成了胎儿循环向成人循环的转变。足月儿心率快、波动范围大,90~160 次 /min,平均为 120~140 次 /min。血压平均为 70/50mmHg(9.3/6.7kPa)。

(3)**消化系统**:足月儿吞咽功能已经完善,但食管下端括约肌松弛,胃呈水平位,幽门括约肌较发达,易发生溢乳和呕吐;消化系统已能分泌大部分消化酶;生后 10~12h 开始排墨绿色胎粪,2~3d 可排完,超过 24h 仍未排胎粪者,应检查有无肛门闭锁及其他消化道畸形;新生儿肝酶系统发育不成熟,常有生理性黄疸。

(4)**泌尿系统**:新生儿一般生后 24h 内排尿,若生后 48h 仍不排尿,需查找原因。新生儿肾小球滤过率低，稀释功能与成人相近，但浓缩功能差，不能迅速有效地处理过多的水和溶质，易出现脱水或水肿症状。

(5) **血液系统**：出生时血液中红细胞、血红蛋白和白细胞总数均较高，以后逐渐下降；足月儿刚出生时白细胞计数较高，以中性粒细胞为主，第3天开始下降，第4~6天时白细胞计数与淋巴细胞计数相近，以后淋巴细胞占优势。血小板出生时已达成人水平。

(6) **神经系统**：新生儿脑相对较大，脊髓相对较长，大脑皮质兴奋性低，睡眠时间长；足月儿出生时已具有觅食反射、吸吮反射、拥抱反射、握持反射等原始神经反射，在生后3~4个月自然消失；巴宾斯基征阳性、腹壁反射和提睾反射生后头几个月不稳定属正常现象。

(7) **免疫系统**：新生儿非特异性和特异性免疫功能均不成熟。皮肤黏膜薄嫩易损伤；断脐时消毒不严格或出生后脐部护理不当，易致脐炎；胎儿期可通过胎盘从母体获得免疫球蛋白IgG，因此，对一些传染病（如麻疹等）有免疫力，但SIgA缺乏，故新生儿易患呼吸道和消化道感染；由于缺乏IgM，新生儿易患大肠埃希菌感染。

(8) **体温调节**：新生儿体温调节中枢功能差，皮下脂肪薄，体表面积相对较大，易散热。产热主要依靠棕色脂肪代谢。室温过低、保暖不当时易发生寒冷损伤综合征。室温过高而水分摄入不足，可使体温增高而发生"脱水热"。

保持环境的"适中温度"是维持正常体温的重要条件，"适中温度"指能维持正常体核温度及皮肤温度的最适宜的环境温度。新生儿适中温度与胎龄、日龄和出生体重有关。

(9) **能量和体液代谢**：新生儿出生后第1周能量的需要为每日209.2~313.8kJ/kg（50~75kcal/kg），以后逐渐增至每日418.4~502.1kJ/kg（100~120kcal/kg）。新生儿体液总量占体重的70%~80%。每日液体需要量：第一日为60~80ml/kg，第2日为80~100ml/kg，第3日以后为100~140ml/kg。足月儿钠需要量为每日1~2mmol/kg，出生10d内一般不需要补钾，以后需要量为每日1~2mmol/kg。新生儿患病时，易发生酸碱失衡，特别易发生代谢性酸中毒，需及时纠正。

3. 新生儿特殊生理状态

(1) **生理性体重下降和生理性黄疸**：参见第二章第二节和本章第七节。

(2) **"马牙"和"螳螂嘴"**

1) "马牙"又称"上皮珠"，在新生儿上腭中线和牙龈切缘上常可见黄白色、米粒大小的小颗粒，系上皮细胞堆积或黏液腺分泌物积留所致，于生后数周自然消退。

2) "螳螂嘴"为新生儿两侧颊部有隆起的脂肪垫，有利于吸乳。

二者均属正常现象，不可挑破，以免发生感染。

(3) **乳腺肿大**：男女新生儿生后3~5d可出现乳腺肿大，如蚕豆或核桃大小，2~3周消退。切忌挤压肿大的乳腺，以免发生感染。

(4) **假月经**：部分女婴生后5~7d阴道流出少许血性分泌物，可持续1周。这是由于来自母体的雌激素作用中断所致，一般不必处理。

(5) **粟粒疹**：因皮脂腺堆积在鼻尖、鼻翼、颜面部形成小米粒大小的黄白色皮疹，生后3周内自然消失，一般不必处理。

【**常见护理诊断/问题**】

1. 有窒息的危险　与呛奶及呕吐物的吸入有关。

2. 有体温异常的危险　与体温调节中枢发育不完善有关。

3. 有感染的危险　与免疫功能不足及皮肤黏膜屏障功能差有关。

【**护理措施**】

1. 保持呼吸道通畅　新生儿娩出后开始呼吸前，应迅速清除口、鼻腔的黏液及羊水，保持呼吸道通畅。保持合适体位，仰卧时避免颈部前屈或过度后伸。避免物品遮挡新生儿口、鼻或压迫其胸腹部。专人看护，防止窒息。

2. 维持体温稳定 新生儿出生后立即擦干身体，用温暖的毛毯包裹，并因地制宜地采取保暖措施。足月儿室温维持在22~24℃，沐浴室温度应维持在26~28℃，室内相对湿度为55%~65%。

3. 预防感染 应严格遵守消毒隔离制度，接触新生儿前、后均应用消毒液洗手。工作人员带菌和患感染性疾病时应暂时与新生儿隔离。患新生儿疾病的患儿按不同病种分室收治，避免交叉感染。做好皮肤护理，体温稳定后每日沐浴1次，以保持皮肤清洁和促进血液循环。保持脐部的清洁和干燥，洗澡后用消毒干棉签吸干脐窝。及时接种乙肝疫苗和卡介苗。

4. 合理喂养 提倡母乳喂养。正常足月儿生后30min内即开奶，做到按需哺乳；无法母乳喂养者可先试喂10%葡萄糖水，无消化道畸形及吸吮吞咽功能良好者可给予配方奶。

5. 健康指导 提倡母婴同室，促进母乳喂养，鼓励家长每日为新生儿进行抚触，通过肌肤、言语、眼神的交流增进母婴感情。指导正确的喂养方法，介绍预防接种和日常保健事项，如新生儿的皮肤护理、换尿布、沐浴、穿衣等护理方法和日常观察内容。及时进行先天性甲状腺功能减退症、苯丙酮尿症等疾病的筛查。

二、早产儿的特点及护理

1. 早产儿的外观特点 见表6-1。

2. 早产儿的生理特点

(1) **呼吸系统**：早产儿呼吸中枢功能不成熟，呼吸浅表而不规则，常出现呼吸暂停现象。《早产儿呼吸暂停诊治专家共识（2022）》提出：早产儿呼吸暂停通常指早产儿发生呼吸中断≥20s，或<20s伴有心率下降或血氧饱和度下降。早产儿肺发育不成熟，肺表面活性物质缺乏，易发生呼吸窘迫综合征。

(2) **循环系统**：早产儿心率快，血压较足月儿低。部分早产儿可伴有动脉导管未闭。

(3) **消化系统**：早产儿吸吮能力差，吞咽反射弱，容易呛乳而发生乳汁吸入；早产儿各种消化酶不足，尤其是胆酸分泌较少，对脂肪的消化吸收较差；在缺血缺氧、喂养不当等情况下易发生坏死性小肠炎；肝酶活性低，生理性黄疸较足月儿重且持续时间长；肝功能发育不成熟，肝糖原储备少，蛋白质合成不足，易发生低血糖和低蛋白血症；肝内维生素K依赖凝血因子合成少，易发生出血。

(4) **泌尿系统**：早产儿肾浓缩功能差，肾小管对醛固酮反应低下，易发生低钠血症；葡萄糖阈值低，易发生糖尿；碳酸氢根阈值低和肾小管排酸能力差，易发生代谢性酸中毒。

(5) **血液系统**：早产儿白细胞和血小板稍低于足月儿，维生素K、铁及维生素D储存量较足月儿少，更易发生出血、贫血和佝偻病。

(6) **神经系统**：早产儿神经系统成熟度与胎龄密切相关，胎龄越小，反射越差；早产儿易发生缺氧，导致缺氧缺血性脑病；早产儿脑室管膜下存在发达的胚胎生发层组织，易发生颅内出血。

(7) **免疫系统**：早产儿的免疫功能差，IgG和补体水平较足月儿更低，极易发生各种感染，且病情严重。

(8) **体温调节**：早产儿体温中枢调节功能差，棕色脂肪少，体表面积相对大，产热少而散热快，缺乏寒战反应，因此，早产儿的体温易随环境温度变化而变化，易发生低体温和寒冷损伤综合征。

(9) **能量和体液代谢**：早产儿在生后1周内每日所需能量较足月儿低，而每日所需液体量较足月儿高，因吸吮、消化能力差，常需肠道外营养。由于甲状旁腺功能低下，易发生低钙血症。

【常见护理诊断/问题】

1. 体温过低 与体温调节中枢发育不完善有关。

2. 营养失调：低于机体需要量 与吸吮、吞咽、消化吸收功能差有关。

3. 自主呼吸受损 与呼吸中枢及呼吸器官发育不成熟有关。

4. 有感染的危险　与免疫功能不足及皮肤黏膜屏障功能差有关。

【护理措施】

1. 维持体温稳定　根据早产儿的体重、成熟度及病情，采取不同的保暖措施。对体重＜2 000g 的早产儿应尽早置于适中温度的温箱中，并根据体重、日龄选择中性温度，每4~6h 测一次体温，皮肤温度应维持在 36~37℃。当体重≥2 000g、一般情况良好、食乳量正常、体温稳定时可出温箱。

2. 合理喂养　尽早开奶，以防发生低血糖；提倡母乳喂养，母乳喂养有禁忌证者以早产儿配方奶为宜；吸吮能力差和吞咽不协调者可用滴管或鼻饲喂养，必要时静脉补充营养液。早产儿缺乏维生素 K 依赖凝血因子，出生后应及时补充维生素 K，预防出血症；还应及时补充维生素 A、维生素 C、维生素 D、维生素 E 和铁剂等物质。

3. 维持有效呼吸　保持呼吸道通畅，早产儿仰卧时可在肩下放置小软枕，避免颈部弯曲，呼吸道梗阻；出现发绀时应查明原因，同时给予吸氧，吸入氧浓度以维持动脉血氧分压在 50~70mmHg（6.7~9.3kPa）或经皮血氧饱和度在 88%~93% 为宜；一旦症状改善立即停止吸氧，防止发生氧疗并发症；呼吸暂停者给予拍打足底、托背或刺激皮肤等处理；条件允许时可放置水囊床垫，利用水的振动减少呼吸暂停的发生；反复发作者可遵医嘱给予枸橼酸咖啡因静脉滴注或呼吸机辅助通气。

4. 预防感染　严格执行消毒隔离制度，工作人员相对固定，严格控制入室人数；室内物品定期更换消毒，防止交叉感染；强化洗手意识，每次接触早产儿前后要洗手或用快速消毒液擦拭手部，严格控制医源性感染。

5. 密切观察病情　早产儿病情变化快，可随时出现呼吸暂停，应密切监测各项生命体征的变化；同时注意观察早产儿的精神状态、皮肤颜色、进食情况、哭声大小、刺激反应等。

6. 健康指导　加强患儿父母的心理疏导，耐心解答患儿父母提出的问题，减轻其焦虑情绪；耐心解释保暖、喂养及预防感染等护理措施的重要性及注意事项；指导家长定期随访。

> **知识链接**
>
> ## 新生儿重症监护病房
>
> 新生儿重症监护病房（NICU）是对危重疾病新生儿进行病情的连续监护和及时有效的抢救治疗及护理。监护对象主要包括：需要进行呼吸管理的新生儿；病情不稳定、需要急救的新生儿；胎龄＜30 周、生后 48h 内的新生儿；胎龄＜28 周、出生体重＜1 500g 的所有新生儿；大手术后，尤其是术后 24h 内的新生儿；严重器官衰竭及需要全胃肠外营养、换血的新生儿。
>
> NICU 的护士应积极配合医生进行抢救治疗和护理，并利用仪器和各种检测手段对危重新生儿的生命体征、氧合状态、心脏功能、神经系统、机械通气、血糖、体液生化及血气分析、胸片、肝脏功能及感染指标等进行连续不断的监护，以便及早发现病情变化，给予及时处理，降低危重疾病新生儿的死亡率，促进新生儿的生长发育。

第三节　新生儿窒息

新生儿窒息（neonatal asphyxia）是胎儿因缺氧发生宫内窘迫或娩出过程中引起的呼吸、循环障碍，以致生后 1min 内无自主呼吸或未能建立规律性呼吸，而导致低氧血症和混合性酸中毒以及全身多脏器损伤。本病是引起新生儿死亡和儿童伤残的重要原因之一，国内发病率为 5%~10%。

【概述】

1. 病因　凡能造成胎儿或新生儿缺氧的因素均可引起窒息（表 6-2）。

表 6-2 新生儿窒息的病因

病因	常见病或问题
妊娠期妇女因素	妊娠期妇女患有全身疾病如糖尿病、心脏病、严重贫血及肺部疾患等；妊娠期妇女有妊娠高血压综合征；妊娠期妇女年龄大于 35 岁或小于 16 岁等
胎盘和脐带因素	前置胎盘、胎盘早剥、胎盘老化等；脐带受压、打结、绕颈等
分娩因素	难产、手术产（如高位产钳助产）；产程中药物（如麻醉剂、镇静剂、催产剂）使用不当等
胎儿因素	早产儿、巨大儿、先天畸形、宫内感染、羊水或胎粪吸入等

2. 发病机制 窒息时新生儿呼吸不能正常建立，引起缺氧，导致细胞代谢障碍、功能和结构异常甚至死亡，造成神经系统、循环系统、消化系统等多系统器官损伤，但不同细胞对缺氧的敏感性不同，脑细胞最为敏感，其次为心肌、肝、肾上腺等，因此，各器官发生损伤的程度有差异。

【护理评估】

1. 健康史 评估造成胎儿或新生儿缺氧的原因，评估患儿的阿普加评分及窒息程度。

2. 身体状况

（1）**胎儿缺氧表现**：早期为胎动增加，胎心率增快（≥160 次 /min）；晚期为胎动减少或消失，胎心率减慢（＜100 次 /min），羊水被胎粪污染，呈黄绿色或黑绿色。

（2）**窒息程度判定**：阿普加评分是临床评价新生儿窒息程度经典而简易的方法（表 6-3）。临床上根据生后 1min 阿普加评分来判定新生儿窒息程度，8~10 分为正常、4~7 分为轻度窒息、0~3 分为重度窒息；1min 评分仅是窒息诊断和分度的依据，5min 及 10min 评分有助于判断复苏效果及预后。

表 6-3 新生儿阿普加评分法

体征	评分标准		
	0 分	1 分	2 分
皮肤颜色	发绀或苍白	躯干红、四肢发绀	全身红
心率（次 /min）	无	＜100	＞100
弹足底或插胃管时的反应	无反应	有些动作，如皱眉	哭、打喷嚏
肌张力	松弛	四肢略屈曲	四肢活动良好
呼吸	无	慢、不规则	正常、哭声响亮

（3）**并发症**：大多数窒息患儿经抢救能够恢复呼吸，肤色转红，哭声响亮。少数患儿病情加重，可出现多器官系统功能损害。①中枢神经系统：缺氧缺血性脑病和颅内出血。②呼吸系统：胎粪吸入综合征、呼吸窘迫综合征、肺出血等。③循环系统：缺氧缺血性心肌损害、心源性休克和心力衰竭。④泌尿系统：肾功能不全或肾衰竭及肾静脉血栓形成等。⑤消化系统：应激性溃疡和坏死性小肠结肠炎等。⑥代谢方面：低血糖、低血钙、低钠血症及酸中毒等。

3. 心理－社会支持状况 因重症患儿可出现并发症，家长易产生焦虑和恐惧心理，故应重点评估家长的心理状况及对本病护理和预后的认识程度。

4. 辅助检查 可通过羊膜镜了解羊水胎粪污染程度或胎头露出宫口时取头皮血行血气分析，评估宫内缺氧程度。生后应检测动脉血气、血糖、电解质、血尿素氮和肌酐等生化指标。

5. 治疗原则及主要措施

（1）**早期预测**：估计胎儿娩出后有窒息危险时，应做好充分的准备工作，包括人员、技术和仪器物品。

（2）**复苏**：按 ABCDE 步骤进行。①A（airway）：清理呼吸道。②B（breathing）：建立呼吸。③C（circulation）：维持正常循环。④D（drugs）：药物治疗。⑤E（evaluation and environment）：评估和环境（保温）。ABC 最重要，其中 A 是根本，B 是关键，评估和保温贯穿于整个复苏过程中。

（3）**复苏后监护与转运**：评估和监测呼吸、心率、血压、尿量、肤色、经皮氧饱和度及窒息所致的神经系统症状等，注意维持内环境稳定，控制惊厥，治疗脑水肿。如并发症严重，需转运至 NICU 治疗。

【**常见护理诊断 / 问题**】

1. **自主呼吸障碍** 与羊水、气道分泌物吸入有关。

2. **体温过低** 与缺氧以及保暖不足有关。

3. **潜在并发症**：缺氧缺血性脑病、颅内出血等。

4. **焦虑、恐惧（家长）** 与患儿病情危重及预后不良有关。

【**护理措施**】

1. **维持自主呼吸（复苏）**

（1）**复苏程序**：严格按照 A→B→C→D→E 步骤进行，顺序不能颠倒。复苏过程中严密进行心电监护。

A（通畅气道）。通畅气道要求在生后 15~20s 内完成。①新生儿娩出后即置于远红外线辐射床上或用其他方法预热的保暖台上。②温热干毛巾揩干头部及全身，减少散热。③摆好体位，肩部以布卷垫高 2~2.5cm，使颈部轻微仰伸。④立即吸净口、咽、鼻的黏液，吸引时间不超过 10s，先吸口腔，再吸鼻腔。

B（建立呼吸）。①触觉刺激：拍打足底和触摸背部诱发患儿自主呼吸。婴儿经触觉刺激后，如出现正常呼吸，心率 >100 次 /min，肤色红润或仅手足发绀者可予以观察。②正压通气：触觉刺激如无自主呼吸建立或心率 <100 次 /min，应立即用复苏器加压给氧，通气频率为 40~60 次 /min，吸呼比为 1:2，压力以可见胸廓起伏和听诊呼吸音正常为宜。30s 后再评估，如心率≥100 次 /min，出现自主呼吸可予以观察；如无规律性呼吸或心率 <100 次 /min，须进行气管插管正压通气。

C（恢复循环）。气管插管正压通气 30s 后，如心率 <60 次 /min，应同时开始胸外心脏按压。按压方法可采用双拇指法或中示指法（具体见第十七章第十二节），按压部位为患儿胸骨下 1/3 处，按压深度为胸廓前后径的 1/3，按压频率为 90 次 /min，每按压 3 次，正压通气 1 次，每个动作周期包括 3 次按压和 1 次人工呼吸，即 90 次 /min 按压和 30 次 /min 呼吸，每分钟 120 个动作。按压有效时可摸到股动脉的搏动。胸外心脏按压 45~60s 后评估心率恢复情况。

D（药物治疗）。①建立有效的静脉通道。②有效的正压通气和胸外心脏按压 60s 后，心率持续 <60 次 /min，遵医嘱立即应用 1:10 000 肾上腺素，0.1~0.3ml/kg，静脉推注，或 0.5~1ml/kg 气管导管内注入，并根据病情遵医嘱扩容、纠正酸中毒等。

E（评价）。复苏过程中要及时评估患儿的情况，以确定下一步采取的抢救措施。

（2）**复苏后监护**：密切监测患儿的神志、体温、呼吸、心率、血压、尿量、肤色、血氧饱和度和窒息引起的各系统症状，并做好相关记录。

2. **保暖** 在整个抢救过程中必须注意保暖，可将患儿置于远红外线辐射床上，病情稳定后置于温箱中或用热水袋保暖（注意避免烫伤），维持患儿肛温在 36.5~37.5℃。

3. **密切观察病情** 观察患儿有无意识、肌张力的改变，有无前囟隆起、脑性尖叫等颅内压增高的表现，以便及早发现新生儿缺氧缺血性脑病或颅内出血。

4. **心理护理和健康指导** 尽可能地给予家长情感支持，选择适宜的时间向家长耐心讲解患儿目前的状况和可能的预后，帮助家长树立战胜疾病的信心，并指导家长坚持带患儿定期随访。

第四节　新生儿缺氧缺血性脑病

情景导入

患儿，生后第 2 日。生后 1min 阿普加评分为 4 分，经复苏后有自主呼吸。生后 24h 患儿出现嗜睡，并发生惊厥，初步被诊断为"新生儿缺氧缺血性脑病"。
请问：
1. 如何正确评估患儿的身体状况？
2. 该患儿的首优护理诊断是什么？相应的护理措施有哪些？

新生儿缺氧缺血性脑病（neonatal hypoxic ischemic encephalopathy）是由于围产期窒息引起部分或完全缺氧、脑血流减少或暂停而导致胎儿或新生儿的脑损伤，是新生儿窒息后的严重并发症，是引起新生儿死亡和伤残的主要原因之一。

【概述】

1. 病因　凡能引起新生儿窒息的因素均可导致本病，围产期窒息是最主要的病因。另外，出生后肺部疾病、心脏疾病、严重失血或贫血等也可引起本病。

2. 发病机制

（1）**脑血流改变**：当不完全性或慢性缺氧时，大脑半球血流减少，矢状旁区及其下面的白质容易受损；当急性完全性缺氧时，脑损伤发生在代谢最旺盛的基底神经节、脑干、丘脑及小脑，大脑皮质可不受影响。

（2）**脑血管自主调节功能障碍**：缺氧可导致脑血流自主调节功能受损，脑血流受血压的波动而波动，当血压升高过大时，可造成脑室周围毛细血管破裂出血；当血压下降时，则使脑血流量减少，引起缺血性损伤。

（3）**脑组织代谢改变**：严重的缺氧缺血导致脑细胞能量代谢障碍，细胞膜离子泵的功能受损，细胞内钠、钙增多，引起脑水肿，导致脑细胞凋亡和坏死。

【护理评估】

1. 健康史　评估患儿有无围产期窒息史；评估患儿意识障碍、惊厥、肌张力改变等表现。

2. 身体状况　主要表现为意识和肌张力的变化，严重者可伴有脑干功能障碍；临床根据病情可分为轻、中、重 3 度（表 6-4）。

表 6-4　新生儿缺氧缺血性脑病的临床分度

临床表现	轻度	中度	重度
意识	兴奋	嗜睡	昏迷
肌张力	正常	减低	松软
拥抱反射	活跃	减弱	消失
吸吮反射	正常	减弱	消失
惊厥	无	常有	多见，频繁发作
前囟张力	正常	正常或稍饱满	饱满、紧张
中枢性呼吸衰竭	无	有	严重
瞳孔改变	正常或扩大	缩小、对光反射迟钝	不等大或扩大、对光反射差
病程	<3d	<14d	数周
预后	良好	可能有后遗症	病死率高，多有后遗症

3. 心理 - 社会支持状况 本病病死率高,存活者可留有严重的后遗症,家长会产生焦虑和恐惧心理,故应重点评估家长对本病的认知程度及心理承受能力。

4. 辅助检查 头颅 B 超对脑室及其周围出血具有较高的敏感性,故可较好地评价早产儿脑损伤;头颅 CT(计算机体层成像)、MRI(磁共振成像)检查可帮助确定病变的部位、范围及有无颅内出血等情况,适宜检查时间为生后 2~5d。

5. 治疗原则及主要措施

(1)**支持疗法**:给氧、纠正酸中毒及低血糖、维持血压稳定(可用多巴胺或多巴酚丁胺)。

(2)**控制惊厥**:首选苯巴比妥钠,顽固性抽搐者可加用地西泮或水合氯醛。

(3)**治疗脑水肿**:颅内压增高时首选呋塞米静脉注射,严重者可用 20% 甘露醇。

(4)**亚低温治疗**:采用人工诱导方法将体温下降 2~4℃,减少脑组织的基础代谢,保护神经细胞。降温的方式可以采用全身性降温或选择性头部降温。

【常见护理诊断 / 问题】

1. 低效性呼吸型态 与缺氧缺血致呼吸中枢损害有关。

2. 潜在并发症:颅内压增高、呼吸衰竭。

3. 有失用综合征的危险 与缺氧缺血导致的后遗症有关。

4. 焦虑、恐惧(家长) 与患儿病情危重及预后差有关。

【护理措施】

1. 维持正常呼吸型态 及时清除呼吸道分泌物,根据患儿缺氧情况,可给予鼻导管或头罩给氧,严重者配合医生进行气管插管及机械辅助通气,以维持 $PaO_2 > 50~70mmHg$(6.7~9.3kPa)。

2. 防治并发症

(1)**密切观察病情**:严密监护患儿的呼吸、心率、血压、血氧饱和度等,注意观察患儿的意识、瞳孔、前囟张力、肌张力及惊厥等表现。

(2)遵医嘱用药,做好用药观察。

(3)**亚低温治疗的护理**

1)降温:采用循环水冷却法进行选择性头部降温或全身亚低温治疗。选择性头部降温使鼻咽部温度维持在 33.5~34℃(目标温度),可接受温度为 33~34℃,同时直肠温度维持在 34~34.5℃。全身亚低温治疗使直肠温度维持在 33.5~34℃(目标温度),可接受温度为 33~34℃。应在 1~2h 达到低温治疗的目标。

2)维持:达到目标温度后应维持治疗 72h。

3)复温:治疗结束后给予复温,复温宜缓慢(时间 >5h)。

4)监测:监测患儿持续动态心电、肛温、末梢血氧饱和度(SpO_2)、呼吸、血压,观察面色、反应、末梢循环情况,记录 24h 出入液量。

3. 早期康复干预 早期制订个体化康复计划,按照儿童发育规律进行感知、动作和语言功能的训练,持之以恒,促进脑功能的恢复。指导家长参与治疗,并嘱家长定期带患儿随访。

4. 心理护理和健康指导 参见本章第三节的相关内容。

第五节　新生儿颅内出血

新生儿颅内出血(intracranial hemorrhage of newborn, ICHN)是新生儿因缺氧或产伤引起的脑损伤,主要表现为神经系统的兴奋或抑制症状。早产儿发病率较高,病死率高,存活者常留有神经系统后遗症。

本病主要由缺氧和产伤引起,常见病因如下:

1. **早产儿** 胎龄＜32周者，在脑室周围的管膜下留有胚胎生发基质，该组织为未发育成熟的毛细血管网，其对脑血流的自主调节功能差，管壁薄，对缺氧和酸中毒敏感，易发生破裂出血。

2. **缺血缺氧** 凡能引起缺氧的因素均可导致颅内出血，如脑室管膜下、蛛网膜下腔、脑实质的出血。

3. **产伤** 以足月儿、巨大儿多见。如胎头过大、头盆不称、急产、臀位产、高位产钳助产等，使胎儿头部受挤压、牵引导致大脑镰、小脑幕撕裂，引起硬脑膜下腔出血，大脑表面静脉撕裂常伴有蛛网膜下腔出血。

4. **其他** 快速输入高渗液体、机械通气不当、血压波动过大、颅内先天性血管畸形或全身出血性疾病等也可引起本病。

【护理评估】

1. **健康史** 评估患儿有无窒息缺氧及产伤史；评估患儿惊厥发作的次数、程度、持续时间，以及意识障碍、发绀、脑性尖叫等症状。

2. **身体状况** 临床表现主要与出血部位和出血量有关，多于生后1~2d出现，主要有以下表现。①意识改变：易激惹、过度兴奋或表情淡漠、嗜睡、昏迷等。②呼吸改变：呼吸增快、减慢、不规则或呼吸暂停等。③颅内压增高表现：前囟隆起、血压增高、脑性尖叫、惊厥等。④眼症状：凝视、斜视、眼球震颤等。⑤瞳孔：不等大或对光反射消失。⑥原始反射减弱或消失。⑦肌张力改变：早期增高，以后减低。⑧其他：不明原因的贫血和黄疸。

3. **心理－社会支持状况** 家长因担心患儿致残而出现焦虑、恐惧、悲伤等反应，应重点评估家长对本病的认知程度及心理、经济承受能力。

4. **辅助检查** 脑脊液检查、影像学检查、CT和B超等有助于诊断和判断预后。

5. **治疗原则及主要措施** ①止血：选用维生素 K_1、酚磺乙胺、肾上腺色腙、血凝酶等，必要时输新鲜血、血浆。②控制惊厥：选用苯巴比妥钠、地西泮等。③降低颅内压：选用呋塞米，并发脑疝时应用小剂量20%甘露醇静脉注射。④支持治疗：如供氧、供给足够的能量和液体等。

【常见护理诊断/问题】

1. **潜在并发症**：颅内压增高。

2. **低效性呼吸型态** 与呼吸中枢受损有关。

3. **有窒息的危险** 与惊厥、昏迷有关。

4. **体温调节无效** 与体温调节中枢受损有关。

5. **焦虑、恐惧（家长）** 与患儿病情危重及预后差有关。

【护理措施】

1. **降低颅内压** ①保持安静：所有护理操作与治疗尽量集中进行，静脉穿刺选用留置针，护理动作要轻、稳、准，尽量减少移动和刺激患儿。②护理体位：抬高头肩部15°~30°，侧卧位或头偏向一侧。③遵医嘱给予降颅内压药物。④严密观察病情：观察意识、瞳孔、囟门等的变化，及时发现颅内高压症状。

2. **维持正常呼吸型态** 参见本章第四节的相关内容。

3. **预防窒息** 惊厥发作时，不要搬动患儿，松开包被，使患儿去枕平卧，头偏向一侧，防止口鼻分泌物吸入引起窒息；遵医嘱使用抗惊厥药物；昏迷患儿保持侧卧位，以免吸入呕吐物而窒息。

4. **维持体温稳定** 体温过高时给予物理降温，体温过低时采用远红外线辐射床、温箱或热水袋保暖。

5. **心理护理和健康指导** 参见本章第三节的相关内容。发现患儿有后遗症时，应尽早指导家长学会康复功能训练的方法。

第六节　新生儿呼吸窘迫综合征

情景导入

患儿,妊娠32周出生,顺产,生后4h起出现进行性呼吸困难,初步被诊断为"新生儿呼吸窘迫综合征"。

请问:

1. 该患儿的首优护理诊断是什么?

2. 如何制订相应的护理措施?

新生儿呼吸窘迫综合征(neonatal respiratory distress syndrome,NRDS)是由于肺泡表面活性物质(pulmonary surfactant,PS)缺乏所致,是以患儿生后不久出现呼吸窘迫并进行性加重为特征的临床综合征。因病理形态上肺泡壁有透明膜的形成,故又称新生儿肺透明膜病(neonatal hyaline membrane disease)。

【概述】

1. **病因**　PS由肺泡Ⅱ型上皮细胞合成和分泌,主要成分为磷脂。PS在妊娠18~20周开始产生并缓慢增加,至35~36周迅速增加,故本病多见于胎龄小于35周的早产儿。此外,母亲患糖尿病、围产期窒息、低体温、前置胎盘、胎盘早剥及宫内感染等也可诱发本病。

2. **发病机制**　PS的作用是降低肺泡表面张力,防止呼气末肺泡萎陷,以保持功能残气量。PS缺乏时,肺泡表面张力增高,呼气时功能残气量明显降低,肺泡逐渐萎陷,导致肺不张,使气体交换面积减少,引起缺氧和CO_2潴留;而缺氧、酸中毒可使肺血管痉挛,肺阻力增加,导致动脉导管和卵圆孔开放,发生右向左分流,肺灌流量下降,加重肺组织的缺氧,毛细血管通透性增加,液体渗出,纤维蛋白沉着于肺泡表面,形成嗜伊红透明膜,进一步加重了气体弥散障碍,形成恶性循环。

【护理评估】

1. **健康史**　评估患儿出生史,如是否为早产;评估呼吸窘迫出现的时间和程度。

2. **身体状况**　生后不久(一般6h内)出现进行性加重的呼吸窘迫,表现为呼吸急促(>60次/min)、鼻翼扇动、呼气呻吟、吸气性凹陷、发绀,严重时表现为呼吸浅表、节律不整、呼吸暂停及肌张力低下等;听诊两肺呼吸音减弱,肺泡有渗出时可闻及细小湿啰音,心音低钝。生后第2~3d病情严重,能生存3d以上者,病情可逐渐恢复。

3. **心理-社会支持状况**　因患儿病情严重,家长对本病的治疗及预后知识缺乏,可出现焦虑、恐惧等心理反应,应重点评估家长对本病的认识及心理、经济承受能力等。

4. **辅助检查**

(1)**血气分析**:表现动脉血氧分压(PaO_2)下降,动脉二氧化碳分压($PaCO_2$)升高,pH降低。

(2)**胸部X线检查**:具有特异性改变。①早期两肺呈普遍性透过度降低,可见弥漫性均匀一致的细颗粒网状阴影,呈毛玻璃样改变。②在弥漫性肺不张(白色)的背景下,可见清晰充气的树枝状支气管(黑色)影,出现支气管充气征。③严重时出现白肺,双肺野均呈白色,肺肝界及肺心界均消失。

5. **治疗原则及主要措施**　PS替代治疗和纠正缺氧。

【常见护理诊断/问题】

1. **自主呼吸障碍**　与PS缺乏导致的肺不张有关。

2. **气体交换受损**　与肺泡萎陷及肺透明膜形成有关。

3. **营养失调:低于机体需要量**　与摄入不足有关。

4. 有感染的危险 与机体抵抗力降低以及机械通气等操作有关。

5. 焦虑、恐惧（家长） 与患儿病情危重及预后差有关。

【护理措施】

1. 改善呼吸功能，做好用药护理 配合医生，尽早给予外源性 PS（生后 24h 内）治疗。给药前，要彻底清理呼吸道，将患儿置于远红外线辐射床上保暖、镇静。给药过程中，注意配合体位变换，应用复苏气囊加压给氧或增加机械通气的压力，以助药液均匀扩散。给药后，6h 内取仰卧位，勿翻身、拍背、吸痰。同时严密监测患儿的体温、呼吸、心率、血压及动脉血气，及时评估病情，做好各项护理记录。

2. 氧疗及辅助呼吸 保持呼吸道通畅，根据病情和血气分析选择给氧方式，使 PaO_2 维持在 50~70mmHg（6.7~9.3kPa）、动脉血氧饱和度（SaO_2）维持在 85%~95%。①头罩给氧：应选择与患儿相适应的头罩，氧流量不少于 5L/min，以防止 CO_2 积聚在头罩内。②持续气道正压通气（CPAP）：早期可用呼吸机 CPAP 给氧，以增加功能残气量，防止肺泡萎缩和不张。③气管插管给氧：用 CPAP 后病情无好转者，应行气管插管并采用间歇正压通气（IPPV）及呼气末正压通气（PEEP）。

3. 保证营养供给 注意合理喂养，不能吸吮、吞咽者可用鼻饲或静脉补充营养。

4. 预防感染 患儿多为早产儿，抵抗力较差，机械通气等操作极易发生院内感染，应严格无菌技术操作，做好各项消毒隔离工作。

5. 心理护理和健康指导 向家长介绍疾病的相关知识，给予家长心理上的安慰和支持，取得家长的理解和配合。加强对高危妊娠和分娩的监护及治疗，预防早产；教会家长居家照顾患儿的相关知识，为患儿出院后得到良好的照顾奠定基础。

第七节　新生儿黄疸及新生儿溶血病

> **情景导入**
>
> 患儿，男，生后 36h，皮肤黄染 1d。患儿系妊娠 38 周顺产出生，出生体重为 3.0kg，阿普加评分 10 分。昨日起患儿皮肤、巩膜黄染，逐渐加重。辅助检查：总胆红素 359.1μmol/L，ABO 血型为 A 型，Rh 血型阳性，母亲血型为 O 型，抗人球蛋白试验阳性。
>
> 请问：
> 1. 患儿目前最主要的护理问题是什么？
> 2. 对患儿家长如何进行健康指导？

新生儿黄疸（neonatal jaundice）又称新生儿高胆红素血症，是由于血清胆红素浓度增高而引起皮肤、巩膜及其他器官黄染的现象，是新生儿最常见的临床问题，分为生理性和病理性两种。黄疸重者可发生胆红素脑病，造成中枢神经系统永久性损害，甚至引起死亡。

新生儿溶血病（hemolytic disease of newborn）指母、婴血型不合引起的同族免疫性溶血。我国以 ABO 血型系统不合最常见（约占 85%），其次是 Rh 血型系统不合（约占 15%）。

【概述】

1. 新生儿胆红素代谢特点

（1）胆红素生成较多：新生儿每日生成胆红素约 8.8mg/kg，而成人仅为 3.8mg/kg。原因：胎儿血氧分压低，红细胞数量代偿性增加，出生后血氧分压升高，过多红细胞被破坏；新生儿红细胞寿命相对短；其他组织中的胆红素来源多。上述因素都使得新生儿胆红素生成增多。

（2）白蛋白联结胆红素的能力不足：刚出生的新生儿常有不同程度的酸中毒，可减少胆红素与白蛋白的联结。早产儿胎龄越小，白蛋白含量越低，其联结胆红素的量越少。

（3）**肝细胞处理胆红素的能力差**：未结合胆红素进入肝细胞后，与 Y、Z 蛋白结合。新生儿出生时肝脏内 Y、Z 蛋白含量不足（生后 5~10d 达正常），肝细胞摄取未结合胆红素能力差；肝细胞内尿苷二磷酸葡糖醛酸转移酶（UDPGT）含量低且活性不足（生后 1 周接近正常），生成结合胆红素的能力差；肝脏将结合胆红素排泄到肠道的能力亦弱。

（4）**胆红素肠肝循环特点**：新生儿肠道内正常菌群尚未建立，不能将肠道内胆红素还原成粪胆原排出体外，加之肠道内 β- 葡糖醛酸苷酶活性较高，可将结合胆红素转化成未结合胆红素，后者又被肠壁吸收经门静脉到达肝脏，使胆红素肠肝循环增加。

2. 新生儿黄疸的分类

（1）**生理性黄疸**：发生原因主要与胆红素代谢特点有关。

（2）**病理性黄疸**：通常按是否因感染所致，分为感染性和非感染性两类。

1）感染性：①因细菌毒素侵入，加速红细胞破坏、损伤肝细胞所致，如新生儿败血症及其他感染等。②新生儿肝炎：多由病毒引起的宫内感染所致，常见病毒有乙型肝炎病毒、巨细胞病毒、风疹病毒、单纯疱疹病毒等。患儿常在生后 1~3 周或更晚出现黄疸，病重时粪便色浅或呈灰白色，尿色深黄，患儿可有厌食、呕吐、肝脏轻至中度增大。

2）非感染性：①新生儿溶血病。②先天性胆道闭锁：肝内外胆管阻塞，使结合胆红素排泄障碍。患儿多在生后 2 周开始出现黄疸并呈进行性加重，粪便呈灰白色（陶土色），肝脏进行性增大，3 个月后可逐渐发展为肝硬化。③母乳性黄疸：大约 1% 母乳喂养的婴儿可发生母乳性黄疸，其特点是非溶血性未结合胆红素增高，常与生理性黄疸重叠且持续不退，血清胆红素可高达 342μmol/L，婴儿一般状态良好，黄疸于 4~12 周后消退，无引起黄疸的其他病因。停止母乳喂养后 3d，如黄疸下降即可确定诊断。④其他：葡萄糖 -6- 磷酸脱氢酶（G6PD）缺陷、药物性黄疸等。

知识链接

葡萄糖 -6- 磷酸脱氢酶缺乏症

葡萄糖 -6- 磷酸脱氢酶缺乏症是一种 X 连锁不完全显性红细胞酶缺陷病，又称蚕豆病，在我国主要分布于长江流域及其以南各省，以海南、广东、广西、云南、贵州、四川等省为高发。G6PD 缺乏症发病原因是 G6PD 活性降低，红细胞不能抵抗氧化的损伤，使红细胞膜遭受破坏，引起溶血性贫血。多数患者平时不发病，因食用蚕豆、服用或接触某些药物、感染等，可诱发血红蛋白尿、黄疸、贫血等急性溶血反应。

该病防治的关键在于预防，高发地区应进行群体 G6PD 缺乏症的普查。已知 G6PD 缺乏症者应禁食蚕豆或蚕豆加工品，禁止使用含萘的樟脑丸，禁止使用具有氧化作用的药物如磺胺类药物等。

【护理评估】

1. 健康史 评估患儿出生史、母婴血型；评估患儿黄疸出现的时间、程度、进展情况及大、小便颜色，有无贫血、水肿、心力衰竭、嗜睡、反应低下、吸吮无力、双眼凝视、抽搐等表现。

2. 身体状况

（1）**生理性黄疸与病理性黄疸的临床特点**

1）生理性黄疸的临床特点：①一般情况良好。②足月儿生后 2~3d 出现黄疸，4~5d 达高峰，5~7d 消退，最迟不超过 2 周；早产儿黄疸多于生后 3~5d 出现，5~7d 达高峰，7~9d 消退，最长可延迟到 3~4 周。③每日血清胆红素升高 <85μmol/L 或每小时血清胆红素升高 <8.5μmol/L。

生理性黄疸是排除性诊断，由于受个体差异、种族、地区、遗传及喂养方式等影响，判定其是"生理性黄疸或病理性黄疸"的血清胆红素最高界值，迄今尚未有统一的标准。通常认为，足月儿<221μmol/L、早产儿<256μmol/L是生理性黄疸。但临床发现，即使早产儿低于此值，也可发生胆红素脑病。目前，较为接受的高胆红素风险评估方法是日龄或小时龄胆红素值，或根据不同胎龄和出生后小时龄以及是否存在高危因素来评估和判断胆红素水平是否正常或安全，以及是否需要治疗（光疗）干预。

2) 病理性黄疸的临床特点：出现以下任何一项应考虑为病理性黄疸。①生后24h内出现黄疸。②黄疸程度重，血清胆红素>205.2~256.5μmol/L，或每日血清胆红素升高>85μmol/L，或每小时血清胆红素升高>8.5μmol/L。③黄疸持续时间长，足月儿>2周，早产儿>4周。④黄疸退而复现。⑤血清结合胆红素>34μmol/L。

（2）新生儿溶血病的临床表现

1) 母、婴血型：ABO血型不合溶血病，多见于母亲为O型血，婴儿为A型或B型血，40%~50%发生在第一胎；Rh血型不合溶血病，见于母亲为Rh阴性，婴儿为Rh阳性，一般不发生在第一胎。

2) 临床表现：多数ABO溶血病仅表现为黄疸，Rh溶血病除黄疸程度更重之外，还伴随其他表现。①黄疸：Rh溶血病多于生后24h内出现并迅速加重，多数ABO溶血病在第2~3d出现，以未结合胆红素为主。②贫血：程度不等，重症Rh溶血患儿生后即可有严重的贫血或心力衰竭。③不同程度的肝脾大。④胆红素脑病（核黄疸）：当未结合胆红素过高，可透过血-脑屏障，引起神经系统损害，是新生儿溶血病最严重的并发症。临床症状多出现在生后4~7d，早产儿多见，典型临床表现包括警告期、痉挛期、恢复期及后遗症期（表6-5）。

表6-5　胆红素脑病临床表现

分期	主要表现	持续时间
警告期	嗜睡、反应低下、吸吮无力、肌张力下降	12~24h
痉挛期	双眼凝视、抽搐、角弓反张、发热、肌张力增高	12~48h
恢复期	抽搐减少、肌张力及体温恢复正常	2周
后遗症期	听力障碍、眼球运动障碍、手足徐动、牙釉质发育不良、智力落后等	终生

3. 心理－社会支持状况　评估家长对本病病因、并发症及预后的认识程度，了解家长的心理状况。

4. 辅助检查

（1）血清胆红素测定。

（2）根据病因选择相关检查，如母婴血型测定，红细胞、血红蛋白及网织红细胞等溶血指标的测定，以及致敏红细胞和血型抗体测定等。

5. 治疗原则及主要措施

（1）**生理性黄疸**：观察黄疸进程变化，不需要特殊治疗。

（2）**病理性黄疸**：①积极治疗原发病，及时纠正酸中毒、缺氧、低血糖、贫血、电解质紊乱、心力衰竭等。②光照疗法：使未结合胆红素转化为水溶性异构体，直接从胆汁或尿液排出。③换血疗法：用于治疗新生儿溶血病等。④药物疗法：使用肝酶诱导剂、白蛋白等。

【常见护理诊断/问题】

1. 潜在并发症：胆红素脑病。

2. 知识缺乏（家长）：家长缺乏黄疸的护理知识。

【护理目标】

1. 患儿黄疸消退,不发生胆红素脑病或出现早期征象时能被及时发现、及时处理。

2. 患儿家长能说出本病的相关护理知识,能正确照护患儿。

【护理措施】

1. 降低胆红素浓度,预防胆红素脑病

(1)**一般护理**:注意保暖,早期足量喂养,保持皮肤、口腔清洁,维持水、电解质平衡,避免低体温、低血糖等。

(2)遵医嘱给予肝酶诱导剂如苯巴比妥,输入血浆或白蛋白,纠正酸中毒。

(3)**实施光照疗法和换血疗法**:参见第十七章第十节、第十一节的相关内容。

2. 严密观察病情

(1)**观察黄疸进展情况**:观察患儿皮肤、巩膜、大小便的色泽变化,判断黄疸程度和进展情况。

(2)**观察溶血进展情况**:动态监测溶血性贫血患儿的实验室检查结果,观察其呼吸、心率、尿量变化及贫血、肝脾肿大等情况,判断有无心力衰竭;一旦发生心力衰竭,按医嘱给予洋地黄制剂和利尿剂,并控制输液量和速度。

(3)**观察胆红素脑病的早期表现**:患儿有无嗜睡、反应低下、吸吮无力、肌张力下降等神经系统表现,一旦出现立即报告医生并配合抢救。

3. 健康教育

向家长解释患儿的病情,讲解新生儿黄疸的相关知识,以取得家长的配合;对于母乳性黄疸,轻者隔次母乳喂养,逐渐过渡到正常母乳喂养,重者可暂停母乳喂养,待黄疸消退后再恢复母乳喂养;若为红细胞 G6PD 缺陷者,忌食蚕豆及蚕豆制品,患儿衣物保管时勿放樟脑丸,注意药物的选用,避免诱发溶血;对于可能会发生新生儿溶血病的妊娠期妇女,做好产前咨询及妊娠期妇女的预防保健;对可能留有后遗症者,指导家长早期进行功能康复训练。

【护理评价】

评价患儿:①黄疸是否消退。②有无发生胆红素脑病,或胆红素脑病早期征象能否得到及时发现,患儿是否能得到及时处理。

评价患儿家长:①是否了解本病的相关知识。②能否正确照护患儿。

第八节 新生儿感染性疾病

一、新生儿脐炎

脐炎(omphalitis)是由于断脐时或出生后断脐处处理不当,细菌侵入脐残端并生长繁殖所引起的急性炎症;亦可由于脐血管置管或换血时被细菌污染而导致感染。脐炎可由任何化脓菌引起,但最常见的是金黄色葡萄球菌,其次为大肠埃希菌、铜绿假单胞菌、溶血性链球菌等。

【护理评估】

1. 健康史

评估患儿有无断脐时消毒不严及生后脐部护理不当等;评估患儿脐部有无分泌物,脐周有无红肿,患儿有无发热、烦躁等。

2. 身体状况

(1)**轻者表现**:脐轮与脐周皮肤轻度红肿,可伴少量浆液脓性分泌物。体温及食欲正常。

(2)**重者表现**:脐部及脐周明显红肿发硬,脓性分泌物较多,常有臭味,可向脐周围皮肤扩散成腹壁蜂窝织炎。病情危重者可形成败血症,并有全身中毒症状;可伴发热、吃奶差、精神不好、烦躁不安等。

(3)**慢性脐炎**:常形成脐肉芽肿,表现为一小的樱红色肿物,表面可有脓性溢液,可经久不愈。

3. **心理-社会支持状况** 评估家长对本病病因、并发症的认识程度，了解家长的心理状况。当患儿出现败血症等并发症时，家长会出现紧张、焦虑和恐惧等心理反应。

4. **辅助检查** 可有白细胞计数升高。

5. **治疗原则及主要措施** 轻症无扩散者仅局部消毒处理；有明显脓液、脐周有扩散或有全身症状者，加用抗生素治疗。

【常见护理诊断/问题】

1. **皮肤完整性受损** 与脐残端未愈合、感染等有关。

2. **潜在并发症**：败血症、腹膜炎等。

3. **知识缺乏（家长）**：缺乏脐部护理知识。

【护理措施】

1. **脐部护理** 彻底清除感染灶，局部先用3%过氧化氢清洗，再用碘伏擦拭，每日2~3次。有慢性肉芽肿者可用硝酸银棒或10%硝酸银溶液涂擦。症状重者遵医嘱使用抗生素治疗。进行脐部护理时应先洗手，并注意腹部保暖。

2. **密切观察病情变化** 若患儿出现"少吃、少哭、少动"，体温不升（或发热）、体重不增、精神不好（萎靡、嗜睡等）应警惕败血症的发生。

3. **健康指导** 向家长宣讲脐炎的相关知识，指导家长掌握脐炎的预防及护理方法。

二、新生儿败血症

新生儿败血症（neonatal septicemia）指细菌侵入新生儿血液循环，并在其中生长、繁殖、产生毒素而造成的全身性炎症反应。其发病率和病死率均较高，尤其是早产儿。

【概述】

1. **易感因素** 新生儿免疫系统功能不完善。皮肤黏膜薄嫩，屏障功能差，易破损感染；未愈合的脐部是细菌入侵的门户；血中补体少，白细胞在应激状态下杀菌力下降，T细胞对特异性抗原反应差，细菌一旦侵入易致全身感染。

2. **病原菌** 我国以金黄色葡萄球菌最多见，其次为大肠埃希菌。近年来因极低出生体重儿的存活率提高和血管导管、气管插管技术的广泛使用，表皮葡萄球菌、铜绿假单胞菌、克雷伯菌等条件致病菌所致败血症增多。

3. **感染途径** ①产前感染：与妊娠期妇女感染有关，尤其是羊膜腔的感染更易引起发病。②产时感染：与胎儿通过产道时被细菌感染有关，如胎膜早破、产程延长、急产或助产时消毒不严等。③产后感染：为最主要的感染途径，细菌从脐部、皮肤、黏膜、呼吸道或消化道等侵入，以脐部最多见。近年来医源性感染有增多趋势。

【护理评估】

1. **健康史** 评估患儿的出生史，有无胎膜早破、产程延长及产时消毒不严等；评估妊娠期妇女妊娠期有无感染；评估患儿有无脐部、皮肤、黏膜、呼吸道或消化道感染等病史，有无发热或体温不升、拒乳、少哭、少动、黄疸等症状。

2. **身体状况** 临床表现不典型，无特征性表现，主要以全身中毒症状为主。生后7d内出现症状者称为早发型败血症，7d后出现症状者称为晚发型败血症。

（1）**全身中毒症状**：早期表现为面色欠佳、反应差、嗜睡，少吃、少哭、少动（三少），甚至不吃、不哭、不动，发热或体温不升，体重不增或增长缓慢。

（2）**如出现以下表现应高度怀疑败血症**：①黄疸加重或退而复现。②肝脾肿大。③出血倾向：皮肤黏膜有瘀点、瘀斑，甚至发生DIC。④休克：面色苍灰、皮肤有花纹、血压下降、尿少或无尿。⑤其他：呼吸衰竭、中毒性肠麻痹等。

（3）**并发症**：急性细菌性脑膜炎最常见，也可见肺炎及骨髓炎等。

3. 心理－社会支持状况　评估家长对本病病因、并发症及预后的认识程度；病情轻者家长易忽视，病情重者家长会产生自责、焦虑及恐惧等心理；评估患儿的居住环境、家庭卫生习惯以及经济状况等。

4. 辅助检查

（1）**细菌培养**：血培养阳性是确诊的依据，脑脊液培养有助于急性细菌性脑膜炎的诊断。

（2）**血常规**：白细胞计数升高或降低，中性粒细胞计数增高，并有中毒颗粒和核左移。

5. 治疗原则及主要措施

（1）**控制感染**：①早期、足疗程、联合、静脉用药，疗程至少为 10~14d。②选用敏感、杀菌、易透过血－脑屏障的抗生素。

（2）**清除局部病灶**：及时处理脐炎、脓疱疮、口腔炎等感染病灶。

（3）**对症及支持治疗**：保暖、供氧、纠正酸中毒和电解质紊乱；必要时输新鲜血、血浆、血小板、免疫球蛋白等。

【常见护理诊断／问题】

1. 体温调节无效　与感染有关。

2. 皮肤完整性受损　与脐炎、脓疱疮等感染病灶有关。

3. 营养失调：低于机体需要量　与拒乳、吸吮无力、摄入不足有关。

4. 潜在并发症：急性细菌性脑膜炎、感染性休克等。

【护理措施】

1. 维持体温稳定　①遵医嘱使用抗生素。②当体温偏低或体温不升时，及时予以保暖复温（参见本章第九节）。③当体温过高时，应采取松解包被、调节环境温度和湿度等物理方法降温，不宜使用退热剂或酒精拭浴、冷盐水灌肠等刺激性强的降温方法。④监测体温变化，2~4h 测一次体温。

2. 维持皮肤完整性及时处理脐炎、脓疱疮等局部病灶。

3. 保证营养供给　坚持母乳喂养，少量多次；吸吮无力者用滴管、鼻饲喂养或静脉营养，以保证能量和营养供给，并注意维持水、电解质平衡。

4. 密切观察病情　加强巡视，若患儿出现面色发灰、呕吐、尖叫、惊厥、双眼凝视、前囟饱满等表现，则提示可能并发急性细菌性脑膜炎；若患儿出现面色青灰、四肢厥冷、脉搏细弱、皮肤有花纹等，应考虑感染性休克，需立即通知医生，积极处理。

5. 健康指导　指导家长正确喂养和护理患儿，保持皮肤、脐部清洁干燥。

第九节　新生儿寒冷损伤综合征

新生儿寒冷损伤综合征（neonatal cold injury syndrome），简称新生儿冷伤，因皮肤硬肿，又称新生儿硬肿症（scleredema neonatorum），是由多种原因引起的皮肤和皮下脂肪变硬、水肿和低体温，重者可伴有多器官功能损害。本病多发生在生后 1 周内，以早产儿多见，冬季多见。

【概述】

1. 病因　寒冷、早产、感染、窒息等为主要致病因素。

2. 发病机制

（1）**新生儿体温调节功能和皮下脂肪组成的特点**：①新生儿体温调节中枢发育不成熟，体温调节功能差，环境温度低时，易体温降低。②体表面积相对较大，皮下脂肪少，血管丰富，易散热。③新生儿寒冷时无寒战反应，主要靠棕色脂肪代谢产热，但代偿能力有限，早产儿棕色脂肪含量更少。④新生儿皮下脂肪组织中饱和脂肪酸较多（是成人的 3 倍），其熔点高，低体温时易凝固，出现皮肤硬肿。

（2）**疾病因素**：严重感染、缺氧、心力衰竭及休克时，能量消耗增加，氧化产能代谢障碍，产热不足，也可发生低体温和皮肤硬肿。

（3）**多器官功能损害**：低体温及皮肤硬肿可使局部血液循环淤滞，引起缺氧和代谢性酸中毒，导致毛细血管渗透性增加，出现水肿。若低体温持续和／或硬肿面积扩大，缺氧和代谢性酸中毒进一步加重，可引起多器官功能损害。

【护理评估】

1.**健康史**　评估患儿出生史，有无早产、窒息、胎膜早破、脐部感染及保暖不当；评估患儿硬肿出现的时间、部位、程度及进展情况，有无反应低下、全身冰凉等症状。

2.**身体状况**　低体温和皮肤硬肿是本病的主要特点。

（1）**低体温**：新生儿肛温常低于35℃，重者＜30℃；四肢甚至全身冰冷；可伴有少吃、少哭、少动、反应低下、心率减慢等。

由于新生儿腋窝下含有较多棕色脂肪，正常状态下不产热，所以腋温低于肛温，腋温－肛温差值（T_{A-R}）＜0。新生儿硬肿症初期，棕色脂肪氧化产热增加，使局部温度升高，此时腋温高于或等于肛温，$T_{A-R}≥0$。重症硬肿症患儿，因棕色脂肪耗尽，腋温不升，腋温仍低于肛温，$T_{A-R}＜0$。因此，T_{A-R}可作为判断棕色脂肪产热状态的指标。

（2）**皮肤硬肿**：皮肤紧贴皮下组织，不能移动，按之似橡皮样感觉，呈暗红色或发绀色，有水肿者压之有轻度凹陷。硬肿常呈对称性，其发生顺序依次为：小腿→大腿外侧→整个下肢→臀部→面颊→上肢，逐渐扩展至全身。硬肿面积可按头颈部20％、双上肢18％、前胸及腹部14％、背及腰骶部14％、臀部8％、双下肢26％计算。

（3）**多器官功能损害**：病情严重时出现休克、DIC和急性肾衰竭等，肺出血是较常见的并发症。

3.**心理－社会支持状况**　评估家长对本病及患儿病情的了解程度；评估患儿家庭居住环境、经济状况及家长的心理状态。

4.**辅助检查**　根据病情需要，进行血常规、血气分析、血电解质、血糖、血尿素氮、血肌酐的检测，以及DIC筛查试验等。

5.**治疗原则及主要措施**　复温；供给足够的能量；纠正缺氧、酸中毒及器官衰竭；有感染者选用抗生素。

【常见护理诊断／问题】

1.**体温过低**　与体温调节功能低下及寒冷、早产、感染、窒息等有关。

2.**皮肤完整性受损**　与皮肤硬肿、水肿有关。

3.**有感染的危险**　与免疫功能低下及皮肤黏膜屏障功能低下有关。

4.**营养失调：低于机体需要量**　与吸吮无力、能量摄入不足有关。

5.**潜在并发症**：休克、DIC、肺出血、急性肾衰竭。

6.**知识缺乏**（家长）：缺乏正确保暖和育儿知识。

【护理措施】

1.**复温**　是本病治疗及护理的关键，原则为逐渐复温、循序渐进。首选温箱复温。

（1）肛温＞30℃的轻、中度患儿，置于已预热至中性温度的温箱中，一般于6~12h内恢复正常体温。

（2）肛温＜30℃的重度患儿，置于比体温高1~2℃的温箱中，每小时提高箱温1~1.5℃，箱温不超过34℃，于12~24h内恢复正常体温。

2.**保持皮肤完整性，预防感染**　加强皮肤护理，勤翻身，尽量避免肌内注射，防止皮肤破损引起感染；做好消毒隔离，严格遵守操作规程，特别应做好室内和温箱的清洁消毒，以预防感染。

3.**保证能量和液体供给**　轻症能吸吮者可经口喂养，吸吮无力者用滴管、鼻饲喂养或给予静脉营养,重者可输血及血浆。有明显心、肾损害者应严格控制输液量及滴速。

4. 密切观察病情,及时发现和处理并发症 注意患儿体温、脉搏、呼吸、硬肿范围及程度、尿量等的变化,并做好记录;备好抢救药物和设备(氧气、吸引器、面罩复苏囊、呼吸器等);遵医嘱应用小剂量肝素防止 DIC;观察有无出血征象,出血是硬肿症患儿死亡的重要原因,尤其是肺出血,若患儿突然面色青灰、呼吸增快、肺部湿啰音增多,提示肺出血,应及时报告医生进行救治。

5. 健康指导 介绍本病相关知识,指导患儿家长加强护理,注意保暖,保持适宜的环境温湿度;鼓励母乳喂养,保证患儿摄入足够的能量。

第十节 新生儿低血糖

新生儿低血糖(neonatal hypoglycemia)指全血血糖 <2.2mmol/L,而不论胎龄、日龄和出生体重大小,都诊断为新生儿低血糖。

新生儿低血糖分为暂时性和持续性两大类。暂时性低血糖持续时间较短,不超过新生儿期,原因包括:①葡萄糖储存不足:主要见于早产儿、小于胎龄儿,以及窒息缺氧、寒冷、败血症、先天性心脏病患儿等。②葡萄糖利用增加(即高胰岛素血症):主要见于糖尿病母亲婴儿、Rh 溶血病患儿等。持续性低血糖可持续至婴儿或儿童期,主要见于高胰岛素血症(如胰岛细胞增生症)、内分泌缺陷(如先天性垂体功能不全)、遗传代谢性疾病(如糖原贮积病)等。

【护理评估】

1. 健康史 评估患儿出生史,有无早产、窒息缺氧等;评估母亲有无糖尿病;评估患儿低血糖出现的时间、程度,有无嗜睡、肌张力低、易激惹、颤抖、惊厥等症状。

2. 身体状况 大多数患儿无临床症状,少数可出现反应差或烦躁、嗜睡、喂养困难、哭声异常、肌张力低、易激惹、颤抖,甚至惊厥、呼吸暂停等非特异性表现,经补充葡萄糖后症状消失、血糖恢复正常者,称症状性低血糖;如反复发作,应考虑由高胰岛素血症、先天性垂体功能不全、糖原贮积病等疾病引起。

3. 心理 - 社会支持状况 评估家长对本病及患儿病情的了解程度。患儿病情重时,家长会产生焦虑、恐惧心理;评估患儿家庭居住环境、经济状况及家长的心理状态。

4. 辅助检查

(1)**血糖测定**:高危儿应在生后 4h 内反复监测血糖;以后每隔 4h 复查一次,直至血糖稳定。

(2)持续性低血糖者,根据病情测定血胰岛素、胰高血糖素、皮质醇等。

5. 治疗原则及主要措施 无症状患儿可口服葡萄糖水,若无效改为静脉输注;有症状患儿可遵医嘱静脉推注 10% 葡萄糖;持续或反复低血糖者除静脉输注葡萄糖外,根据病情可加用氢化可的松、胰高血糖素治疗。

【常见护理诊断／问题】

1. 营养失调:低于机体需要量 与摄入不足、消耗增加有关。

2. 潜在并发症:惊厥、呼吸暂停。

【护理措施】

1. 保证能量供给 生后能进食者尽早喂养,根据病情给予 10% 葡萄糖或吸吮母乳;早产儿或窒息儿应尽快建立静脉通路,保证葡萄糖输入。

2. 监测血糖 定期监测血糖,防止低血糖发生;静脉输注葡萄糖时应根据血糖变化及时调整输注量和速度,用输液泵控制,并每小时观察记录 1 次。

3. 密切观察病情 观察患儿病情变化,注意有无震颤、惊厥、昏迷、呼吸暂停等,一旦发生及时报告医生并处理。

4. 健康指导　告知家长新生儿出生后应尽早喂养，以保证能量供给；指导家长学会观察病情，一旦出现反应低下、惊厥或昏迷等情况，应立即通知医生并配合医生抢救。

第十一节　新生儿低钙血症

新生儿低钙血症（neonatal hypocalcemia）指血清总钙<1.75mmol/L或游离钙<1.0mmol/L，是新生儿惊厥的常见原因之一。

【概述】

本病主要与暂时的生理性甲状旁腺功能低下有关。早期低血钙于生后3d内发生，常见于早产儿、小于胎龄儿、母亲患糖尿病及妊娠高血压综合征的患儿等；晚期低血钙于生后3d后发生，常见于牛乳喂养的足月儿；如低血钙持续时间长或反复发生，还可见于母亲患甲状旁腺功能亢进的患儿以及先天性永久性甲状旁腺功能不全的患儿。

【护理评估】

1. 健康史　评估患儿出生史及喂养史，有无早产，是否牛乳喂养；评估患儿有无烦躁、肌肉抽动、惊厥、手足搐搦等症状。

2. 身体状况　主要是神经、肌肉兴奋性增高，表现为烦躁不安、肌肉抽动及震颤，可有惊跳、惊厥及手足搐搦，喉痉挛较少见；惊厥发作时常伴有呼吸暂停和发绀；发作间期一般情况良好。

3. 心理－社会支持状况　评估家长对本病及患儿病情的了解程度，患儿病情重时，家长会产生焦虑、恐惧心理；评估患儿家庭居住环境、经济状况及家长的心理状态。

4. 辅助检查　血清总钙<1.75mmol/L，游离钙<1.0mmol/L，血清磷>2.6mmol/L，碱性磷酸酶多正常；心电图QT间期延长（早产儿>0.2s，足月儿>0.19s）。

5. 治疗原则及主要措施　静脉或口服补充钙剂、抗惊厥治疗以及病因治疗。

【常见护理诊断/问题】

1. 有窒息的危险　与惊厥、喉痉挛发作有关。

2. 知识缺乏（家长）：家长缺乏本病的相关知识。

【护理措施】

1. 遵医嘱补钙，防止窒息

（1）静脉注射钙剂：在心电监护下，用10%葡萄糖酸钙每次2ml/kg，以5%或10%葡萄糖溶液稀释至少1倍后，静脉缓慢注射（推注速度≤1ml/min）或滴注，避免血钙浓度过高引起心动过缓，甚至心脏停搏，静脉推注时应保持心率>80次/min；确保输液通畅，避免药液外渗而造成局部组织坏死，一旦发生药液外渗，应立即停止注射，给予25%~50%硫酸镁局部湿敷。

（2）口服钙剂时，应在两次喂乳之间给药，禁忌与牛乳同服，以免影响钙的吸收。

（3）严密观察病情变化，避免不必要的操作，防止惊厥和喉痉挛发生；备好吸引器、氧气及气管插管、气管切开需要的抢救物品。

2. 健康指导　向家长解释病因及预后，鼓励母乳喂养，多晒太阳，及时补充钙剂及维生素D。

（吴岸晶　李　润）

思考题

1. 患儿，男，2d，胎龄38周顺产，出生时有窒息，现患儿出现嗜睡、肌张力低下，拥抱、吸吮反射减弱，被诊断为"新生儿缺氧缺血性脑病"。

请思考:

(1) 该患儿的病情程度如何?

(2) 该患儿的护理措施有哪些?

(3) 如何对家长进行健康指导?

2. 患儿,男,胎龄 31 周出生。患儿出生体重为 1 800g,生后 4h 后出现进行性呼吸困难,呼吸不规则。胸部 X 线检查:弥漫性均匀一致网状影,肺透过度减低。经皮氧饱和度为 65%。诊断:新生儿呼吸窘迫综合征。

请思考:

(1) 该病的主要发病原因是什么? 主要临床特征有哪些?

(2) 该病的主要护理问题有哪些? 如何实施护理?

(3) 如何对患儿家长做好人文关怀和健康教育?

3. 患儿,女,3d。足月产,母乳喂养,2d 前出现黄疸并迅速加重。实验室检查:血清总胆红素 289μmol/L。患儿血型为 A 型、Rh 阳性,母亲血型为 O 型、Rh 阳性。诊断:新生儿溶血病。

请思考:

(1) 该病如何与生理性黄疸相鉴别?

(2) 该病的主要护理问题有哪些? 如何实施护理?

(3) 如何做好家长和患儿的人文关怀护理?

4. 患儿,女,4d。生后第 3d 出现反应差,食奶量减少,皮肤黄染并逐渐加重。体格检查:体温 38℃,全身皮肤黄染,脐部有脓性分泌物,心、肺无异常,肝肋下 2.5cm。诊断:新生儿败血症。

请思考:

(1) 新生儿败血症常见的病原体有哪些?

(2) 该患儿的首优护理诊断是什么? 相应护理措施有哪些?

(3) 如何做好家长的健康教育?

ER 6-3

练习题

第七章 | 消化系统疾病患儿的护理

ER 7-1 教学课件　　ER 7-2 思维导图

学习目标

1. 掌握口炎和腹泻患儿的身体状况、护理诊断、护理措施以及儿童液体疗法与护理。
2. 熟悉上述疾病的病因、治疗原则以及儿童常见的水、电解质和酸碱平衡紊乱。
3. 了解儿童消化系统解剖生理特点和腹泻的发病机制、辅助检查以及儿童体液平衡的特点。
4. 学会按照护理程序对上述疾病患儿实施整体护理。
5. 具有对消化系统疾病患儿进行初步评估的能力，具有良好的人文关怀理念。

第一节　儿童消化系统解剖生理特点

（一）口腔

足月新生儿出生时已具有较好的吸吮和吞咽功能，两颊脂肪垫发育良好，有助于吸吮活动；早产儿吸吮和吞咽功能较差。小婴儿口腔黏膜薄嫩，血管丰富，唾液腺发育不够完善，唾液分泌少，口腔黏膜干燥，易受损伤而发生感染；3~4个月时婴儿唾液分泌开始增加，5~6个月时唾液分泌明显增多，但由于口底浅，不能及时吞咽所分泌的全部唾液，常发生生理性流涎。3个月以下婴儿因唾液中淀粉酶含量低，故不宜喂哺淀粉类食物。

（二）食管

食管长度在新生儿为8~10cm，1岁时为12cm，5岁时为16cm，学龄期儿童为20~25cm，成人为25~30cm。新生儿和婴儿的食管呈漏斗状，黏膜薄嫩，腺体缺乏，弹力组织及肌层尚不发达，食管下端贲门括约肌发育不成熟，控制能力差，常发生胃食管反流。

（三）胃

婴儿胃呈水平位，当开始行走后逐渐变为垂直位。贲门和胃底部肌张力低，幽门括约肌发育良好，吸乳时又常吸入空气，故易发生溢乳和呕吐。新生儿胃容量为30~60ml，1~3个月时为90~150ml，1岁时为250~300ml，5岁时为700~850ml，成人约为2 000ml。由于哺乳后不久幽门即开放，胃内容物可陆续进入十二指肠，故实际喂乳量常超过上述胃容量。胃排空时间因食物种类不同而异，水为1.5~2h，母乳为2~3h，牛乳为3~4h。早产儿胃排空慢，易发生胃潴留。

（四）肠

儿童肠管相对较成人长，一般为身长的5~7倍（成人仅为4倍）。肠黏膜血管丰富，小肠绒毛发育较好，分泌面积及吸收面积较大，有利于消化吸收，但肠壁薄，通透性高，屏障功能差，肠内毒素、消化不全的产物和过敏原等可经肠黏膜吸收进入体内，易发生全身感染和变态反应性疾病。肠系膜柔软而长，升结肠与后壁固定差，易发生肠套叠和肠扭转。

（五）肝

年龄越小，肝脏相对越大，新生儿的肝脏约为体重的4%（成人约为2%）。婴幼儿正常肝脏可在右肋下触及，6~7 岁后则不易触及。婴儿肝结缔组织发育较差，肝细胞再生能力强，不易发生肝硬化，但肝细胞发育尚未完善，肝功能亦不成熟，解毒能力差，在感染、缺氧、中毒等情况下肝细胞易发生肿胀、变性、坏死而出现肝大，影响肝的功能。此外，婴儿胆汁分泌较少，对脂肪的消化和吸收能力较差。

（六）胰腺

出生时胰液分泌量少，3~4 个月时随着胰腺的发育而随之增多，出生后 1 年，胰腺外分泌部生长迅速，为出生时的 3 倍。胰液分泌量随年龄增长而增加，新生儿胰脂肪酶的活性较低，直到 2~3 岁时才接近成人。6 个月以内婴儿胰淀粉酶活性较低，婴幼儿时期胰液及其消化酶的分泌极易受天气和疾病的影响而受抑制，因此婴幼儿容易发生消化不良。

（七）肠道细菌

胎儿肠道内无细菌，出生后数小时细菌即从口、鼻、肛门侵入肠道，主要分布在结肠和直肠。肠道菌群受食物成分影响，单纯母乳喂养儿以双歧杆菌占绝对优势；人工喂养儿和混合喂养儿肠内的大肠埃希菌、嗜酸杆菌、双歧杆菌及肠球菌所占比例几乎相等。正常肠道菌群对侵入肠道的致病菌有一定的拮抗作用，但婴幼儿肠道正常菌群脆弱，易受许多内外因素影响而发生菌群失调，导致消化系统功能紊乱。

（八）健康婴儿粪便

1. 母乳喂养儿粪便 呈黄色或金黄色，多为均匀糊状，偶有细小乳凝块，较稀薄，不臭，呈酸性反应（pH 4.7~5.1）；每日 2~4 次，在引入换乳期食物后次数减少，1 岁后减少到每日 1~2 次。

2. 人工喂养儿粪便 呈淡黄色或灰黄色，较干厚，多成形，含乳凝块较多，较臭，呈中性或碱性反应（pH 6~8）；每日 1~2 次，易发生便秘。

3. 部分母乳喂养儿粪便 与人工喂养儿相似，但质地较软、颜色较黄；添加谷类、蛋、肉、蔬菜等食物后，粪便性状逐渐接近成人，每日 1 次左右。

第二节　口　炎

情景导入

患儿，女，2 个月，因口腔内有白色块状附着物就诊。体格检查：口腔颊黏膜上有散在的白色乳凝块状物附着，不易擦去。患儿吃奶不受影响，不发热，大小便正常。初步诊断：鹅口疮。

请问：

1. 对患儿如何进行护理评估？

2. 对患儿如何进行口腔护理？

口炎（stomatitis）指口腔黏膜的炎症。若病变仅局限于舌、齿龈、口角亦可称为舌炎、齿龈炎或口角炎等，多由病毒、真菌、细菌引起，亦可因局部受理化因素刺激而引起。本病多见于婴幼儿，可单独发病，亦可继发于急性感染、腹泻、营养不良、B 族维生素或维生素 C 缺乏等。食具消毒不严、口腔卫生不良或各种疾病导致机体抵抗力下降等因素可诱发本病。目前细菌性感染性口炎已经很少见，但病毒及真菌感染引起的口炎仍较常见。

临床常见的口炎有鹅口疮、疱疹性口炎和溃疡性口炎。鹅口疮又名雪口病，为白念珠菌感染所致，多见于新生儿和婴幼儿，以及营养不良、腹泻、长期应用广谱抗生素或糖皮质激素的患儿。疱疹性口炎亦称疱疹性齿龈口炎，由单纯疱疹病毒感染引起，传染性强，在卫生条件差的家庭和集体托幼机构容易传播。溃疡性口炎多由金黄色葡萄球菌、链球菌、肺炎链球菌等引起，常发生于急性感染、长期腹泻等疾病致儿童免疫力低下时。

【护理评估】

1. 健康史 评估患儿家长有无乳具消毒的习惯；患儿有无急性感染、营养不良等疾病史，有无长期应用广谱抗生素或糖皮质激素史；评估患儿有无发热、流涎等症状及出现时间。

2. 身体状况

(1)**鹅口疮**：口腔黏膜表面出现白色或灰白色乳凝块样小点或小片状物，可逐渐融合成大片，不易拭去，强行擦拭剥离后，局部黏膜潮红、粗糙，可伴有溢血。患处不痛、不流涎，一般不影响吃奶，无全身症状。病变最常见于颊黏膜，其次是舌、齿龈、上腭，重症患儿整个口腔均被白色斑膜覆盖，甚至可蔓延至咽、喉、食管、气管和肺等处，出现低热、拒食、呕吐、吞咽困难、声音嘶哑或呼吸困难等。

(2)**疱疹性口炎**：起病时发热，体温达 38~40℃，1~2d 后颊黏膜、齿龈、舌、口唇及口周皮肤出现单个或成簇的小疱疹，直径约为 2mm，周围有红晕，迅速破溃后形成浅表溃疡，上面覆盖黄白色纤维素性渗出物，多个小溃疡可融合成片状，有时可波及上腭及咽部。由于疼痛剧烈，患儿表现为拒食、流涎、烦躁，常有颌下淋巴结肿大。病程为 1~2 周，淋巴结肿大可持续 2~3 周。本病须与疱疹性咽峡炎相鉴别。

(3)**溃疡性口炎**：多见于婴幼儿。口腔的各部位均可发生，常见于舌、唇内及颊黏膜处，可蔓延到唇及咽喉部。本病特征是初起时口腔黏膜充血水肿，继而形成大小不等的糜烂或溃疡，边界清楚，表面有灰白色假膜，为纤维素性渗出物，易拭去，拭去后露出渗血创面。表现为局部疼痛，患儿烦躁、拒食、流涎、哭闹，常伴发热，体温可达 39~40℃，颌下淋巴结肿大，白细胞计数及中性粒细胞增多。

3. 心理－社会支持状况 了解家长对该病的病因和护理方法的认识程度。疱疹性口炎传染性强，可在托幼机构引起流行，应注意评估托幼机构有无相应预防措施。

4. 治疗原则及主要措施 治疗以保持口腔清洁、局部涂药、对症处理为主，注意水分及营养的补充，严重者可全身用药。

【常见护理诊断/问题】

1. 口腔黏膜受损 与口腔感染有关。

2. 体温过高 与口腔炎症有关。

3. 疼痛 与口腔黏膜糜烂、溃疡有关。

4. 知识缺乏：患儿及家长缺乏本病的预防及护理知识。

【护理措施】

1. 促进口腔黏膜愈合

(1)**口腔护理**：根据不同病因选择不同溶液清洁口腔，年长儿可用含漱剂，鹅口疮患儿宜用 2% 碳酸氢钠溶液清洗。对流涎者，及时清除流出物，保持周围皮肤干燥、清洁，避免引起皮肤湿疹及糜烂。

(2)**正确涂药**：涂药前先清洁口腔，然后用无菌纱布或干棉球放在颊黏膜腮腺管口处或舌系带两侧，以隔断唾液，再用干棉球将病变部黏膜表面吸干净后方能涂药，涂药后嘱患儿闭口 10min，然后取出隔离唾液的纱布或棉球，不可立即漱口、饮水或进食。小婴儿不配合时可直接涂药。在清洁口腔及局部涂药时应注意手法，用棉签在溃疡面上滚动式涂药，切不可摩擦，以免扩大创面或加重疼痛。鹅口疮患儿局部可涂抹制霉菌素制剂；疱疹性口炎可涂碘苷；溃疡性口炎可用金霉素鱼肝油等，也可喷西瓜霜、锡类散等。

2. 维持体温正常 密切监测患儿的体温变化，发热者给予松解衣服、多饮水等物理降温，必要时遵医嘱给予药物降温。

3. 减轻疼痛 以高热量、高蛋白、含丰富维生素的温凉流质或半流质饮食为宜，避免摄入刺激性或粗硬食物。对因口腔黏膜糜烂、溃疡引起疼痛影响进食者，可遵医嘱在进食前局部涂 2% 利多卡因；对不能进食者，应给予肠道外营养，保证能量与水分的供给。

4. 健康指导 向家长讲解口炎相关知识；指导家长患儿的食具专用，做好清洁消毒；示教清洁口腔及局部涂药的方法；纠正患儿吮指、不刷牙等不良习惯，培养进食后漱口的卫生习惯。

第三节　腹　泻　病

情景导入

患儿，男，9 个月，发热、腹泻 2d。大便每日 10 余次，为黄色稀水样便，伴呕吐。患儿精神萎靡，皮肤干燥，弹性差，前囟和眼窝凹陷，尿量略减少。门诊医生以"病毒性肠炎"收入院。

请问：

1. 如何做好患儿的饮食护理？
2. 如何做好家长的健康教育？

腹泻病（diarrhea disease）是一组由多病原、多因素引起的以大便性状改变和大便次数增多为特点的消化道综合征，严重者可引起水、电解质及酸碱平衡紊乱。腹泻病是我国婴幼儿最常见的疾病之一，6 个月 ~2 岁婴幼儿最多见，其中 1 岁以内婴儿约占半数，是导致儿童营养不良、生长发育障碍的主要原因之一。本病一年四季均可发病，以夏秋季发病率较高。

【概述】

1. 易感因素

（1）**消化系统发育不成熟**：胃酸和消化酶分泌不足，消化酶的活性低，不能适应食物质和量的较大变化。

（2）**生长发育快**：所需营养物质相对较多，消化道负担较重，容易发生消化系统功能紊乱。

（3）**机体防御功能差**：婴儿胃酸偏低，对进入胃内的细菌杀灭能力较弱；血清免疫球蛋白和胃肠道 SIgA 水平均较低，易患肠道感染。

（4）**肠道菌群失调**：新生儿出生后尚未建立正常的肠道菌群、改变食物使肠道内环境改变、长期使用抗生素等，均可引起肠道菌群失调，使正常肠道菌群对入侵致病性微生物的拮抗作用减弱或丧失，从而发生肠道感染。

（5）**人工喂养**：母乳喂养儿可从乳汁中获取 SIgA、乳铁蛋白、巨噬细胞、粒细胞和溶菌酶等有很强抗肠道感染作用的免疫活性物质。人工喂养时，动物乳虽含有上述某些成分，但在加热过程中被破坏，而且食物和食具易受污染，故人工喂养儿肠道感染发生率明显高于母乳喂养儿。

2. 病因

（1）**感染因素**

1）肠道内感染：可由病毒、细菌、真菌、寄生虫等引起，以前二者多见。①病毒感染：寒冷季节的婴幼儿腹泻 80% 由病毒感染引起，以轮状病毒引起的秋冬季腹泻较为常见，其他如诺如病毒、星状病毒、肠道病毒（包括柯萨奇病毒、埃可病毒、肠道腺病毒）等。②细菌感染（不包括法定传染病）：以致腹泻的大肠埃希菌最多见，根据其不同致病性和发病机制分为 5 大组菌株，分别为致病性大肠埃希菌、产毒性大肠埃希菌、侵袭性大肠埃希菌、出血性大肠埃希菌和黏附 – 集聚性大肠埃希菌。其次为空肠弯曲菌、耶尔森菌、鼠伤寒沙门菌、难辨梭状芽孢杆菌、金黄色葡萄球菌等。③真菌：以白念珠菌多见。④寄生虫：如蓝氏贾第鞭毛虫、阿米巴原虫及隐孢子虫等。

2）肠道外感染：如患中耳炎、肺炎、上呼吸道感染、泌尿道感染或皮肤感染等时可伴有腹泻，主要由于发热及病原体毒素作用使消化功能紊乱，或肠道外感染的病原体同时感染肠道所致。

（2）非感染因素

1）饮食因素：以喂养不当最为常见。①喂养不当所致腹泻多出现于人工喂养儿，喂养不当包括喂养不定时、饮食量不当、过早喂给大量淀粉或脂肪类食物、突然改变食物品种或骤然断乳等。②个别婴儿对牛奶、大豆（豆浆）及某些食物成分过敏或不耐受而引起的腹泻。③原发性或继发性双糖酶缺乏，乳糖酶的活力降低，肠道对糖的消化吸收不良而引起的腹泻。

2）气候因素：气候突然变冷，腹部受凉使肠蠕动加快；天气过热使消化液分泌减少，但由于口渴又吃奶过多，增加消化道负担而致腹泻。

3. 发病机制

（1）感染性腹泻：病原微生物通过污染的食物、水、食具或玩具等进入消化道，当机体防御功能下降时，病原微生物侵入并大量繁殖引起腹泻。

1）病毒性肠炎：病毒侵袭，在小肠绒毛上皮细胞内复制，使细胞变性坏死，肠绒毛脱落变短，导致小肠黏膜回吸收水、电解质能力下降，引起腹泻；同时，发生病变的肠黏膜细胞分泌双糖酶不足且活性低，使肠腔内的糖类消化不全而积滞在肠腔内，被细菌分解成小分子的短链有机酸，使肠腔的渗透压增高，进一步造成水和电解质的丢失。

2）细菌性肠炎：①产毒性大肠埃希菌或霍乱弧菌等所致的肠毒素性肠炎，主要是分泌肠毒素，包括不耐热肠毒素（LT）和耐热肠毒素（ST），二者通过抑制小肠上皮细胞对 Na^+、Cl^- 和水吸收，促进肠腺 Cl^- 的分泌，使小肠液量增多，导致大量水样便。②侵袭性肠炎如志贺菌属、侵袭性大肠埃希菌、空肠弯曲菌、耶尔森菌等所致肠炎，是由于细菌直接侵入小肠或结肠壁，使肠黏膜充血、水肿，渗出炎性细胞浸润，引起渗出和溃疡等病变，出现菌痢样脓血便或黏冻状便。

（2）非感染性腹泻：多因进食过量或食物成分不当引起，消化、吸收不良的食物积滞于小肠上部，使肠腔局部酸度降低，肠道下部细菌上移并繁殖，产生内源性感染，使消化功能更加紊乱。加之食物分解不全，产生腐败性毒性产物，刺激肠道，使肠蠕动增加，引起腹泻、脱水、电解质紊乱及中毒症状。

【护理评估】

1. 健康史　评估患儿的喂养史，包括喂养方式、人工喂养儿乳品的种类及配制方法、喂哺次数及量，以及引入换乳期食物情况和断奶情况；有无不洁饮食史和食物过敏史；有无其他疾病及长期使用抗生素史；了解腹泻开始时间，大便次数、颜色、性状、量以及气味等。

2. 身体状况　不同病因引起的腹泻病常各具临床特点和不同临床过程，根据病程分为 3 类。①急性腹泻病：连续病程在 2 周以内的腹泻；②迁延性腹泻病：病程为 2 周至 2 个月；③慢性腹泻病：病程为 2 个月以上。

（1）急性轻型腹泻病：多由饮食因素及肠道外感染引起。起病可急可缓，以胃肠道症状为主，主要表现为食欲不振，偶有呕吐或溢乳，大便次数增多，一般每日多在 10 次以内，每次大便量不多，稀糊状或水样，呈黄色或黄绿色，有酸味，常见白色或黄白色奶瓣和泡沫。患儿一般无脱水及全身中毒症状，多在数日内痊愈。

（2）急性重型腹泻病：多由肠道内感染所致，也可由轻型腹泻发展而来。起病常比较急，除有较重的胃肠道症状外，还有较明显的脱水、电解质及酸碱平衡紊乱和全身中毒症状。

1）胃肠道症状：腹泻次频量多，每日大便 10 次以上，多者可达数十次，多为黄绿色水样或蛋花汤样便，可有少量黏液；伴有食欲低下，常有呕吐（严重者可吐咖啡样物）、腹胀、腹痛等。

2）全身中毒症状：如发热，体温可达 40℃，精神烦躁或萎靡、嗜睡，甚至昏迷、休克等。

3）水、电解质及酸碱平衡紊乱症状：可发生脱水、代谢性酸中毒、低钾血症、低钙血症、低镁血症等（参见本章第四节的相关内容）。

（3）几种常见类型肠炎的临床特点

1）轮状病毒肠炎：常见于 6 个月~2 岁婴幼儿，经粪-口传播，潜伏期为 1~3d。起病急，常伴发热和上呼吸道感染症状，一般无明显感染中毒症状。病初即出现呕吐，随后出现腹泻，大便次数多、量多、水分多，黄色或淡黄色水样便或蛋花汤样便，无腥臭味，大便镜检偶有少量白细胞。常出现脱水、酸中毒和电解质紊乱。本病为自限性疾病，自然病程为 3~8d，少数患儿病程较长。

知识链接

诺如病毒肠炎

诺如病毒肠炎全年散发，暴发高峰多见于寒冷季节（11 月至次年 2 月）。在轮状病毒疫苗高普及的国家，诺如病毒感染甚至超过轮状病毒感染，成为儿童病毒性肠炎的最常见病毒。该病毒是集体机构急性暴发性胃肠炎的首要致病原，最常见的感染场所为餐馆、托幼机构、医院、学校等地点。

诺如病毒感染后，潜伏期多为 12~36h，急性起病，首发症状多为阵发性腹痛、恶心、呕吐和腹泻，全身症状有畏寒、发热、乏力和肌痛等。吐泻频繁者可发生脱水、酸中毒及低钾血症。粪便及周围血常规检查一般无特殊发现。本病为自限性疾病，症状持续 12~72h。

2）产毒性细菌引起的肠炎：多发生在夏季。潜伏期为 1~2d，起病较急。轻症者仅大便次数稍增多，性状轻微改变。重症者腹泻频繁，量多，呈水样或蛋花汤样，混有黏液，镜检无白细胞。常伴呕吐，严重者可伴发热、脱水、电解质和酸碱平衡紊乱。多为自限性疾病，病程为 3~7d 或较长。

3）侵袭性细菌引起的肠炎：全年均可发病，潜伏期长短不等。起病急，高热，甚至发生高热惊厥。腹泻频繁，多为黏液脓血便，有腥臭味。常伴恶心、呕吐、腹痛和里急后重，可出现严重的全身中毒症状甚至休克。大便镜检有大量白细胞及数量不等的红细胞。粪便细菌培养可找到相应的致病菌。

4）抗生素相关性肠炎：多继发于使用大量抗生素后，营养不良、免疫功能低下、长期应用糖皮质激素者更易发病，婴幼儿病情多较重。①金黄色葡萄球菌肠炎：表现为发热、呕吐、腹泻，不同程度的中毒症状、脱水和电解质紊乱，甚至发生休克。典型大便为暗绿色，有腥臭味，量多，带黏液，少数为血便。大便镜检有大量脓细胞和成簇的革兰氏阳性球菌，大便培养有葡萄球菌生长，凝固酶阳性。②真菌性肠炎：主要由白念珠菌感染所致，常并发其他感染如鹅口疮。大便次数增多，为黄色稀便，泡沫较多，带黏液，有时可见豆腐渣样细块（菌落）。大便镜检可见真菌孢子体和菌丝，真菌培养阳性。③伪膜性小肠结肠炎：由难辨梭状芽孢杆菌引起。主要症状为腹泻，轻症大便每日数次，停用抗生素后很快痊愈。重症者频繁腹泻，为黄绿色水样便，可有毒素致肠黏膜坏死所形成的伪膜排出，大便厌氧菌培养或细胞毒素中和试验检测细胞毒素可协助确诊。

（4）**迁延性和慢性腹泻病**：多与营养不良及急性腹泻未彻底治疗有关，以营养不良的婴幼儿患病率高。表现为腹泻迁延不愈，病情反复，大便次数和性质不稳定，严重时可出现水、电解质代谢紊乱。由于营养不良患儿腹泻时易迁延不愈，持续腹泻又加重了营养不良，二者互为因果，形成恶性循环，最终可导致多脏器功能障碍。

（5）**生理性腹泻病**：多见于 6 个月以下的婴儿，外观虚胖，常有湿疹，表现为生后不久即出现腹泻，除大便次数增多外，无其他症状，食欲好，生长发育正常。引入换乳期食物后，大便即逐渐转为正常。

乳糖不耐受

乳糖不耐受是由于乳糖酶分泌减少,不能完全消化、分解乳类中的乳糖,所引起的非感染性腹泻,又称乳糖酶缺乏症。婴幼儿腹泻后因肠道黏膜受损,会使小肠黏膜上的乳糖酶遭到破坏,导致对乳糖分解能力减弱,特别是轮状病毒性肠炎后,容易发生继发性乳糖不耐受。母乳和牛乳中的糖类主要是乳糖,当乳糖酶分泌的量减少或活性减弱时,不能完全消化和分解乳汁中的乳糖,部分乳糖被结肠菌群酵解成乳酸、氢气、甲烷和二氧化碳,乳酸刺激肠壁,促进肠蠕动加快;二氧化碳在肠道内导致胀气,增强肠蠕动。上述原因均会导致腹泻,偶尔还可能诱发肠痉挛出现肠绞痛。乳糖不耐受患儿食用含双糖(包括乳糖、蔗糖、麦芽糖)的饮食都可使腹泻加重,所以,患儿应采用去乳糖配方奶粉喂养。

3. 心理-社会支持状况 评估家长对疾病的心理反应及认识程度、喂养及护理知识等;评估患儿家庭的居住环境、经济状况及卫生习惯等。

4. 辅助检查

(1)**血常规**:细菌感染时白细胞总数及中性粒细胞增多;寄生虫感染和过敏性腹泻时嗜酸性粒细胞增多。

(2)**大便常规**:肉眼检查大便的性状如外观、颜色、是否有黏液脓血等;镜检无或偶见白细胞,多为病毒或非侵袭性细菌感染;镜检有较多的白细胞,多为各种侵袭性细菌感染所致。

(3)**病原学检查**:细菌性肠炎大便培养可检出致病菌;真菌性肠炎大便涂片可见真菌孢子和假菌丝;疑为病毒感染者可做病毒分离等检查。

(4)**血生化检查**:血清钠测定可了解脱水性质,血清钾测定可反映体内缺钾的程度,血气分析可了解体内酸碱平衡紊乱的程度和性质,重症患儿可检测血钙、血镁、尿素氮等。

5. 治疗原则及主要措施 调整饮食,预防和纠正脱水;合理用药,预防并发症的发生。

(1)调整饮食(参见护理措施)。

(2)纠正水、电解质及酸碱平衡紊乱(参见本章第四节)。

(3)**药物治疗**

1)控制感染:①水样便腹泻患儿(约占70%)多为病毒性肠炎及非侵袭性细菌感染,一般不用抗生素,合理使用液体疗法,选用微生态制剂和黏膜保护剂。但对重症患儿、新生儿、免疫功能低下患儿应选用抗生素。②黏液、脓血便患儿(约占30%)多为侵袭性细菌感染,可先根据临床特点及过往经验选择抗生素,然后依据大便细菌培养和药敏试验结果进行调整。大肠埃希菌、空肠弯曲菌、耶尔森菌、鼠伤寒沙门氏菌感染选用抗 G^- 菌抗生素以及大环内酯类抗生素。抗生素相关性肠炎患儿应先停用原来的抗生素,选用苯唑西林、万古霉素、甲硝唑或抗真菌药物等。

2)肠道微生态疗法:常选用双歧杆菌、嗜酸乳杆菌等制剂,有助于恢复肠道正常菌群的生态平衡,抵御病原菌侵袭。

3)肠黏膜保护剂:如蒙脱石散,能吸附病原体和毒素,保护肠黏膜。避免用止泻剂。

4)补锌治疗:WHO和联合国儿童基金会建议,对于急性腹泻患儿,年龄 >6 个月者,应每日给予元素锌 20mg;年龄 <6 个月者,应每日给予元素锌 10mg。疗程为 10~14d,能加速肠黏膜再生,缩短腹泻病程。

(4)治疗并发症及并发疾病,对于迁延性和慢性腹泻要积极查找原因,采取综合治疗措施。

【常见护理诊断/问题】

1. 腹泻 与感染、喂养不当、肠道功能紊乱等有关。

2. 体液不足 与腹泻、呕吐致体液丢失过多和摄入不足有关。

3. 营养失调：低于机体需要量 与腹泻、呕吐导致营养素丢失过多和摄入不足有关。

4. 体温过高 与肠道感染有关。

5. 有皮肤完整性受损的危险 与大便刺激臀部皮肤有关。

6. 知识缺乏：家长缺乏喂养知识及本病的相关护理知识。

【护理目标】

1. 患儿腹泻、呕吐次数逐渐减少直至停止,大便性状正常。

2. 患儿脱水、电解质紊乱得以纠正。

3. 患儿能获得合理的营养,体重恢复正常。

4. 患儿体温恢复正常。

5. 患儿臀部皮肤保持完整,无破损。

6. 家长能掌握儿童喂养知识及腹泻的预防和护理知识。

【护理措施】

1. 饮食护理 强调坚持继续喂养,以满足生理需要,补充疾病消耗,缩短恢复时间。根据疾病的特殊病理生理改变、个体消化吸收功能及平时饮食习惯对饮食进行合理调整,可适当减少喂养次数,暂停引入换乳期食物,但要尽快恢复母乳及原来已熟悉的饮食,由少到多,由稀到稠,少量多餐,给予与患儿年龄相适应的易消化的食物。严重呕吐者可暂时禁食4~6h(不禁水)。病毒性肠炎可能有继发性双糖酶(主要是乳糖酶)缺乏,可暂停乳类喂养,改为去乳糖配方奶粉、豆类、淀粉类食物喂养,以减轻腹泻,缩短病程。腹泻停止后,逐渐恢复营养丰富的饮食,并每日加餐一次,共2周。

2. 维持水、电解质及酸碱平衡 参见本章第四节。

3. 控制感染,维持体温正常 遵医嘱给予抗生素,严格执行消毒隔离措施,对感染性腹泻患儿应进行床边隔离,食具、衣物、尿布应分类消毒。护理患儿前后认真洗手,防止交叉感染。发热者应遵医嘱给予降温。

4. 维持皮肤完整性

(1) 选用吸水性强的柔软棉布类或纸质尿布,避免使用不透气塑料布或橡皮布,尿布要勤更换。

(2) 每次便后用温水清洗臀部并拭干,局部皮肤发红处涂以5%鞣酸软膏或40%氧化锌油并按摩片刻,促进局部血液循环。涂抹油类或药膏时,应用棉签在皮肤上轻轻滚动涂药,避免涂擦造成患儿疼痛和皮肤损伤。

(3) 局部皮肤糜烂或溃疡者可采用暴露法,不加包扎,使臀部皮肤暴露在空气中或阳光下。

(4) 女婴因尿道口接近肛门,应注意会阴部的清洁,预防上行性尿路感染。

5. 密切观察病情 观察并记录大便次数、颜色、气味、性状及量,并做好动态比较,为治疗和输液方案提供可靠的依据;监测生命体征,如神志、体温、脉搏、呼吸、血压等;观察全身中毒症状,如发热、精神萎靡、嗜睡、烦躁等;观察水、电解质和酸碱平衡紊乱症状,如代谢性酸中毒表现、低血钾表现、脱水情况及其程度等。

6. 心理护理 关心爱护患儿,对家长做好腹泻相关知识的宣教,使家长熟悉疾病的防护知识,消除家长的紧张、焦虑情绪。对慢性腹泻患儿采取以家庭为中心的护理模式。

7. 健康指导

(1) **疾病护理指导**：向家长解释患儿腹泻相关的病因、治疗和护理措施、并发症以及预后等;指导家长正确洗手,并做好尿布及衣物的处理,为家长讲解臀部皮肤护理的方法;说明调整饮食的重要性;指导家长配制和使用口服补液盐(ORS)溶液,强调应少量多次饮用,呕吐不是禁忌证。

(2) **预防知识宣教**：宣传母乳喂养的优点,指导家长合理喂养,避免夏季断奶,按时逐步增加换乳期食物；注意饮食卫生，食物要新鲜、清洁；注意乳品的保存，奶瓶和食具每次用后要洗净、煮沸或高温消毒，教育儿童饭前、便后要洗手；加强体格锻炼，适当进行户外活动，气候变化时防止受凉或过热；避免长期滥用抗生素。

【护理评价】

评价患儿：①大便次数是否减少，大便性状是否正常。②脱水、电解质及酸碱平衡紊乱等是否纠正。③体重是否恢复正常。④体温是否恢复正常。⑤臀部皮肤是否完整、无破损。

患儿家长：是否掌握儿童喂养知识及腹泻的预防和护理知识。

第四节　儿童体液平衡的特点及液体疗法

体液是人体的重要组成部分，保持体液平衡是维持生命的重要条件。体液平衡包括维持水、电解质、酸碱度和渗透压的正常，主要依赖于神经 – 内分泌系统以及肺、肾等器官的调节功能。儿童由于体液占体重比例较大、器官功能发育不成熟、体平衡调节功能差等生理特点，易发生体液平衡紊乱。因此，液体疗法是儿科治疗和护理中的重要内容。

一、儿童体液平衡的特点

（一）体液的总量与分布

体液包括细胞内液和细胞外液，细胞外液主要由血浆和间质液组成。体液的总量和分布与年龄有关，年龄越小，体液总量相对越多，主要是间质液量所占比例较高，而细胞内液和血浆的比例相对稳定，并与成人相近（表 7-1）。

表 7-1　不同年龄儿童的体液分布（占体重的 %）

年龄	体液总量	细胞内液	细胞外液	
			血浆	间质液
足月新生儿	78	35	6	37
1 岁	70	40	5	25
2~14 岁	65	40	5	20
成人	55~60	40~45	5	10~15

（二）体液的电解质组成

细胞内液和细胞外液的电解质组成有显著的差别，细胞内液主要阳离子为 K^+、Ca^+、Mg^{2+} 等，阴离子以 $HPO4^{2-}$ 及蛋白质为主；细胞外液的主要阳离子是 Na^+，主要阴离子是 Cl^- 及 HCO_3^-。它们对维持细胞内、外液的渗透压起着重要作用。儿童体液的电解质组成与成人相似，唯有生后数日内血钾、氯、磷和乳酸偏高，血清钠、钙、碳酸氢盐含量偏低。

（三）水代谢的特点

1. 水的需要量相对较大，交换率高　儿童由于生长发育快、活动量大、机体新陈代谢旺盛、摄入热量多、体表面积大、不显性失水多等特点，水的需要量相对较大。同时，儿童水排泄的速度也较快，年龄越小，出入量相对越多。婴儿每日水的交换量约等于细胞外液的 1/2，而成人仅为 1/7，故婴儿水的交换率比成人快 3~4 倍。所以，婴儿对缺水的耐受力比成人差，在病理情况下，如呕吐、腹泻时，较成人更易发生脱水。

2. 体液平衡调节功能发育不成熟　儿童年龄越小，肾的浓缩和稀释功能发育越不成熟，越容易发生水、电解质代谢紊乱。新生儿及婴幼儿只能使尿液渗透压浓缩到 700mOsm/L（比重 1.020），而成人可达1 400mOsm/L（比重1.035）。因此，儿童在排泄同量溶质时所需水量较成人为多，尿量相对较多，当入水量不足或失水量增加时，容易超过肾脏浓缩功能的极限，发生代谢产物的潴留和高渗性脱水。虽然新生儿在生后一周肾脏的稀释能力可达到成人水平，但因肾小球滤过率低，如果水摄入量过多，易引起水肿和低钠血症。另外，年龄越小，肾脏排钠、排酸、产氨能力越差，因而容易发生酸中毒和高钠血症。

二、儿童常见的水、电解质和酸碱平衡紊乱

（一）脱水

脱水指水分摄入不足或丢失过多所引起的体液总量尤其是细胞外液量的减少。脱水时除水分丢失外，还伴有钠、钾等电解质的丢失。

1. 脱水程度　指患病以来累积的体液损失量。判断脱水程度依据损失体液占体重的百分比以及患儿前囟、眼窝、皮肤弹性、循环情况和尿量等临床表现综合判断。不同性质的脱水其临床表现不尽相同，等渗性脱水的临床表现及分度见表7-2。

表7-2　等渗性脱水的临床表现及分度

临床表现	轻度	中度	重度
失水占体重比例（ml/kg）	<5%（30~50）	5%~10%（50~100）	>10%（100~120）
精神状态	稍差或略烦躁	烦躁或萎靡	淡漠或昏迷
皮肤	稍干，弹性稍差	干燥、苍白、弹性差	干燥、有花纹、弹性极差
黏膜	稍干燥	干燥	极干燥或干裂
眼窝及前囟	稍凹陷	凹陷	明显凹陷
眼泪	有	少	无
尿量	稍减少	明显减少	极少或无尿
口渴	轻	明显	烦渴
四肢	温	稍凉	厥冷
周围循环衰竭	无	不明显	明显

2. 脱水性质　指脱水后体液渗透压的改变，反映水和电解质的相对丢失量。细胞外液的 Na^+ 含量约占阳离子总量的90%以上，是决定细胞外液渗透压的主要成分，临床上常通过测定血清钠来估算血浆渗透压，即血浆渗透压（mmol/L）=（血清钠+10）×2。同时，根据血清钠的浓度将脱水性质分为等渗性脱水、低渗性脱水和高渗性脱水3种。临床上以等渗性脱水最常见，其次是低渗性脱水、高渗性脱水。

（1）**等渗性脱水**：水和电解质等比例丢失，血清钠浓度为130~150mmol/L，血浆渗透压正常。脱水后体液仍呈等渗状态，丢失的体液主要是细胞外液，细胞内液量无明显变化，临床表现为一般脱水症状。急性呕吐、腹泻所致的脱水多属于此类。

（2）**低渗性脱水**：电解质的丢失比例大于水的丢失，血清钠浓度<130mmol/L，血浆渗透压低于正常；多见于营养不良伴慢性腹泻、腹泻时补充非电解质溶液过多等。由于细胞外液呈低渗状态，水由细胞外向细胞内转移，使细胞外液减少的程度较其他两种脱水明显，更容易发生低血容量性休克，故临床表现较重。但由于细胞内容量相对较多，病初时口渴不明显。严重的低钠血症患儿可发生脑细胞水肿，出现嗜睡等神经系统症状，甚至发生惊厥和昏迷。

（3）**高渗性脱水**：水丢失比例大于电解质的丢失，血清钠浓度>150mmol/L，血浆渗透压高于正

常；多见于腹泻伴高热、不显性失水增多而补水不足（如发热、呼吸增快、光疗或红外线辐射保暖等）、口服或静脉输入含盐过高的液体时。脱水后由于细胞外液呈高渗状态，水从细胞内向细胞外转移，因细胞外液得到了细胞内液的补充，使临床脱水体征不明显，循环衰竭表现较其他两种脱水轻。但由于细胞内缺水，患儿常有烦渴、高热、烦躁不安、肌张力增高，甚至惊厥。严重高渗性脱水可致神经细胞脱水、脑血管破裂出血等，引起脑部损伤。

（二）代谢性酸中毒

正常血液的 pH 为 7.35~7.45。当发生酸碱平衡紊乱时，机体能通过体内缓冲系统以及肺、肾的调节，使血液的 pH 仍保持在正常范围，称为代偿性酸中毒或碱中毒，当代偿不全时，pH 低于或高于正常范围，则称为失代偿性酸中毒或碱中毒。由代谢因素引起者称为代谢性酸中毒或碱中毒，由肺部排出 CO_2 减少或过多引起者称为呼吸性酸中毒或碱中毒。临床上以代谢性酸中毒最常见，主要是由于细胞外液中 HCO_3^- 浓度降低或 H^+ 浓度增高所致。

1. 常见原因 ①呕吐、腹泻，丢失大量碱性物质。②摄入热量不足引起体内脂肪分解增加，产生大量酮体。③血容量减少，血液浓缩，血流缓慢，使组织灌注不良、缺氧和乳酸堆积。④肾血流量不足，尿量减少，引起酸性代谢产物潴留等。⑤氯化钙、氯化镁等酸性物质摄入过多等。

2. 临床表现 根据血清 HCO_3^- 的测定结果，将代谢性酸中毒分为：轻度（18~13mmol/L）、中度（13~9mmol/L）、重度（<9mmol/L）。轻度酸中毒的症状、体征不明显；中度酸中毒表现为精神萎靡、嗜睡或烦躁不安，呼吸深长，口唇呈樱桃红色等典型症状；重度酸中毒时症状、体征进一步加重，昏睡或昏迷，呼吸深快，心率加快，节律不齐，呼气有酮味，口唇发绀等。新生儿及小婴儿因呼吸代偿功能较差，往往仅出现精神萎靡、拒乳、面色苍白等一般表现，而呼吸改变常不典型。

3. 治疗要点 积极治疗原发病，改善循环、呼吸和肾脏功能。中、重度酸中毒或经补液后仍有酸中毒症状者，应补充碱性药物。一般主张当 pH<7.3 时可使用碱性溶液，首选 5% 的碳酸氢钠溶液。①根据碱剩余（BE）检测结果计算：所需 5% 碳酸氢钠溶液的毫升数 = −BE×0.5×体重（kg），一般将 5% 的碳酸氢钠溶液稀释成 1.4% 的等张液体输入，先给计算量的 1/2，复查血气分析后调整剂量。②若无条件测定血气分析或重度酸中毒急需治疗时，先用 5% 碳酸氢钠 5ml/kg，可提高血浆 HCO_3^- 5mmol/L，必要时 2~4h 后可重复使用。

（三）低钾血症

人体内钾主要存在于细胞内，正常血清钾浓度为 3.5~5.5mmol/L。当血清钾 <3.5mmol/L 时为低钾血症。

1. 病因 ①钾摄入不足：长期不能进食、液体疗法时补钾不足。②钾丢失过多：经消化道或肾脏排钾过多，如呕吐、腹泻、胃肠引流，使用排钾利尿剂、脱水剂或长期应用糖皮质激素等。③钾分布异常：碱中毒、胰岛素治疗等使钾向细胞内转移，其他还见于家族性周期性麻痹等。

在腹泻发生脱水和酸中毒时，体内总钾量减少，但在脱水未纠正前，由于酸中毒时钾离子由细胞内向细胞外转移，加之血液浓缩、尿少等原因，虽然体内总钾量减少，但血清钾多数正常。补液后，随着脱水、酸中毒的纠正，尿量开始增多；输入葡萄糖合成糖原时需要钾参与；酸中毒纠正后钾离子从细胞外进入细胞内。上述因素使血钾迅速下降，出现不同程度的缺钾症状。

2. 临床表现 ①神经肌肉兴奋性降低：全身肌肉软弱无力、腱反射减弱或消失、腹胀、肠鸣音减弱或消失，重症者出现呼吸肌麻痹或麻痹性肠梗阻。②心脏损害：出现心律失常、心肌收缩力降低、血压降低，甚至发生心力衰竭等；心电图显示 ST 段下降、QT 间期延长、T 波低平或倒置、出现 U 波等。③肾脏损害：低钾可致肾脏浓缩功能下降，出现多尿、夜尿、多饮等。

3. 治疗要点 治疗原发病和补充钾盐。一般每日给钾 3~4mmol/kg（氯化钾 220~300mg/kg），严重低钾者可给 4~6mmol/kg（氯化钾 300~450mg/kg）。能口服补钾者尽量口服补钾，需静脉补钾者原则为：①见尿补钾。②输入液体中的钾浓度一般不超过 0.3%（新生儿为 0.15%~0.2%）。③每日补钾总量静脉滴注时间不应短于 8h，速度小于每小时 0.3mmol/kg。④切忌将钾盐由静脉推注，以免发生心肌抑制而导致死亡。⑤补钾时间一般持续 4~6 日或更长。补钾时应监测血清钾，有条件时给予心电监护。

（四）低钙血症、低镁血症

低钙血症、低镁血症多见于活动性佝偻病和营养不良的患儿。腹泻导致钙、镁丢失；进食少，使钙、镁吸收不足；在脱水、酸中毒时，离子钙可正常，不出现低钙症状，待脱水、酸中毒纠正后，血清钙降低，出现手足抽搐或惊厥等低钙症状。极少数久泻和营养不良的患儿可有低镁，表现为输液后出现震颤、抽搐、惊厥，在应用钙剂治疗无效时应考虑有低镁血症的可能。

三、儿童液体疗法及护理

（一）液体疗法常用溶液

1. 非电解质溶液 常用 5% 和 10% 葡萄糖溶液，前者为等渗溶液，后者为高渗溶液。因葡萄糖溶液输入体内后很快被氧化为二氧化碳和水，失去其渗透压的作用，主要用于补充水分和部分热量，故视其为无张力的溶液。

2. 电解质溶液 主要用于补充损失的液体和所需的电解质，纠正体液的渗透压和酸碱平衡紊乱。

（1）**0.9% 氯化钠溶液**：为等渗液。0.9% 氯化钠溶液含 Na^+ 和 Cl^- 均为 154mmol/L，其钠含量与血浆的钠含量接近（血 Na^+ 142mmol/L），但氯含量较血浆高（血 Cl^- 103mmol/L），故输入过多可使血氯过高，可引起高氯血症。因此，临床常以 2 份 0.9% 氯化钠溶液和 1 份 1.4% 碳酸氢钠混合，配成 2:1 等张含钠液，使钠与氯之比为 3:2，与血浆中钠、氯之比相近。

（2）**碱性溶液**：主要用于快速纠正酸中毒，最常用的是碳酸氢钠溶液。①碳酸氢钠溶液：可直接增加缓冲碱，迅速纠正酸中毒。1.4% 碳酸氢钠溶液为等渗液，5% 碳酸氢钠溶液为高渗液（1ml = 0.6mmol），可用 5% 或 10% 葡萄糖稀释 3.5 倍即为等渗液。②乳酸钠溶液：需在有氧条件下，经肝脏代谢产生 HCO_3^- 而起作用，显效缓慢，因此在肝功能不全、缺氧、休克、新生儿期以及乳酸潴留性酸中毒时不宜使用。1.87% 乳酸钠为等渗液；11.2% 乳酸钠为高渗液，稀释 6 倍即为等渗液。

（3）**氯化钾溶液**：用于纠正低钾血症。常用 10% 氯化钾溶液，静脉输入时必须稀释成 0.2%~0.3% 的浓度，并注意排尿情况，禁止直接静脉推注，以免发生致死性心律失常。

3. 混合溶液 为满足患儿不同病情时输液的需要，临床应用液体疗法时，常将几种溶液按一定比例配成不同的混合液。几种常用混合液的组成见表 7-3。

表 7-3　几种常用混合液的简便配制

混合溶液	含义			张力	加入溶液 /ml		
	0.9% 氯化钠溶液	5% 或 10% 葡萄糖溶液	1.4% 碳酸氢钠溶液（1.87% 乳酸钠溶液）		10% 氯化钾溶液	5% 或 10% 葡萄糖溶液	5% 碳酸氢钠溶液（11.2% 乳酸钠溶液）
2:1 含钠液	2 份	—	1 份	1	30	加至 500	47(30)
1:1 含钠液	1 份	1 份	—	1/2	20	加至 500	—
1:2 含钠液	1 份	2 份	—	1/3	15	加至 500	—
1:4 含钠液	1 份	4 份	—	1/5	10	加至 500	—
2:3:1 含钠液	2 份	3 份	1 份	1/2	15	加至 500	24(15)
4:3:2 含钠液	4 份	3 份	2 份	2/3	20	加至 500	33(20)

注：市面上也有已配好的各种溶液，以方便临床使用。"—"表示不需要添加此溶液。

4. 口服补液盐（oral rehydration salts，ORS） 是 WHO 推荐的用于治疗急性腹泻合并脱水的一种口服溶液，临床应用已取得良好效果。2006 年 WHO 推荐使用的新配方为：氯化钠 2.6g，枸橼酸钠 2.9g，氯化钾 1.5g，葡萄糖 13.5g，总渗透压为 245mmol/L，是一种低渗透压口服补液盐配方，临用前用温开水 1 000ml 溶解。ORS 一般用于轻、中度脱水且无严重呕吐、腹胀者，在用于补充继续损失量和生理需要量时要适当稀释。

（二）液体疗法的实施

液体疗法的目的是纠正脱水、电解质和酸碱平衡紊乱，以恢复机体的正常生理功能。补液时要确定补液的总量、组成、步骤和速度，同时要遵循"先快后慢、先浓后淡、先盐后糖、见尿补钾、防惊补钙"的原则。液体疗法的补液量包括累积损失量、继续损失量和生理需要量三部分。

1. 累积损失量的补充 累积损失量指发病后至补液时所损失的水和电解质的量。

（1）**补液量**：根据脱水程度确定。轻度脱水为 30~50ml/kg，中度脱水为 50~100ml/kg，重度脱水为 100~120ml/kg。

（2）**补液种类**：根据脱水性质确定。一般低渗性脱水补 2/3 张含钠液，等渗性脱水补 1/2 张含钠液，高渗性脱水补 1/5 张 ~1/3 张含钠液。若临床上判断脱水性质有困难时，可先按等渗性脱水处理。

（3）**补液速度**：取决于脱水程度，原则上应先快后慢。对伴有循环衰竭的重度脱水患儿，开始应快速输入等张含钠液（2:1 等张含钠液或 1.4% 碳酸氢钠溶液），按 20ml/kg，总量不超过 300ml，于 30~60min 内快速输入；其余的累积损失量一般于 8~12h 内补完，每小时 8~10ml/kg。

2. 继续损失量的补充 继续损失量指补液开始后，由于呕吐、腹泻、胃肠引流等情况继续丢失的体液量。应按实际损失量及性质予以补充，一般按每日 10~40ml/kg 估计，常用 1/3 张 ~1/2 张液体。

3. 生理需要量的补充 主要供给基础代谢所需的液量。正常生理需要量可按热量需求计算，一般按每代谢 100kcal 热量需 100~150ml 水。也可按简易计算表计算，如按体重估算的 100/50/20 法：

体重为 0~10kg：每日补液量为 100ml/kg

体重为 11~20kg：每日补液量为 1 000＋超过 10kg 体重数 ×50ml/kg

体重 >20kg：每日补液量为 1 500＋超过 20kg 体重数 ×20ml/kg

这部分液体能口服者尽量口服，如需静脉补充，可用 1/5 张 ~1/4 张含钠液（加 0.15% 氯化钾）。

继续损失量和生理需要量可在 12~16h 内输入，约为每小时 5ml/kg。

在实际补液中，上述三部分均可进行独立计算和补充，也可综合分析计算，如腹泻患儿第一日补液时三部分液体都应补充；空腹接受手术的患儿只需要补充生理需要量和所需的电解质。因此，实施液体疗法时应根据患儿具体情况选择补液量和速度，并根据病情变化进行调整。

（三）液体疗法的护理

1. 做好补液前的准备工作 全面了解患儿的病史、病情、补液目的及临床意义；熟悉常用溶液的成分、作用及配制方法；向患儿及家长解释补液的原因和目的、补液需要的时间及可能发生的情况，使其了解治疗的全过程，并取得配合。

2. 输液过程中的注意事项

（1）按医嘱统筹安排 24h 的液体总量，并遵循"补液原则"分期分批输入。

（2）严格掌握输液速度，明确每小时输入量，计算出每分钟输液滴数，防止输液速度过快或过缓。有条件者最好使用输液泵，以便更精确地控制输液速度。

（3）**密切观察病情变化**

1）观察生命体征及一般情况，警惕心力衰竭和肺水肿的发生。

2）观察是否有输液反应，若发生输液反应，应及时通知医生，并寻找原因和采取措施。

3）观察静脉滴注是否通畅，有无堵塞、肿胀及液体漏出血管外等。补充碱性液体时切勿漏出血管外,以免引起局部组织坏死。

4)观察补液效果:脱水症状是否改善及尿量情况;观察酸中毒表现,注意酸中毒纠正后,有无出现低血钙;观察低血钾的表现,按照补钾的原则,严格掌握补钾的方式、浓度和速度,绝不可直接静脉推注。

(4)准确记录24h液体出入量。液体入量包括静脉输液量、口服液体量及食物中含水量;液体出量包括尿量、呕吐量、大便丢失的水量和不显性失水量。婴幼儿大小便不易收集,可用"称尿布法"计算液体排出量。

(四)腹泻的液体疗法

1. 口服补液 适用于腹泻时脱水的预防及轻、中度脱水的治疗,可选用口服补液盐(ORS)。口服补液量:轻度脱水为50~80ml/kg,中度脱水80~100ml/kg,少量多次喂服,于8~12h内将累积损失量补足,脱水纠正后,可将ORS溶液用等量水稀释,根据病情需要随时口服。新生儿及心肾功能不全、休克和明显呕吐、腹胀者不宜使用ORS溶液。在口服补液过程中,如呕吐频繁或腹泻、脱水加重、出现腹胀者,应改为静脉补液。

2. 静脉补液 适用于中度以上脱水、吐泻重或腹胀的患儿。在实施过程中遵循补液原则。

(1)第一天补液

1)定量:总量包括累积损失量、继续损失量和生理需要量。根据脱水程度确定,一般轻度脱水补液总量为90~120ml/kg,中度脱水补液总量为120~150ml/kg,重度脱水补液总量为150~180ml/kg。

2)定性:根据脱水性质分别选用不同张力的溶液,一般等渗性脱水选用1/2张含钠液,低渗性脱水选用2/3张含钠液,高渗性脱水选用1/3~1/5张含钠液,若临床判断脱水性质有困难时,可先按等渗性脱水处理。

3)定速:①补充累积损失量阶段按第一天补液总量的1/2给予补充,于8~12h内输完,每小时8~10ml/kg。如有重度脱水伴有循环衰竭者应先扩容,用2:1等张含钠液20ml/kg(总量<300ml),于30~60min内快速输入,其余部分(即扣除扩容量)在剩余的时间内输完。②补充继续损失量和生理需要量阶段是将余下的一半总量于12~16h内输完,约每小时5ml/kg。

4)纠正酸中毒:轻、中度酸中毒无须另行处理,因输入的液体中已含有部分碱性液,输液后循环和肾功能得到改善,酸中毒即可纠正。重度酸中毒可根据临床症状和血气分析结果,另给碱性液纠正(具体见本节代谢性酸中毒)。

5)纠正低血钾:有尿后或补液前6h内排过尿者应及时补钾,补钾原则见本节低钾血症的相关内容。

6)纠正低血钙和低血镁:出现低钙症状时可将10%葡萄糖酸钙5~10ml加葡萄糖溶液稀释后静脉缓注。补钙无效者应考虑有低镁血症,可给25%硫酸镁0.1mg/kg,深部肌内注射,每6h一次,每日3~4次,症状缓解后停用。

(2)第二天及以后的补液:主要是补充继续损失量和生理需要量,继续补钾,供给热量。病情好转可改口服补液。如腹泻仍频繁或口服补液量不足,可继续静脉补液,继续损失量根据吐泻情况,按"丢多少补多少"的原则,用1/3张~1/2张含钠液补充,生理需要量用1/5张含钠液补充,这两部分液体相加于12~24h内均匀输注。

(梁红　高凤)

> **思考题**

1.患儿,男,20d,因肺炎应用抗生素治疗10d。今日护士见患儿口腔颊黏膜有白色乳凝块样附着物,不易擦掉,强行擦去局部有红色创面。

请思考：

(1) 该患儿的主要护理问题有哪些？

(2) 如何为患儿进行口腔护理和做好家长的健康指导？

2. 患儿，男，8个月，母乳喂养，2d前第1次添加肉末后出现腹泻，每日大便5~6次，呈水样、黄绿色便，有酸味，尿量正常。查体：精神尚可，前囟平坦，大便镜检可见少量的脂肪球。

请思考：

(1) 该患儿首要的护理问题是什么？

(2) 如何对该患儿进行饮食护理？

3. 患儿，女，1岁。发热、腹泻3d，每日大便10余次，为水样便，量多，无腥臭味。皮肤弹性差，前囟、眼窝明显凹陷，一天来尿量极少，精神萎靡，四肢凉，脉细弱。血生化检查：血清钠125mmol/L，血清钾3.2mmol/L，HCO_3^- 15mmol/L。

练习题

请思考：

(1) 如何评估该患儿脱水的程度？

(2) 如何确定患儿第一天补液量、补液种类和补液速度？

(3) 补液过程中应注意哪些事项？如何对家长和患儿进行人文关怀？

第八章 | 呼吸系统疾病患儿的护理

教学课件　思维导图

学习目标

1. 掌握急性上呼吸道感染、急性感染性喉炎、急性支气管炎、支气管肺炎及支气管哮喘患儿的身体状况、护理诊断及护理措施。

2. 熟悉上述疾病的病因和治疗原则。

3. 了解儿童呼吸系统解剖生理特点，支气管肺炎的发病机制和辅助检查。

4. 学会按照护理程序对呼吸系统疾病患儿实施整体护理。

5. 具有对患儿及家长同情与关爱的职业素质。

第一节　儿童呼吸系统解剖生理特点

（一）解剖特点

呼吸系统以环状软骨下缘为界，分为上、下呼吸道。上呼吸道包括鼻、鼻旁窦、咽、咽鼓管、会厌及喉；下呼吸道包括气管、支气管、毛细支气管、呼吸性细支气管、肺泡管及肺泡。

1. 上呼吸道

（1）鼻和鼻旁窦：婴幼儿鼻腔相对短小，鼻道狭窄，无鼻毛，鼻黏膜柔嫩、血管丰富，因此易感染。感染时黏膜充血肿胀，易发生堵塞，导致呼吸困难或张口呼吸，影响吸吮。鼻腔黏膜与鼻旁窦黏膜相延续，且鼻旁窦口相对较大，故急性鼻炎时可累及鼻旁窦，易发生鼻窦炎。

（2）鼻泪管和咽鼓管：婴幼儿鼻泪管较短，开口于眼内眦部，瓣膜发育不全，故鼻腔感染时易累及眼结膜，引起结膜炎。婴幼儿咽鼓管宽、短、直，呈水平位，故鼻咽炎易致中耳炎。

（3）咽部：咽部狭窄而垂直。咽扁桃体又称腺样体，生后6个月已发育，腺样体严重肥大是儿童阻塞性睡眠呼吸暂停综合征的重要原因。腭扁桃体1岁末逐渐增大，4~10岁时发育达高峰，14~15岁时逐渐退化，故扁桃体炎多见于年长儿。

（4）喉：儿童喉部呈漏斗形，喉腔狭窄，软骨柔软，黏膜柔嫩，富有血管及淋巴组织，故轻微炎症即可引起喉头水肿、狭窄，导致吸气性呼吸困难。

2. 下呼吸道

（1）气管和支气管：婴幼儿气管和支气管相对短且狭窄，黏膜柔嫩，血管丰富，软骨柔软，因缺乏弹力组织而支撑作用弱；因黏液腺分泌不足，气道较干燥；因纤毛运动差，清除能力弱。故婴幼儿气管和支气管易发生感染，而且一旦感染易发生充血、水肿，导致呼吸道阻塞。由于右主支气管为气管的直接延伸，粗短且走向垂直，因此，气管异物易进入右主支气管，引起右侧肺不张或肺气肿。

（2）肺：儿童肺的弹力纤维发育差，肺泡数量少，血管丰富，间质发育旺盛，故肺含血量丰富而含气量相对较少，易发生感染，感染时易引起间质性炎症、肺不张或肺气肿等。

（3）胸廓和纵隔：婴幼儿胸廓上下径较短，前后径相对较长，呈桶状；肋骨呈水平位，膈肌位置较高；呼吸肌发育差，呼吸时胸廓运动幅度小，肺脏不能充分扩张及进行较好的通气和换气，容易发生呼吸困难，导致缺氧和二氧化碳潴留。儿童的纵隔体积相对较成人大，因而肺的扩张易受到限制。纵隔周围组织松软，在气胸或胸腔积液时易发生移位。

（二）生理特点

1. 呼吸频率和节律 儿童呼吸频率快，年龄越小，呼吸频率越快。婴儿由于呼吸中枢发育尚不成熟，调节功能差，易出现呼吸节律不齐、间歇、暂停等现象，尤以早产儿、新生儿最为明显。各年龄阶段儿童呼吸和脉搏频率见表8-1。

表8-1 各年龄阶段儿童呼吸和脉搏频率

年龄	呼吸/(次·min⁻¹)	脉搏/(次·min⁻¹)	呼吸:脉搏
新生儿	40~45	120~140	1:3
~1岁	30~40	110~130	1:3~1:4
~3岁	25~30	100~120	1:3~1:4
~7岁	20~25	80~100	1:4
~14岁	18~20	70~90	1:4

2. 呼吸类型 婴幼儿呼吸肌发育不全，胸廓活动范围小，呈腹式呼吸。随着年龄的增长，呼吸肌逐渐发育，开始行走后，腹腔器官下降，肋骨逐渐变为斜位，逐渐转为胸腹式呼吸。

3. 呼吸功能特点 儿童肺活量、潮气量、每分通气量及气体弥散量均较成人低，气道阻力因呼吸管腔相对细小而大于成人，所以各项呼吸功能的储备能力均较低，当患呼吸道疾病时较易发生呼吸衰竭。

4. 血气分析 新生儿和婴幼儿的肺功能检查难以进行，可通过血气分析了解血氧饱和度水平和体液酸碱平衡状态，为诊断和治疗提供依据。儿童动脉血气分析正常值见表8-2。

表8-2 儿童动脉血气分析正常值

项目	新生儿	~2岁	>2岁
pH	7.35~7.45	7.35~7.45	7.35~7.45
PaO_2/kPa	8~12	10.6~13.3	10.6~13.3
$PaCO_2$/kPa	4.00~4.67	4.00~4.67	4.67~6.00
SaO_2/%	90~97	95~97	96~98
HCO_3^-/(mmol·L⁻¹)	20~22	20~22	22~24
BE/(mmol·L⁻¹)	−6~+2	−6~+2	−4~+2

（三）免疫特点

儿童呼吸道的非特异性免疫功能和特异性免疫功能均较低。婴幼儿的SIgA含量低，同时，其他免疫球蛋白（IgG、IgA）含量也较低，肺泡巨噬细胞功能不足，乳铁蛋白、溶菌酶、干扰素、补体等的数量和活性不足，故婴幼儿易患呼吸道感染。

第二节 急性上呼吸道感染

情景导入

患儿，女，3岁，因咽痛、鼻塞、流涕、干咳、头痛、轻度畏寒就诊。体格检查：体温38.7℃，咽红，扁桃体无肿大。两肺呼吸音清，未闻及干湿啰音。初步诊断：急性上呼吸道感染。

急性上呼吸道感染（acute upper respiratory tract infection）又称"感冒"，是由各种病原体引起的鼻、鼻咽和咽部的急性感染，是儿童最常见的急性呼吸道感染性疾病。急性上呼吸道感染根据主要感染部位的不同可分为急性鼻炎、急性咽炎、急性扁桃体炎等。本病一年四季均可发生，以冬春季节及气候骤变时多见。

引起急性上呼吸道感染的病原体包括病毒、细菌、支原体等。其中病毒引起者占90%以上，主要包括鼻病毒、呼吸道合胞病毒、流感病毒、副流感病毒、腺病毒、柯萨奇病毒、埃可病毒等。病毒感染后可继发细菌感染，最常见的细菌是溶血性链球菌，其次为肺炎链球菌、流感嗜血杆菌。

婴幼儿时期由于呼吸道的解剖生理和免疫特点，易患呼吸道感染。患有维生素 D 缺乏性佝偻病、营养不良、贫血等疾病，或儿童生活环境不良如居室拥挤、通风不良、阳光不足、空气严重污染、被动吸烟、护理不当等，容易诱发本病。

【护理评估】

1. 健康史 询问患儿发病前是否有受凉史，有无类似疾病患者接触史；是否有佝偻病、营养不良、贫血等病史；有无反复上呼吸道感染史。

2. 身体状况 临床症状轻重不一，与年龄、病原体及机体抵抗力不同有关。

（1）一般类型的急性上呼吸道感染：病程一般为3~5d。

1）症状：年长儿以局部症状为主，无全身症状或全身症状较轻；婴儿起病急，以全身症状为主，局部症状较轻，常有消化道症状。①局部症状：流涕、鼻塞、打喷嚏、咽部不适、咽痛等。②全身症状：发热、畏寒、烦躁不安、拒乳、乏力等，可伴呕吐、腹泻、腹痛等消化道症状。③发热可引起热性惊厥。④部分患儿可出现脐周阵发性疼痛，无压痛，可能与发热所致肠痉挛或肠系膜淋巴结炎有关。

2）体征：可见咽部充血、扁桃体肿大，有时可有颌下淋巴结肿大及触痛。肺部听诊呼吸音多正常。部分肠道病毒感染的患儿可出现不同形态的皮疹。

（2）两种特殊类型的急性上呼吸道感染

1）疱疹性咽峡炎（herpangina）：由柯萨奇 A 组病毒感染引起，好发于夏秋季。表现为起病急，高热，咽痛，咽充血，腭咽弓、悬雍垂、软腭等处可见数个直径为 2~4mm 的灰白色疱疹，周围有红晕，疱疹破溃后形成小溃疡。病程为 1 周左右。

2）咽结膜热（pharyngo-conjunctival fever）：由腺病毒感染引起，好发于春夏季，以发热、咽炎、结膜炎为特征，可在集体儿童机构中流行。表现为发热、咽痛，一侧或双侧眼结膜炎及颈部或耳后淋巴结肿大。病程为 1~2 周。

（3）并发症：上呼吸道感染可并发中耳炎、鼻窦炎、咽后壁脓肿、颈淋巴结炎、喉炎、支气管炎、支气管肺炎等。年长儿发生链球菌感染，可引起急性肾小球肾炎和风湿热等自身免疫病。

3. 心理 - 社会支持状况 家长在患儿起病初多不重视，当患儿出现严重表现后，因担心病情恶化而产生焦虑、抱怨等情绪；评估患儿家长对本病的认识程度及家庭生活环境等。

4. 辅助检查 病毒感染时白细胞计数偏低或正常，淋巴细胞数相对增高；细菌感染时白细胞计数和中性粒细胞增高。

5. 治疗原则及主要措施

（1）一般治疗：休息、多饮水；注意呼吸道隔离；预防并发症的发生。

（2）病因治疗：普通感冒目前尚无特异性抗病毒药物，部分中药制剂有一定抗病毒作用；流感病毒感染，可口服磷酸奥司他韦，一般不用抗生素。如细菌感染或病毒性感冒继发细菌感染者，可选用抗生素，如青霉素类、头孢菌素类、大环内酯类抗生素等。如为链球菌感染或既往有急性肾小球肾炎、风湿热病史者，应用青霉素或红霉素10~14d。

（3）对症治疗：高热者给予降温处理；热性惊厥者给予镇静止惊处理；咽痛者含服咽喉片。

【常见护理诊断/问题】

1. 体温过高　与病毒或细菌感染有关。

2. 舒适度减弱　与咽痛、鼻塞有关。

3. 潜在并发症：热性惊厥。

【护理措施】

1. 维持体温正常

（1）**居室环境**：保持室内温湿度适宜，空气新鲜，但应避免空气对流。

（2）**保证充足的营养和水分**：鼓励患儿多饮水，进食富含维生素、易消化的清淡饮食，应少食多餐。入量不足者给予静脉补液。

（3）**密切观察体温变化**：发热患儿每4h测量一次体温并准确记录，如为超高热或有热性惊厥史者每1~2h测量一次体温，退热处置1h后还应复测体温；体温超过38.5℃时，遵医嘱给予对乙酰氨基酚或布洛芬等药物降温；如有热性惊厥病史者应及早给予降温处理。

知识链接

儿童降温措施的选择

1. 退热药物首选对乙酰氨基酚或布洛芬，建议每次疾病过程中选择一种。不推荐对乙酰氨基酚联合布洛芬用于儿童退热，也不推荐这两种药物交替用于儿童退热。

2. 退热药物不能有效预防热性惊厥的发生。

3. 物理降温（如温水擦浴、冰敷或乙醇拭浴等）不再推荐应用。虽然温水擦浴联合药物降温在短时间内退热效果好，但会明显增加患儿的不适感。

4. 不能以发热的高度及持续时间来判断患儿的病情轻重，也不能根据应用退热药后体温下降的快慢和程度判断疾病的危重程度。

5. 糖皮质激素不能作为退热剂用于儿童退热。

（4）遵医嘱应用抗病毒药物或抗生素。

2. 提高患儿的舒适度

（1）**减少活动，注意休息**：有高热者应卧床休息，并经常更换体位，临床各种治疗、护理操作集中进行，保证患儿有足够的休息时间。

（2）**及时清理分泌物，保持呼吸道通畅**

1）鼻、咽部护理：及时清除鼻腔及咽喉部分泌物，保持鼻孔周围清洁，并用凡士林、液体石蜡等涂抹鼻翼部的黏膜及鼻下皮肤，以减轻分泌物的刺激。

2）鼻塞严重的患儿，可先清除鼻腔分泌物，再用0.5%麻黄碱液滴鼻，每日2~3次，每次1~2滴，如婴儿因鼻塞而妨碍吸吮，可在哺乳前15min滴鼻，使鼻腔通畅，保证吸吮。

3）嘱患儿不要用力擤鼻，以免炎症经咽鼓管蔓延引起中耳炎。

（3）**保持口腔清洁**：婴幼儿饭后喂少量的温开水以清洁口腔；年长儿饭后漱口，咽部不适时可给予润喉片或雾化吸入。

3. 密切观察病情变化　注意体温变化，警惕热性惊厥的发生；注意咳嗽的特点、神经系统症状、口腔黏膜变化及皮肤有无皮疹等，以便能早期发现麻疹、猩红热、百日咳、流行性脑脊髓膜炎等急性传染病;注意观察咽部充血、水肿、化脓情况,在疑有咽后壁脓肿时,应及时报告医生,防止脓肿破溃后脓液流入气管引起窒息。

4.健康指导　指导家长学习预防急性上呼吸道感染的知识,掌握相应的处理措施,如穿衣要适当,以逐渐适应气温的变化,避免过热或过冷;做好呼吸道隔离,接触患呼吸系统疾病者应戴口罩,在集体儿童机构中,应早期隔离患儿;增强体质,提倡母乳喂养,按时预防接种,加强体育锻炼,多进行户外活动,不要到人群拥挤的公共场所去;要积极防治佝偻病、营养不良及贫血等各种慢性疾病,体弱儿童建议注射流感疫苗,以增强防御能力。

第三节　急性感染性喉炎

急性感染性喉炎(acute infectious laryngitis)为喉部黏膜急性弥漫性炎症,以犬吠样咳嗽、声音嘶哑、喉鸣和吸气性呼吸困难为临床特征。症状重者因呼吸道梗阻而危及生命。冬春季发病较多,常见于婴幼儿。

本病系病毒或细菌感染引起,亦可并发于麻疹、流行性感冒(简称流感)、百日咳等急性传染病。由于儿童喉部解剖结构特殊,发生炎症时易充血、水肿而出现喉梗阻。

【护理评估】

1.健康史　询问患儿近期有无上呼吸道感染史、传染病接触史、过敏史等;有无受凉、过度劳累、机体抵抗力下降等诱因。

2.身体状况　起病急、症状重,可有发热、声音嘶哑、犬吠样咳嗽、吸气性喉鸣和吸气性凹陷。严重者出现发绀、烦躁不安、面色苍白、心率加快等缺氧症状。体检可见咽部充血,喉镜检查可见喉部、声带有不同程度的充血、水肿。一般白天症状轻,夜间入睡后因喉部肌肉松弛,分泌物阻塞而症状加重,喉梗阻者若抢救不及时,可窒息死亡。按吸气性呼吸困难的轻重程度,将喉梗阻分为4度(表8-3)。

表 8-3　急性感染性喉炎喉梗阻分度

分度	症状	体征
Ⅰ度	患儿安静时无症状,仅于活动或哭闹后出现吸气性喉鸣和呼吸困难	听诊肺部呼吸音及心率均无改变
Ⅱ度	患儿安静时有喉鸣和吸气性呼吸困难	肺部听诊可闻及喉传导音或管状呼吸音,心率加快
Ⅲ度	除上述喉梗阻症状外,患儿因缺氧出现烦躁不安,口唇及指(趾)发绀,双眼圆睁,惊恐,头面部出汗,吸气性凹陷	肺部呼吸音明显减弱,心率快,心音低钝
Ⅳ度	患儿呈衰竭状态,昏睡或昏迷,面色苍白或青灰,由于无力呼吸,吸气性凹陷可不明显	肺部听诊呼吸音几乎消失,仅有气管传导音,心律不齐,心音低钝、弱

3.心理−社会支持状况　患儿发生喉梗阻时,评估患儿及家长是否因担心呼吸困难危及生命而出现紧张、恐惧的情绪;评估家长是否因缺乏相关疾病知识、对病情认识不足、不能及时就诊导致贻误治疗时机而产生愧疚、悔恨心理;评估患儿家庭支持系统及经济状况等。

4.治疗原则及主要措施　主要以防治喉梗阻、及时解除呼吸困难为主。

(1)**保持呼吸道通畅**:可用 1%~3% 麻黄碱和糖皮质激素雾化吸入,消除黏膜水肿;痰多者可选用祛痰剂,必要时用喉镜吸痰。

(2)**控制感染**:选择敏感抗生素,常用青霉素类、头孢菌素类或大环内酯类药物。

(3)**糖皮质激素治疗**:可口服泼尼松,Ⅱ度以上喉梗阻者应静脉应用地塞米松或氢化可的松。

吸入型糖皮质激素混悬液雾化吸入可促进黏膜水肿的消退。

（4）对症治疗：烦躁不安者可给予镇静药物，但避免使用氯丙嗪（抑制呼吸）；缺氧者予以吸氧，对于严重缺氧或有Ⅲ度以上喉梗阻者，可行气管插管、呼吸机辅助通气治疗，必要时行气管切开术。

【常见护理诊断/问题】

1. 有窒息的危险　与急性喉炎所致的喉梗阻有关。

2. 体温过高　与喉部感染有关。

3. 恐惧　与呼吸困难和窒息有关。

4. 知识缺乏：患儿及家长缺乏有关急性喉炎的护理和预防知识。

【护理措施】

1. 改善呼吸功能，预防窒息的发生

（1）保持室内空气清新，温湿度适宜。置患儿于舒适体位，保持患儿安静，合理安排治疗、护理操作，尽可能减少对患儿的刺激。

（2）遵医嘱给予雾化吸入，迅速消除喉头水肿，恢复气道通畅。有缺氧症状时给予氧气吸入。避免直接检查咽部，以防喉部突然痉挛引起喉梗阻。

（3）遵医嘱应用抗生素、糖皮质激素及镇静剂，并观察药物的疗效和副作用。

2. 维持体温正常　参见本章第二节相关内容。

3. 密切观察病情变化　根据患儿喉鸣、发绀、烦躁及吸气性凹陷等表现，准确判断喉梗阻的程度，随时做好气管切开的准备。

4. 心理护理　由于起病急、症状重，患儿极度紧张、烦躁不安，护士应守护在患儿床旁，轻轻抚摸患儿背部，并通过暗示、诱导等方法稳定患儿的情绪；耐心解答家长的疑问，并适时开展健康教育，提高家长的应对能力。

5. 健康指导　告知家长患儿喉炎发作时的应对措施；由于夜间空气干燥，患儿夜间或睡眠时病情突然加重，可立即使其吸入温暖、湿润的空气，以减轻喉部水肿。其他内容参见本章第二节。

第四节　急性支气管炎

急性支气管炎（acute bronchitis）指各种病原体引起的支气管黏膜的急性炎症，气管常同时受累，故又称为急性气管支气管炎，以婴幼儿多见，常继发于上呼吸道感染之后，或者为一些急性呼吸道传染病如流感、麻疹、百日咳、猩红热等的前驱表现。

凡能引起上呼吸道感染的病原体皆可引起支气管炎，可以是病毒，也可以是细菌，或为混合感染。特异性体质、免疫功能低下、营养不良、佝偻病等为本病的危险因素。

【护理评估】

1. 健康史　了解患儿是否有上呼吸道感染、营养不良、佝偻病等病史，既往有无本病的反复发作史。询问是否有免疫功能低下，是否接触过刺激性气体等。

2. 身体状况　患儿大多先有急性上呼吸道感染的症状，之后以咳嗽为主要症状，先为干咳，以后有痰，一般全身症状不明显。婴幼儿可症状较重，常有发热、呕吐及腹泻等。体检：双肺呼吸音粗糙，可有不固定的散在的干啰音和粗中湿啰音。婴幼儿有痰常不易咳出，可在咽喉部或肺部闻及痰鸣音。患儿一般无呼吸急促和发绀。

3. 心理-社会支持状况　评估家长对患儿疾病的重视程度；评估家长有无焦急、抱怨等心理反应。

4. 辅助检查　细菌感染时，外周血白细胞计数升高。胸部 X 线检查无异常改变或可见肺纹理增粗。

5.治疗原则及主要措施　主要是对症治疗和控制感染。

(1)**祛痰、止咳**：一般不用镇咳剂，以免抑制自然排痰，痰液黏稠者可用祛痰剂，如氨溴索等。

(2)**平喘**：喘憋严重时可雾化吸入沙丁胺醇等β_2受体激动剂，也可吸入糖皮质激素如布地奈德混悬液，症状重者可加口服泼尼松3~5d。

(3)**控制感染**：病毒感染者一般不需用抗生素；考虑为细菌感染时，可选用抗生素；如为支原体感染，给予大环内酯类抗生素。

【常见护理诊断/问题】

1.清理呼吸道无效　与痰液黏稠不易咳出有关。

2.体温过高　与病毒或细菌感染有关。

【护理措施】

1.保持呼吸道通畅

(1)保持室内空气新鲜，温湿度适宜，以避免痰液干燥。

(2)保证充足的水分及营养，鼓励患儿多饮水，使痰液稀释易于咳出。

(3)避免剧烈的活动及游戏，注意休息。

(4)鼓励患儿有效咳嗽；对咳嗽无力及卧床患儿，宜经常更换体位、拍背，促使呼吸道分泌物排出，促进炎症消散。

(5)遵医嘱给予祛痰剂、平喘剂、抗生素，并注意观察药物的疗效及副作用。

(6)若有呼吸困难、发绀，应给予吸氧，并协助医生积极处理。

2.维持体温正常　参见本章第二节的相关内容。

3.健康指导　参见本章第二节的相关内容。

第五节　肺　炎

情景导入

患儿，女，6个月，发热、咳嗽4d，气促1d。患儿4d前出现发热、鼻塞、流涕、咳嗽，给予退热处理和感冒冲剂口服。近1d来，患儿咳嗽加重，伴有喘憋。体格检查：T 39.0℃，P 158次/min，R 59次/min，精神萎靡，咽部充血，口周发绀，鼻翼扇动，双肺可闻及较密集的中细湿啰音。

请问：

1. 该患儿的主要护理诊断有哪些？

2. 如何改善患儿的呼吸功能？

3. 怎样做好病情观察？

肺炎(pneumonia)指不同病原体或其他因素(如吸入羊水、过敏反应等)所引起的肺部炎症。肺炎以发热、咳嗽、气促、呼吸困难和肺部固定湿啰音为主要临床特征，严重时可累及循环、神经及消化等系统出现相应的临床改变。肺炎是婴幼儿时期的常见病，是我国儿童重点防治疾病之一。

肺炎尚无统一分类方法，目前常用以下分类法。

(1)**按病理分类**：大叶性肺炎、支气管肺炎和间质性肺炎。

(2)**按病因分类**：病毒性肺炎、细菌性肺炎、支原体肺炎、衣原体肺炎、原虫性肺炎、真菌性肺炎、非感染病因引起的肺炎(吸入性肺炎、过敏性肺炎)等。

(3)**按病程分类**：①急性肺炎：病程在1个月以内。②迁延性肺炎：病程在1~3个月。③慢性肺炎：病程在3个月以上。

（4）**按病情分类**：①轻症肺炎：以呼吸系统症状为主，其他系统无受累或仅轻微受累，无明显全身中毒症状。②重症肺炎：除呼吸系统症状加重外，其他系统也受累，全身中毒症状明显。

（5）**其他分类**：①按病原体和临床表现分为典型病原体肺炎和非典型病原体肺炎。典型病原体肺炎常见病原体为肺炎链球菌、金黄色葡萄球菌、肺炎杆菌、流感嗜血杆菌、大肠埃希菌等。非典型病原体肺炎常见病原体为支原体、衣原体、军团菌等。②按发生地区分为社区获得性肺炎（community acquired pneumonia，CAP）和医院获得性肺炎（hospital acquired pneumonia，HAP）。

临床上若病原体明确，则按病因分类，以便指导治疗，否则按病理或其他方法分类。本节重点介绍支气管肺炎。

支气管肺炎（bronchopneumonia）是累及支气管壁和肺泡的炎症。支气管肺炎是儿童最常见的肺炎，2岁以内儿童多发；一年四季均可发病，北方多发生于冬春季或气候骤变时；居住环境拥挤、通风不良、空气污浊，致病性微生物增多，易发生肺炎；营养不良、佝偻病、先天性心脏病等患儿及免疫功能低下者均易发生肺炎。

【概述】

1.**病因** 最常见病原体为病毒和细菌，或细菌与病毒的"混合感染"。发达国家以病毒感染为主，最常见的是呼吸道合胞病毒，其次为腺病毒、流感和副流感病毒等。发展中国家以细菌感染为主，以肺炎链球菌多见。近年来肺炎支原体、衣原体和流感嗜血杆菌感染有增多趋势。

2.**病理生理** 病原体常由呼吸道入侵，少数由血行入肺。病原体侵入肺部后，引起支气管黏膜充血水肿，管腔狭窄；肺泡壁充血、水肿，肺泡腔内充满炎性渗出物，从而影响通气和换气功能。通气不足引起PaO_2和SaO_2降低（低氧血症）及$PaCO_2$增高（高碳酸血症）；换气功能障碍则主要引起低氧血症。体内缺氧及二氧化碳潴留，加之病原体毒素和炎症产物的作用，从而造成各器官系统发生一系列病理生理改变（图8-1）。

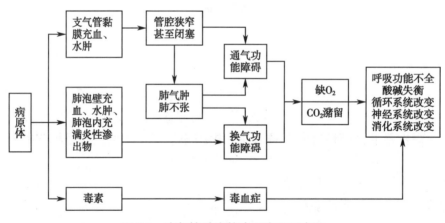

图8-1　支气管肺炎的病理生理示意图

（1）**呼吸系统**：由于通气和换气障碍，可导致缺氧和二氧化碳潴留，为代偿缺氧，患儿呼吸频率与心率增快。为增加呼吸深度，辅助呼吸肌参与呼吸运动，出现鼻翼扇动和吸气性凹陷，严重者可发生呼吸衰竭。

（2）**循环系统**：可发生心肌炎、心力衰竭及微循环障碍。缺氧和二氧化碳潴留可使肺小动脉反射性收缩，肺循环压力增高，致使右心负荷加重，加之病原体和毒素的作用，可引起中毒性心肌炎，导致心力衰竭。肺动脉高压和中毒性心肌炎是诱发心力衰竭的主要原因。重症患儿还可出现微循环障碍、休克。

（3）**神经系统**：缺氧和二氧化碳潴留可使脑毛细血管扩张，毛细血管壁通透性增加，引起脑水肿。病原体和毒素的作用亦可引起脑水肿。

（4）**消化系统**：缺氧和病原体毒素的作用，使胃肠功能发生紊乱，出现腹泻、呕吐，严重者可引起中毒性肠麻痹和消化道出血。

（5）**酸碱平衡失调**：缺氧时体内需氧代谢障碍，酸性代谢产物增加，加之高热、进食少等因素，常引起代谢性酸中毒。同时，由于二氧化碳潴留可导致呼吸性酸中毒，因此，重症肺炎患儿常出现混合性酸中毒。

【**护理评估**】

1. 健康史　新生儿应询问出生史，是否有缺氧、羊水或胎粪吸入史。婴幼儿应了解近期有无上呼吸道感染或麻疹、百日咳等呼吸道传染病病史及接触史。询问发病时间、起病急缓、病情轻重及病程长短等。了解有无营养不良、佝偻病、先天性心脏病病史及免疫功能低下。

2. 身体状况

（1）**轻症肺炎**：以呼吸系统症状和相应肺部体征为主要表现，主要为发热、咳嗽、气促和肺部出现中、细湿啰音等。

1）症状：①发热：热型不一，多数为不规则热，亦可为弛张热或稽留热，早产儿、重度营养不良儿可不发热。②咳嗽：较频，初为刺激性干咳，极期咳嗽略减轻，恢复期咳嗽有痰。新生儿、早产儿可仅表现为呛奶、口吐白沫。③气促：多在发热、咳嗽后出现。④全身症状：精神不振、食欲减退、烦躁不安、轻度腹泻或呕吐等。

2）体征：①呼吸增快：可达 40~80 次 /min，重者可有鼻翼扇动和吸气性凹陷。②发绀：口周、鼻唇沟和指（趾）端发绀，轻者亦可无发绀。③肺部啰音：早期不明显，以后肺部可闻及较固定的中、细湿啰音。

（2）**重症肺炎**：除全身中毒症状及呼吸系统的症状加重外，还出现循环系统、神经系统、消化系统的功能障碍。

1）循环系统：常见心肌炎、心力衰竭。前者主要表现为面色苍白、心动过速、心音低钝、心律不齐及心电图 ST 段下移、T 波平坦或倒置。心力衰竭主要表现为：①安静状态下，呼吸困难加重，呼吸突然加快，婴儿超过 60 次 /min。②安静状态下，心率突然增快，婴儿超过 160 次 /min，与体温升高和呼吸困难不相称。③心音低钝，奔马律。④骤发极度烦躁不安，面色苍白或发灰，指（趾）甲微血管充盈时间延长。⑤肝脏迅速增大。⑥尿少或无尿，眼睑或双下肢水肿。重症病例还可发生微循环衰竭，出现面色灰白、四肢发凉、脉搏细弱等。

2）神经系统：轻症患儿表现为精神萎靡或烦躁不安。重症患儿可出现中毒性脑病，表现为意识障碍、惊厥、前囟膨隆，呼吸不规则，瞳孔对光反射迟钝或消失，可有脑膜刺激征。脑脊液检查除压力增高外，其他均正常。

3）消化系统：轻症患儿表现为食欲减退、呕吐、腹泻等。发生中毒性肠麻痹时，表现为严重腹胀，呼吸困难加重，肠鸣音消失。有消化道出血时，呕吐咖啡样物，大便隐血试验阳性或排柏油样便。

早期合理治疗者并发症少见，若延误诊断或病原体致病力强，可引起脓胸、脓气胸及肺大疱等。

> **知识链接**
>
> ### 肺炎严重程度评估
>
> WHO 推荐 2 个月 ~5 岁儿童出现胸壁吸气性凹陷或鼻翼扇动或呻吟表现之一者，提示有低氧血症，为重度肺炎；如果出现中心性发绀、严重呼吸窘迫、拒食或脱水征、意识障碍（嗜睡、昏迷、惊厥）表现之一者为极重度肺炎，这是重度肺炎的简易判断标准，适用于发展中国家及基层地区。对于住院患儿或条件较好地区，社区获得性肺炎严重程度的评估还应依据肺部病变范围、有无低氧血症以及有无肺内外并发症等表现判断。

(3)几种不同病原体所致肺炎的特点（表8-4）

表8-4　几种不同病原体所致肺炎的特点

临床特点	呼吸道合胞病毒肺炎	腺病毒肺炎	金黄色葡萄球菌肺炎	肺炎支原体肺炎
病原体	呼吸道合胞病毒	腺病毒（3、7型）	金黄色葡萄球菌	肺炎支原体
好发年龄	<2岁,2~6个月多见	6个月~2岁多见	婴幼儿多见	学龄儿多见
临床特点	起病急,干咳,低度或中度发热,喘憋为突出表现,迅速出现缺氧症状及呼吸困难	起病急,全身中毒症状明显,稽留高热,热程长,咳嗽频繁,阵发性喘憋,呼吸困难,发绀等,易发生心肌炎、心力衰竭、中毒性脑病等	起病急,进展快,全身中毒症状重,呈弛张热,皮肤常见猩红热样皮疹,易并发脓胸、脓气胸和肺大疱等	起病缓慢,常有发热(热度不一),可持续1~3周,以刺激性咳嗽为突出表现
肺部体征	肺部听诊以哮鸣音为主,肺底可闻及细湿啰音	肺部体征出现较晚,多在高热3~7d后才出现湿啰音	肺部体征出现较早,可闻及中、细湿啰音	肺部体征常不明显,少数可闻及干、湿啰音
实验室检查	白细胞计数大多正常	白细胞计数正常或偏低	白细胞计数及中性粒细胞增多,可伴核左移	白细胞计数正常或增多,血清冷凝集试验多为阳性
胸部X线检查	小点片状薄阴影,不同程度梗阻性肺气肿及支气管周围炎	大小不等的片状阴影或融合成大病灶,多伴有肺气肿	小片浸润阴影,可很快出现脓胸、脓气胸和肺大疱等	支气管肺炎改变,或间质性肺炎改变,或肺门阴影增浓。
治疗	抗病毒药物	抗病毒药物	苯唑西林钠等抗生素	大环内酯类抗生素

3.心理－社会支持状况　评估患儿是否有因发热、缺氧等不适及环境陌生、与父母分离等因素而产生焦虑和恐惧心理。家长是否有因患儿住院、疾病知识缺乏等产生焦虑、抱怨等情绪。了解患儿既往是否有住院的经历,以及患儿家庭经济状况等。

4.辅助检查

（1）实验室检查

1）血常规:病毒性肺炎白细胞计数大多正常或降低,可见异型淋巴细胞;细菌性肺炎白细胞计数及中性粒细胞常增高,可有核左移,胞质中可见中毒颗粒。

2）C反应蛋白（CRP）:细菌感染时,血清CRP多上升,非细菌性感染者则上升不明显。

3）前降钙素（PCT）:细菌感染时,PCT可升高,抗菌药物治疗有效时,PCT可迅速下降。

4）病原学检查:取鼻咽拭子或气管分泌物等标本可做病毒分离或细菌培养,有助于明确病原体;亦可做病原体特异性抗原或特异性抗体检测。

（2）胸部X线检查:支气管肺炎早期有肺纹理增粗,逐渐出现大小不等的斑片状阴影,可融合成片,以双肺下野、中内带多见,可伴有肺不张或肺气肿。

5.治疗原则及主要措施　以控制感染、改善通气功能、对症治疗和防治并发症为主。

（1）控制感染:确诊为细菌感染或病毒感染继发细菌感染者应使用抗生素。

1）用药原则:①有效和安全。②用药前应先做细菌培养和药物敏感试验,未获得培养结果前,可根据经验选用敏感药物。③选用的药物在肺组织中应有较高的浓度。④轻症患儿可口服用药,重症患儿或因呕吐而致口服难以吸收者,可考虑胃肠道外给药,早期用药。⑤适宜剂量、合适疗程。⑥重症患儿宜静脉联合用药。

2）根据不同病原体选择药物:①肺炎链球菌感染者,如对青霉素敏感,首选青霉素或阿莫西林,耐药者首选头孢曲松、头孢噻肟。②金黄色葡萄球菌感染首选苯唑西林钠,耐药者选用万古霉素。③流感嗜血杆菌感染首选阿莫西林加克拉维酸。④肺炎支原体和衣原体感染首选大环内酯类抗生素如阿奇霉素、红霉素等。

3) 用药时间：一般用至热退而且病情平稳、全身症状明显改善、呼吸道症状部分改善后 3~5d。一般肺炎链球菌肺炎疗程为 7~10d。葡萄球菌肺炎在体温正常后 2~3 周可停药，一般总疗程≥6 周。支原体肺炎和衣原体肺炎疗程平均为 10~14d，个别严重病例可适当延长用药时间。

病毒性肺炎的治疗：目前有肯定疗效的抗病毒药物很少，可选用利巴韦林（病毒唑）、α- 干扰素等抗病毒药物。

（2）**对症治疗**：降温、止咳、平喘、改善低氧血症，纠正水、电解质及酸碱平衡紊乱。

（3）**糖皮质激素的应用**：中毒症状明显或严重喘憋、脑水肿、感染性休克、呼吸衰竭者，可短期应用地塞米松，疗程为 3~5d。

（4）**防治并发症**：合并心力衰竭者应予以吸氧、镇静、强心、利尿和血管活性药物；合并中毒性脑病者应给予镇静、止惊、降颅压和促进脑细胞功能恢复的药物；合并中毒性肠麻痹时，给予禁食、胃肠减压，也可给予酚妥拉明等；并发脓胸、脓气胸者宜早期进行胸腔穿刺引流。

（5）**其他**：恢复期可用红外线照射、超短波治疗等物理疗法促进肺部炎症吸收。

【 **常见护理诊断 / 问题** 】

1. 气体交换受损 与肺部炎症有关。

2. 清理呼吸道无效 与呼吸道分泌物过多、黏稠，体弱无力排痰有关。

3. 体温过高 与感染有关。

4. 营养失调：**低于机体需要量** 与摄入不足、消耗增加有关。

5. 潜在并发症：心力衰竭、中毒性脑病、中毒性肠麻痹等。

【 **护理目标** 】

1. 患儿气促、发绀症状逐渐改善以至消失，呼吸平稳。

2. 患儿能顺利咳出痰液，呼吸道通畅。

3. 患儿体温恢复正常。

4. 患儿摄入足够热量，使患儿体重不减或略有增加。

5. 患儿无并发症发生或有并发症发生时得到及时发现和处理。

【 **护理措施** 】

1. 改善呼吸功能

（1）**保持病室环境安静与舒适**：保持室内空气清新，室温控制在 18~22℃，湿度以 55%~65% 为宜；定期进行空气消毒，防止病原体播散；患儿按不同病原体或病情轻重分室居住，以防交叉感染。

（2）**保证患儿休息**，避免哭闹：嘱患儿卧床休息，被褥要轻暖，穿衣不要过多，内衣应宽松，以免影响呼吸；勤换尿布，保持皮肤清洁，使患儿感觉舒适，以利于休息；各项护理操作集中进行，尽量使患儿安静，以减少氧耗。

（3）**给氧**：有低氧血症表现如气促、发绀者应尽早给氧。一般采用鼻导管给氧，氧流量为 0.5~1L/min，氧浓度不超过 40%；缺氧明显者可用面罩给氧或头罩给氧，氧流量为 2~4L/min，氧浓度为 50%~60%；出现呼吸衰竭时，应使用人工呼吸器或机械通气给氧。

（4）**遵医嘱使用抗生素、抗病毒药物等**，以消除肺部炎症，改善呼吸功能，并注意观察药物的疗效和不良反应。

2. 保持呼吸道通畅

（1）**根据病情采取相应的体位**：半卧位或高枕卧位有利于呼吸运动和呼吸道分泌物的排出；胸痛患儿可采取患侧卧位以减轻疼痛；指导患儿进行有效的咳嗽，排痰前协助变换体位，以帮助清除呼吸道分泌物。

（2）**协助翻身拍背以助排痰**：方法为五指并拢、稍向内合掌，呈空心状，由下向上、由外向内地轻拍背部，边拍边鼓励患儿咳嗽，借助重力和震动作用促使呼吸道分泌物排出，拍背力量应适度，以不引起患儿疼痛为宜，拍背时间为10min，一般在餐前或餐后2h进行为宜。

（3）**及时清除患儿口鼻分泌物**：对于痰液黏稠者给予雾化吸入，每日2~3次，每次约20min，指导患儿深呼吸以达最佳雾化效果；必要时予以吸痰，吸痰不宜在患儿进食后1h内进行，以免引起恶心、呕吐。

（4）遵医嘱给予祛痰剂、平喘剂。

3. 维持体温正常　参见本章第二节的相关内容。

4. 补充营养及水分　鼓励患儿多饮水，给予营养丰富、易消化的流质或半流质饮食，应少量多餐，哺喂时应有耐心，以免饮食呛入气管发生窒息。重症不能进食者，可遵医嘱给予静脉输液，输液时要严格控制输液量和滴注速度，最好使用输液泵，保持液体均匀滴入，以免诱发心力衰竭。

5. 密切观察病情

（1）当患儿出现烦躁不安、面色苍白、喘憋加重、呼吸 > 60 次/min、心率 > 160 次/min、心音低钝、肝脏在短时间内迅速增大时，应考虑肺炎合并心力衰竭，应立即给予半坐卧位、吸氧、减慢输液速度并报告医生，做好抢救准备。

（2）若患儿出现烦躁或嗜睡、惊厥、昏迷、呼吸不规则、囟门紧张或隆起等颅内高压表现时，应考虑中毒性脑病，应立即报告医生，遵医嘱使用镇静和减轻脑水肿的药物。

（3）观察有无腹胀、肠鸣音是否减弱或消失，观察呕吐物的性质、是否有便血，以便及时发现中毒性肠麻痹及消化道出血。

（4）若患儿发热持续不退或退而复升，中毒症状加重，出现剧烈咳嗽、呼吸困难、胸痛、发绀加重等表现，应考虑并发脓胸或脓气胸，立即协助医生做好胸腔穿刺或胸腔闭式引流的准备工作。

6. 健康指导　指导家长合理喂养，提倡母乳喂养；多做户外运动，提高机体抵抗力；注意保暖、避免受凉；养成良好的个人卫生习惯，减少呼吸道感染的发生。

【护理评价】

评价患儿：①呼吸是否平稳，气促、发绀症状是否改善以至消失。②是否能有效咳出痰液，保持呼吸道通畅。③体温是否恢复正常。④是否得到充足的营养。⑤有无发生并发症或并发症发生时是否被及时发现并得到妥善处理。

第六节　支气管哮喘

支气管哮喘（bronchial asthma）简称哮喘，是由嗜酸性粒细胞、肥大细胞和T淋巴细胞等多种细胞和细胞组分共同参与的气道慢性炎症性疾病。这种慢性炎症导致易感个体气道高反应性，当接触物理、化学、生物等刺激因素时，发生广泛多变的可逆性呼气气流受限，从而引起反复发作的喘息、咳嗽、气促、胸闷等症状，常在夜间和/或清晨发作或加剧，多数患儿可经治疗缓解或自行缓解。

支气管哮喘以1~6岁患儿患病较多，大多在3岁以内起病。近年本病患病率有增高的趋势。

哮喘的病因至今尚未完全清楚，与遗传、免疫、精神、神经和内分泌因素有关。多数患儿有婴儿湿疹、过敏性鼻炎和/或食物（药物）过敏史。

常见的致病因子有以下几种：①室内变应原：包括尘螨、动物变应原、蟑螂变应原和真菌等。②室外变应原：包括花粉和真菌等。③食入过敏原（异体蛋白质）：如牛奶、鸡蛋、鱼、虾等。④药物和食品添加剂：阿司匹林和其他非甾体类抗炎药等。⑤呼吸道感染：多见于病毒及支原体感染，是诱发儿童哮喘最常见的因素。⑥运动和过度通气。⑦过度情绪激动：大哭、大笑、生气或惊恐等。⑧其他：空气寒冷、干燥，强烈的气味（被动吸烟），粉尘等。哮喘的发病机制复杂，主要为慢性气道炎症、气流受限及气道高反应性。

【护理评估】

1. 健康史 询问此次发作的有关病史，如最近是否有呼吸道感染；家中是否养宠物；家具和玩具的类型等。询问过去发作情况及严重程度；曾用过的药物。询问是否有湿疹、过敏史、家族史；运动后是否有呼吸短促及喘鸣现象等。

2. 身体状况 典型症状为咳嗽、喘息、呼吸困难，反复发作，以夜间和清晨为重，发作间歇期多数患儿可无症状、体征。发作前常有刺激性干咳、打喷嚏和流涕，发作时有呼气性呼吸困难，呼气相延长伴喘鸣声；重症患儿呈端坐呼吸，烦躁不安，大汗淋漓，面色青灰。体检可见胸廓饱满、吸气性凹陷，叩诊呈过清音，听诊两肺布满哮鸣音。哮喘发作一般可自行缓解或用平喘药物后缓解。

若哮喘严重发作，经合理应用缓解药物后仍有严重或进行性呼吸困难者，称作哮喘危重状态（哮喘持续状态）。此时，由于通气量减少，两肺几乎听不到呼吸音，称"闭锁肺"，是支气管哮喘最危险的体征。

本病预后较好，70%~80% 病例到成年期后症状、体征完全消失，部分可留有轻度肺功能障碍。

3. 心理－社会支持状况 评估患儿有无因反复哮喘而产生焦虑、抑郁或恐惧心理。评估家长对本病的了解情况和应对的心态，有无因患儿哮喘发作导致不能正常进食及睡眠而出现焦虑、紧张等状况。评估家庭有无良好的居住环境及经济状况。

4. 辅助检查

(1)**肺功能测定**：适用于 5 岁以上患儿，表现为第一秒用力呼气量／用力肺活量（FEV_1/FVC）降低，呼气峰流速（PEF）降低。

(2)**胸部 X 线检查**：发作时 X 线胸片正常或呈间质性改变，可有肺气肿或肺不张。

(3)**变应原试验**：有助于明确变应原。

5. 治疗原则及主要措施 以去除病因、控制发作和预防复发为原则，坚持长期、持续、规范、个体化治疗。根据病情轻重、病程阶段因人而异地选择适当的治疗方案。治疗哮喘的常用药物有 β_2 受体激动剂、糖皮质激素、抗胆碱能药物以及茶碱类药物等，首选吸入给药。急性发作期以抗炎、平喘、快速缓解症状为治疗重点；慢性缓解期应坚持长期抗炎、降低气道高反应性、避免触发因素、加强自我管理。治疗哮喘持续状态主要为给氧、补液、纠正酸中毒、早期应用糖皮质激素等，有严重的持续性呼吸困难者可给予机械通气。

【常见护理诊断／问题】

1. 低效性呼吸型态 与支气管痉挛、气道阻力增加有关。

2. 清理呼吸道无效 与呼吸道分泌物黏稠、体弱无力排痰有关。

3. 焦虑 与哮喘反复发作有关。

4. 知识缺乏：缺乏有关哮喘的防护知识。

【护理措施】

1. 生活护理

(1) 提供有利于患儿休养的安静、舒适的环境：室温维持在 18~22℃，湿度在 55%~65%，保持空气流通，避免有害气味、花草、地毯、皮毛、烟尘等诱因。安抚患儿，护理操作尽可能集中进行，避免患儿情绪激动。

(2)**饮食护理**：给予营养丰富、高维生素、清淡流质或半流质饮食，避免食用鱼、虾、蛋等可能诱发哮喘的食物。

2. 维持气道通畅，缓解呼吸困难

(1)**体位与吸氧**：置患儿于坐位或半卧位，以利于呼吸；给予鼻导管或面罩吸氧。定时进行血气分析，及时调整氧流量，保持 PaO_2 为 9.3~12.0kPa（70~90mmHg）。

（2）**遵医嘱进行药物治疗**：给予支气管扩张剂和糖皮质激素，可采用吸入疗法、口服、皮下注射或静脉滴注等方式给药。其中吸入治疗是首选的药物治疗方法。使用时嘱患儿及家长充分摇匀药物，再按压喷药于咽喉部后，及时闭口屏气 10s，然后用鼻呼气，最后用清水漱口。

（3）教会并鼓励患儿做深而慢的呼吸运动。

（4）有感染者，遵医嘱给予抗生素。

3. 促进痰液排出　给予雾化吸入、胸部叩击或体位引流等，以促进排痰；鼓励患儿多饮水，保证摄入充足的水分，防止呼吸道分泌物黏稠形成痰栓；对痰液多而无力咳出者及时吸痰。

4. 密切观察病情　观察患儿的哮喘情况及病情变化。观察患儿有无大量出汗、疲倦、发绀，是否有烦躁不安、气喘加剧、心率加快、肝脏在短时间内急剧增大等情况，警惕心力衰竭和呼吸骤停等并发症的发生，还应警惕哮喘危重状态的发生，做好协助医师共同抢救的准备。

5. 心理护理　哮喘发作时，守护并安抚患儿，鼓励患儿将不适及时告诉医护人员，尽量满足患儿合理的要求。向患儿家长解释哮喘的诱因、治疗过程及预后，指导他们以正确的态度对待患儿，并发挥患儿的主观能动性，采取措施缓解患儿的恐惧心理。

6. 健康指导

（1）**指导呼吸运动，以加强呼吸肌的功能**：在进行呼吸运动前，应先清除呼吸道分泌物。

1）腹部呼吸运动方法：平躺，双手平放在身体两侧，膝弯曲，脚平放，用鼻连续吸气并放松上腹部，但胸部不扩张，缩紧双唇，慢慢吐气直到吐完，重复以上动作 10 次。

2）向前弯曲运动方法：坐在椅上，背伸直，头向前向下低至膝部，使腹肌收缩，慢慢上升躯干并由鼻吸气，扩张上腹部，胸部保持直立不动，由口将气慢慢吹出。

3）胸部扩张运动：坐在椅子上，将手掌放在左右两侧的最下肋骨上，吸气，扩张下肋骨，然后由口吐气，收缩上胸部和下胸部，用手掌下压肋骨，可将肺底部的空气排出，重复以上动作 10 次。

（2）**介绍用药方法及预防知识**：指导家长给患儿增加营养，多进行户外活动，多晒太阳，增强体质，预防呼吸道感染；指导患儿及家长确认哮喘发作的诱因，避免接触可能的变应原，去除各种诱发因素（如避免寒冷刺激，避免食入鱼、虾等易致过敏的蛋白质，避免呼吸道感染等）；教会患儿及家长对病情进行监测，辨认哮喘发作的早期征象、发作表现及掌握适当的处理方法；教会患儿及家长选用长期预防与快速缓解的药物，正确、安全用药，在适当时候及时就医，以控制哮喘严重发作。

（兰　萌　王晓令）

思考题

1. 患儿，男，9 个月，因发热、咳嗽 1d，惊厥 1 次急诊入院。体格检查：T 39.5℃，神志清楚，咽部充血，前囟平软，神经系统检查无异常。

请思考：

（1）通过对患儿进行身体评估，列出其主要的护理诊断。

（2）对患儿应采取哪些护理措施？

2. 患儿，男，8 个月，因发热、咳嗽 2d 入院。患儿精神、食欲可，血常规检查示 WBC 20×10^9/L。体格检查：T 39℃，R 60 次/min，P 140 次/min，呼吸急促，咽部充血，双肺可闻及细湿啰音。

请思考：

（1）根据患儿目前身体状况，列出其主要的护理诊断。

（2）对患儿应采取哪些护理措施？

（3）如何做好对家长的健康指导工作？

3. 患儿，女，2岁，因发热、咳嗽 3d 入院。患儿于入院前 2d 出现咳嗽、咳痰，痰多，不易咳出。入院前 1d，患儿咳嗽加剧，烦躁不安，明显气喘。体格检查：T 39℃，R 62 次/min，P 160 次/min，面色苍白、呼吸急促、鼻翼扇动、有吸气性凹陷。双肺可闻及细密湿啰音，心音低钝，肝在肋下 2.5cm。

ER 8-3

练习题

请思考：

（1）患儿目前可能出现了什么并发症？

（2）对患儿应采取哪些护理措施？

（3）如何对家长及患儿进行人文关怀护理？

第九章 | 循环系统疾病患儿的护理

教学课件　　思维导图

学习目标

1. 掌握儿童心率、血压的正常范围；先天性心脏病的分类；先天性心脏病、病毒性心肌炎及充血性心力衰竭患儿的身体状况、护理诊断及护理措施。

2. 熟悉上述疾病的病因和治疗原则。

3. 了解心脏胚胎发育、胎儿血液循环和出生后血液循环的改变，以及上述疾病的辅助检查。

4. 学会应用护理程序对循环系统常见病患儿实施整体护理。

5. 具有对循环系统常见病患儿及家长进行心理护理及健康指导的能力；具有敬畏生命、关爱生命的职业精神。

第一节　儿童循环系统解剖生理特点

（一）心脏的胚胎发育

心脏于胚胎第 2 周开始形成，约于第 4 周起有循环作用，至第 8 周形成具有四腔的心脏。因此，妊娠第 2~8 周是心脏胚胎发育的关键时期，在此期间如受到遗传和某些物理、化学以及生物等环境因素的影响，则易引起心血管发育畸形。

（二）胎儿血液循环和出生后的改变

1. 正常胎儿血液循环　来自胎盘的动脉血由脐静脉进入胎儿体内，在肝脏下缘分成两支。一支入肝与门静脉汇合后经肝静脉进入下腔静脉；另一支经静脉导管直接进入下腔静脉，与来自下半身的静脉血混合，共同流入右心房。此混合血（以动脉血为主）约 1/3 经卵圆孔入左心房，再经左心室流入升主动脉，供应心脏、头部和上肢（上半身）；其余的流入右心室。从上腔静脉回流的来自上半身的静脉血，进入右心房后绝大部分流入右心室，与来自下腔静脉的血液一起进入肺动脉。由于胎儿肺脏处于压缩状态，肺动脉的血只有少量流入肺脏，经肺静脉回到左心房，而约 80% 的血液经动脉导管与来自升主动脉的血液汇合后进入降主动脉（以静脉血为主），供应腹腔器官和下肢（下半身），同时经过脐动脉流回胎盘，换取营养及氧气（图 9-1）。故胎儿期供应脑、心、肝及上肢的血氧含量远较下半身为高。

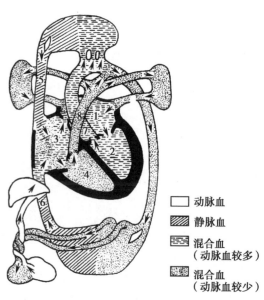

图 9-1　胎儿血液循环示意图

□ 动脉血
▨ 静脉血
▤ 混合血
（动脉血较多）
▨ 混合血
（动脉血较少）

2. 出生后血液循环的改变　出生后血液循环的主要改变是胎盘血液循环停止而肺循环建立，

血液中的气体交换由胎盘转移至肺。

(1) **脐血管的改变**：脐血管在脐带结扎6~8周时完全闭锁，形成韧带。

(2) **卵圆孔关闭**：随着自主呼吸的建立，肺血流量明显增多，由肺静脉回到左心房的血液增多，左心房压力因而增高，当左心房压力超过右心房压力时，卵圆孔出现功能性关闭，生后5~7个月形成解剖性闭合。

(3) **动脉导管关闭**：出生后，由于肺循环压力降低，体循环压力增高，使流经动脉导管内的血流逐渐减少，最后停止。自主呼吸使血氧饱和度增高，直接促使动脉导管壁平滑肌收缩，加之生后前列腺素下降（前列腺素E是维持胎儿动脉导管开放的重要因素），使导管逐渐收缩、闭塞。生后15h出现动脉导管功能性关闭，约80%的婴儿生后3个月、95%的婴儿生后1年内形成解剖性闭合。

（三）各年龄儿童心脏、心率及血压的特点

1. 心脏 儿童心脏在胸腔的位置随年龄的增长而改变，2岁以内的正常婴幼儿心脏多呈横位，心尖搏动位于左侧第4肋间锁骨中线外1.0cm，心尖部主要为右心室。以后心脏逐渐由横位转为斜位，5~6岁时心尖搏动已位于左侧第5肋间锁骨中线上，心尖部主要为左心室。7岁以后心尖位置逐渐移到左侧锁骨中线内0.5~1.0cm处。

2. 心率 由于儿童新陈代谢旺盛和交感神经兴奋性较高，故心率较快，随年龄增长而逐渐减慢。新生儿心率平均为120~140次/min，新生儿~1岁为110~130次/min，1~3岁为100~120次/min，3~7岁为80~100次/min，7~14岁为70~90次/min。进食、活动、哭闹和发热可影响儿童的心率，一般体温每升高1℃，心率增加10~15次/min，睡眠时心率减少10~12次/min。因此，应在儿童安静时测量心率和脉搏。

3. 血压 由于儿童心搏出量较少，动脉壁的弹性较好和血管口径相对较大，故血压偏低，随着年龄的增长而逐渐升高。新生儿收缩压平均为60~70mmHg，1岁为70~80mmHg，2岁以后收缩压可按公式推算：收缩压 =（年龄×2＋80）mmHg，舒张压为收缩压的2/3。收缩压高于此标准20mmHg为高血压，低于此标准20mmHg为低血压。正常情况下，下肢的血压比上肢约高20mmHg。儿童测量血压时应选择宽度为上臂长度1/2~2/3的血压计袖带，袖带过宽或过窄均会影响测量结果。

第二节　先天性心脏病

情景导入

患儿，男，7个月。患儿出生4个月开始吃奶费力、体格瘦小，被诊断为"室间隔缺损"。近日，患儿出现发热、咳嗽等症状，当晚哺乳时，患儿出现明显气喘、剧烈哭闹、全身发绀，急诊收入院。

请问：

1. 该患儿目前存在哪些护理问题？

2. 针对以上护理问题可以给予哪些护理措施？

先天性心脏病（congenital heart disease，CHD）简称先心病，是胚胎期心脏及大血管发育异常所致的先天性畸形，是儿童最常见的心脏病，在活产婴儿中发病率为6‰~10‰。近年来，先心病的微创介入治疗（如动脉导管未闭、房间隔缺损和室间隔缺损封堵术，瓣膜狭窄和血管狭窄球囊扩张术，支架植入术等）的广泛应用，在体外循环、低温麻醉下心脏直视手术的发展，术后监护技术的提高，使先心病的预后已大为改观。

【概述】

1.病因　任何影响胎儿心脏发育的因素都可以使心脏的某一部分出现发育停滞和异常。先天性心脏病的病因尚未完全明确，目前认为主要由遗传因素和环境因素及其相互作用所致。

(1)遗传因素：主要包括单基因突变、多基因病变和染色体易位与畸形等，如21-三体综合征患儿，约40%合并有心血管畸形。

(2)环境因素：①母体感染，特别是妊娠期妇女早期患病毒感染，如风疹病毒、流行性感冒病毒、流行性腮腺炎病毒和柯萨奇病毒感染等。②妊娠期妇女接触大量放射线和服用药物，如抗肿瘤药、抗癫痫药等。③妊娠期妇女患代谢性疾病，如糖尿病、高钙血症、苯丙酮尿症等。④妊娠早期饮酒、吸食毒品等均可能与发病有关。

虽然，先天性心脏病的病因尚不清楚，但加强妊娠期妇女保健工作，特别在妊娠早期积极预防风疹、流行性感冒等病毒性疾病，避免与发病有关的高危因素接触，慎用药物，对预防先天性心脏病具有重要意义。

2.分类　根据左、右心腔及大血管之间有无分流和分流方向，将先天性心脏病分为以下3类。

(1)左向右分流型(潜伏发绀型)：左、右心或主、肺动脉间有异常通道和分流，由于体循环压力高于肺循环，血液自左向右分流而不出现发绀，但在剧烈哭闹、屏气或病理情况下致使肺动脉或右心压力增高并超过左心时，可使血液自右向左分流而出现暂时性发绀。如室间隔缺损、房间隔缺损和动脉导管未闭等。

(2)右向左分流型(发绀型)：左、右心或主、肺动脉间有异常通道和分流，并存在某些原因(如右室流出道狭窄)致使右心压力增高并超过左心，使血液自右向左分流，或因大动脉起源异常，使大量静脉血流入体循环，可出现持续性发绀。如法洛四联症和大动脉错位等。

(3)无分流型(无发绀型)：指心脏左、右两侧或动、静脉之间无异常通路或分流。如肺动脉狭窄和主动脉缩窄等。

【护理评估】

1.健康史　了解母亲妊娠史，尤其是妊娠前3个月内有无病毒感染、接触放射线、用药史等，母亲是否患有代谢性疾病，家族中是否有先天性心脏病患者。询问患儿生长发育情况；有无发绀、出现发绀的时间；有无喂养困难、声音嘶哑、苍白、多汗和反复呼吸道感染等；是否喜欢蹲踞，有无阵发性呼吸困难或昏厥发作等。

2.身体状况

(1)室间隔缺损(ventricular septal defect，VSD)：由胚胎期室间隔发育不全所致，是最常见的类型，约占我国先天性心脏病发病总数的50%。根据缺损大小分为小型缺损(缺损直径<0.5cm)、中型缺损(缺损直径为0.5~1.0cm)和大型缺损(缺损直径>1.0cm)。

室间隔缺损时，左心房血液进入左心室后，一部分从左心室到主动脉至体循环，另一部分自左心室经室间隔缺损分流入右心室到肺动脉至肺循环。室间隔缺损的临床表现取决缺损的大小及肺动脉的阻力。小型缺损者，左向右分流量少，血流动力学变化小，可无症状。较大型缺损者，大量左向右分流致肺循环血量增多，使左心房和左心室的负荷加重，致使右心室、左心房和左心室增大(图9-2)。随着病情的发展或分流量大时，可产生肺动脉高压，此时自左向右分流量减少，最后出现双向分流或反向分流而呈现发绀。当肺动脉高压显著，产生自右向左分流时，临床出现持久性发绀，即艾森门格综合征(Eisenmenger syndrome)。

1)症状：小型缺损者可无症状，仅在体检时发现杂音。缺损较大者由于体循环血量减少，患儿多有喂养困难、消瘦、生长迟缓、活动后乏力、多汗和气急等；由于肺循环血液量增加，易反复患呼吸道感染，易并发心力衰竭。

2)体征：可见心前区隆起，心界向左下扩大；胸骨左缘3~4肋间可闻及Ⅲ~Ⅳ级粗糙的全收缩期杂音,向四周广泛传导,杂音最响处可触及收缩期震颤;肺动脉瓣区第二心音亢进。当出现右向左分流时,患儿出现发绀。

（2）房间隔缺损（atrial septal defect, ASD）：是由于原始心房间隔发育异常所致,约占先天性心脏病发病总数的 5%~10%。由于缺损的存在,左心房压力高于右心房,左心房血液通过缺损向右心房分流,使右心血流量增加,舒张期负荷加重,致使右心房和右心室增大（图 9-3）。肺循环血量增加,可引起肺动脉高压,甚至出现右向左分流,出现发绀。

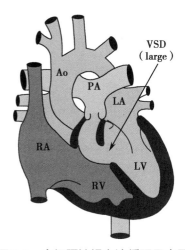

图 9-2　室间隔缺损血液循环示意图
LA：左心房；LV：左心室；RA：右心房；
RV：右心室；PA：肺动脉；Ao：主动脉；
VSD（large）：大型缺损。

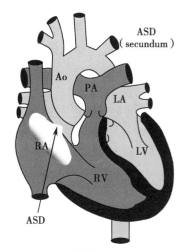

图 9-3　房间隔缺损血液循环示意图
LA：左心房；LV：左心室；RA：右心房；
RV：右心室；PA：肺动脉；Ao：主动脉；
ASD（secundum）：继发孔缺损。

1）症状：症状出现的早晚和轻重取决于缺损的大小。缺损小者可无症状,仅在体检时发现。缺损较大者,表现为消瘦、面色苍白、乏力、多汗,活动后气促,易反复发生呼吸道感染,易并发心力衰竭。

2）体征：可见心前区隆起,心界扩大;胸骨左缘第 2~3 肋间可闻及Ⅱ~Ⅲ级收缩期喷射性杂音,伴有肺动脉瓣区第二心音亢进和固定分裂。

（3）动脉导管未闭（patent ductus arteriosus, PDA）：出生后动脉导管应自行关闭,若持续开放并产生病理生理改变,称动脉导管未闭。动脉导管未闭约占先天性心脏病总数的 10%。由于主动脉的压力在收缩期和舒张期均大于肺动脉,因而通过动脉导管左向右分流的血流是连续不断的,使肺循环及左心房、左心室和升主动脉的血流量明显增多,左心负荷加重,致使左心房、左心室增大（图 9-4）。由于主动脉的血液不断流入肺动脉,周围动脉舒张压下降而致脉压增宽,出现周围血管征。当形成肺动脉高压,肺动脉压力超过主动脉时,肺动脉血流逆向分流入降主动脉,患儿呈现下半身发绀,左上肢轻度发绀,右上肢正常,称为差异性发绀。

1）症状：导管口径较细者,临床可无症状,仅在体检时发现心脏杂音。导管粗大者,在婴幼儿期即可有喂养困难、气急、体重不增、生长发育落后,易反复发生呼吸道感染及心力衰竭。

2）体征：胸骨左缘第 2 肋间可闻及连续性"机器"样杂音,占据整个收缩期和舒张期,以收缩末期最响,向左锁骨下、颈部和肩部传导,常伴有震颤,肺动脉瓣区第二心音亢进。由于脉压增大,可出现周围血管征,如毛细血管搏动、水冲脉及股动脉枪击音等。有显著肺动脉高压时,出现差异性发绀。

上述左向右分流型先心病患儿常见的并发症有支气管肺炎、充血性心力衰竭及感染性心内膜炎等。

（4）法洛四联症（tetralogy of Fallot，TOF）：是存活婴儿中最常见的发绀型先天性心脏病，约占先天性心脏病总数的 12%。法洛四联症由肺动脉狭窄（以漏斗部狭窄多见）、室间隔缺损、主动脉骑跨、右心室肥厚 4 种畸形组成。其中肺动脉狭窄是决定病理生理改变、病情严重程度及预后的主要因素。

血流动力学改变取决于肺动脉狭窄的程度。由于室间隔缺损的存在，肺动脉狭窄较轻时，可出现左向右分流，患儿可无明显发绀。肺动脉狭窄严重时，出现明显的右向左分流，临床出现明显的发绀。肺动脉狭窄使右心室负荷加重，引起右心室代偿性肥厚。同时，由于主动脉骑跨于两心室之上，主动脉除接受左心室的血液外，还直接接受一部分来自右心室的静脉血，因而出现发绀。此外，因肺动脉狭窄，进入肺循环进行气体交换的血流量减少，更加重了发绀（图 9-5）。

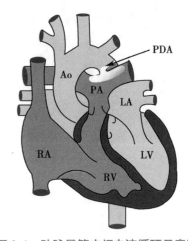

图 9-4　动脉导管未闭血液循环示意图
LA：左心房；LV：左心室；RA：右心房；
RV：右心室；PA：肺动脉；Ao：主动脉；
PDA：动脉导管未闭。

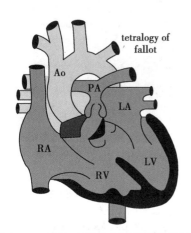

图 9-5　法洛四联症血液循环示意图
LA：左心房；LV：左心室；RA：右心房；
RV：右心室；PA：肺动脉；Ao：主动脉；
tetralogy of Fallot：法洛四联症。

1）症状：主要症状有发绀、蹲踞现象、缺氧发作等特征性表现。①发绀：其程度和出现的早晚与肺动脉狭窄程度有关，多见于唇、指（趾）甲床和球结膜等毛细血管丰富的浅表部位。由于血氧含量下降，患儿活动耐力差，稍一活动（如吃奶、哭闹、走动等），即出现气急和发绀加重。②蹲踞现象：蹲踞是患儿活动后常见的症状。患儿在行走、游戏时，常主动下蹲片刻。蹲踞时下肢屈曲，下肢动脉受压，体循环阻力增加，使右向左分流量减少，可使肺血流量增加；同时因下肢屈曲使静脉回心血量减少，减轻了心脏负荷，从而使缺氧症状暂时缓解。婴儿常将双膝屈曲，大腿贴腹部；年长儿坐时更喜屈膝，在行走、活动或站立过久时，常主动下蹲片刻再行走，为一种无意识地自我缓解缺氧和疲劳的体位。③缺氧发作：多见于婴儿，其诱因常为吃奶、排便、哭闹和情绪激动等。表现为阵发性呼吸困难，发绀加重，重症者可突然昏厥、抽搐，甚至死亡。原因是在肺动脉漏斗部狭窄的基础上，突然发生该处的肌部痉挛，引起一时性肺动脉梗阻，使脑缺氧加重所致。年长儿常述头痛、头晕。

2）体征：多数患儿生长发育落后，重者智力亦落后。心前区稍隆起，胸骨左缘第 2~4 肋间可闻及 Ⅱ~Ⅲ 级粗糙喷射性收缩期杂音，此为肺动脉狭窄所致，一般无震颤，肺动脉瓣第二心音减弱。发绀持续 6 个月以上可出现杵状指（趾），表现为指（趾）末端膨大如鼓槌状。

3）并发症：由于长期缺氧，红细胞数量增多，血液黏稠度增高，血流缓慢，易引起脑血栓，若为细菌性血栓，则易形成脑脓肿。也可合并感染性心内膜炎。

3. 心理－社会支持状况　评估患儿是否因生长发育落后，正常活动、游戏、学习受到限制和影响，而出现抑郁、焦虑、自卑和恐惧等心理。评估家长是否因本病的检查和治疗复杂、风险较大、预后难以预测、费用较高而出现焦虑和抑郁等。

4. 辅助检查

（1）**实验室检查**：法洛四联症患儿红细胞计数增多，血红蛋白增高，红细胞压积增高。

（2）**X线检查**：见表9-1。

表9-1　常见先天性心脏病的X线表现

X线表现	室间隔缺损	房间隔缺损	动脉导管未闭	法洛四联症
房室增大	左、右室增大，左心房也可大	右房、右室大，心影呈梨形	左室大，左房可大	右室大，心影呈靴形
肺动脉段	凸出	凸出	凸出	凹陷
肺野	充血	充血	充血	清晰
肺门"舞蹈"*	有	有	有	无

*肺门"舞蹈"：X线透视下见肺动脉总干及分支随心脏搏动而一明一暗。

（3）**心电图检查**：分流量小者可基本正常；分流量大者表现出相应心房、心室的肥大和电轴的异常。

（4）**超声心动图**：是一种无创检查技术，能清晰显示心脏的解剖结构，明确缺损部位和缺损的大小，显示血液分流的位置和方向，且能估测分流量的大小。

（5）**心导管检查和心血管造影**：通过心导管检查测定心脏不同部位的血氧含量、压力，可判断血液分流部位。当心脏有缺损时，导管可穿过。通过注入造影剂，同时快速摄片，可明确心血管的解剖畸形，是复杂性先心病及血管畸形的主要检查手段。

知识链接

先天性心脏病的四维彩超筛查

心脏超声检查是胎儿期先天性心脏病的最重要的筛查技术，随着超声仪器及技术的进步，四维彩超技术为胎儿心脏检查开辟了新视窗。四维彩超又称实时三维动态图像，是在三维超声的基础上，加上时间维度，形成动态、清晰的立体图像信息，从而便于疾病的诊断和治疗。四维超声的这种时空关联成像技术，可以判断心脏以及主要血管的连通状态和细微结构，大幅度提高先心病检出阳性率、准确度和特异性，为胎儿期先心病的诊断提供了更多的信息支撑。

5. 治疗原则及主要措施

（1）**内科治疗**：目的在于维持患儿正常生活，使之能安全达到手术年龄。主要措施是对症治疗，预防感染，防治感染性心内膜炎、肺部感染和心力衰竭等。法洛四联症患儿要预防与处理缺氧发作。早产儿动脉导管未闭者可用吲哚美辛或布洛芬，以抑制前列腺素合成，促使导管平滑肌收缩，关闭导管。

（2）**介入性心导管术**：已成为动脉导管未闭患儿的首选治疗方法，可采用微型弹簧圈或"蘑菇伞"堵塞动脉导管。部分房间隔缺损、室间隔缺损患儿也可采用介入封堵治疗。

（3）**外科手术治疗**：房间隔缺损及室间隔缺损可在学龄前期行修补术，但分流量大、症状明显或并发心力衰竭者，可不受年龄限制。动脉导管未闭者主张及早手术或经介入方法予以关闭。法洛四联症轻症者可于学龄前行一期根治手术，对有缺氧发作的重症者应在婴儿期尽早手术，频繁发作者可行急诊手术。重症患儿可先行姑息性分流术，待一般情况改善、肺血管发育好转后，再实施根治术。

【常见护理诊断/问题】

1. **活动无耐力**　与体循环血容量减少及血氧饱和度下降有关。

2. **营养失调：低于机体需要量**　与喂养困难及体循环血量减少、组织缺氧有关。

3. **有感染的危险**　与肺循环血量增多及心内膜易受损伤有关。

4. **潜在并发症**：支气管肺炎、心力衰竭、感染性心内膜炎、脑血栓。

5. **焦虑**　与疾病的威胁和对手术的担忧有关。

【护理目标】

1. 患儿能进行适当的活动,满足基本生活所需。

2. 患儿获得足够的营养,满足生长发育需要。

3. 患儿不发生感染。

4. 患儿不发生并发症或并发症发生时能被及时发现,并得到及时适当的处理。

5. 患儿及家长能获得本病的相关知识和心理支持,焦虑情绪缓解,较好地配合检查及治疗。

【护理措施】

1. **建立合理的生活制度**　安排规律的作息时间,保证睡眠和休息;根据病情适当安排活动量,减少心脏负担;保持环境安静,治疗和护理集中安排和完成,使患儿尽量避免哭闹及情绪激动。心功能不全者应卧床休息。

2. **合理喂养**　供给充足的能量、蛋白质、维生素和适量的膳食纤维,保证营养需要。对喂养困难的患儿要耐心喂养,少量多餐,避免呛咳。心功能不全者应给予低盐或无盐饮食。

3. **预防感染**　注意根据气温变化及时加减衣物,避免受凉引起呼吸道感染。注意保护性隔离,以免交叉感染。做小手术时,应给予抗生素预防感染,防止发生感染性心内膜炎。一旦发生感染应积极治疗。

4. **密切观察病情,及时发现和处理并发症**

(1)**观察心力衰竭的表现**:注意观察有无心率增快、呼吸困难、端坐呼吸、咳泡沫样痰、水肿、肝大等心力衰竭的表现,如出现上述表现,应立即置患儿于半卧位,给予吸氧,及时通知医生,并按心力衰竭护理。

(2)**预防脑血栓**:法洛四联症患儿血液黏稠度高,发热、出汗、呕吐、腹泻时,体液量减少,加重血液浓缩易形成血栓,因此,要注意供给充足的液体,必要时可静脉输液。

(3)**预防和处理缺氧发作**:法洛四联症患儿应避免剧烈活动、哭闹、便秘等,患儿出现蹲踞现象时,避免强行拉起,预防缺氧发作。缺氧发作时的处理:①轻者置患儿于膝胸卧位可缓解。②及时吸氧并使患儿保持安静。③重者可静脉缓慢注射β受体阻滞剂普萘洛尔,减慢心率,缓解发作。④必要时,皮下注射吗啡 0.1~0.2mg/kg,可抑制呼吸中枢和消除呼吸急促。⑤静脉应用碳酸氢钠,纠正代谢性酸中毒。⑥以往有缺氧发作时,可口服普萘洛尔,预防再次缺氧发作。

5. **心理护理**　关心爱护患儿,建立良好的医患关系,消除患儿的恐惧和焦虑情绪。对家长和患儿解释病情和诊疗计划,取得他们的理解和配合。

6. **健康指导**　指导家长掌握先心病患儿的日常护理,建立合理的生活制度,遵从医嘱合理用药,预防感染和其他并发症。定期复查,调整心功能到最好状态,使患儿能安全达到手术年龄,平安度过手术关。

【护理评价】

评价患儿:①活动耐力是否提高。②营养摄入是否满足机体的需要。③是否发生感染或感染发生后得到及时有效的处理。④有无支气管肺炎、心力衰竭、感染性心内膜炎及脑血栓发生,如有发生,能否得到及时有效的处理。

评价患儿及家长:焦虑情绪是否得到缓解,是否能较好地配合检查及治疗。

第三节　病毒性心肌炎

病毒性心肌炎（viral myocarditis）是由病毒感染引起的心肌细胞变性、坏死以及心肌间质细胞浸润的炎症病变，有时可累及心包或心内膜。本病临床表现轻重不一，轻者预后大多良好，重者可发生心力衰竭、心源性休克，甚至猝死。

引起儿童心肌炎常见的病毒主要是肠道病毒和呼吸道病毒，尤其以柯萨奇病毒 V_{1-6} 型最常见，约占半数以上，其次为埃可病毒，其他如腺病毒、脊髓灰质炎病毒、流感和副流感病毒、单纯疱疹病毒、腮腺炎病毒等均可引起心肌炎。本病的发病机制尚不完全清楚，一般认为与病毒直接侵犯心肌细胞以及病毒感染后的变态反应有关。

【护理评估】

1. **健康史**　询问患儿近期有无呼吸道、消化道病毒感染史和传染病接触史；有无发热、心前区不适、胸闷、乏力症状；评估患儿的饮食、睡眠及活动耐力情况。

2. **身体状况**

（1）**前驱症状**：起病前数日或 1~3 周多有上呼吸道或肠道等前驱病毒感染史，常伴有发热、全身不适、咽痛、肌痛、腹泻和皮疹等症状。

（2）**症状**：表现轻重不一。轻症者可无自觉症状，仅表现心电图的异常。一般病例表现为精神萎靡、乏力、气促、心悸和心前区不适或胸痛等症状。少数重症病例可发生心力衰竭、严重的心律失常和心源性休克，可在数小时或数日内死亡。

（3）**体征**：心脏轻度扩大，第一心音低钝，心动过速，出现奔马律。反复心力衰竭者心脏明显扩大、肺部出现湿啰音及肝脾大。发生心源性休克者出现脉搏细弱、血压下降等。

3. **心理 - 社会支持状况**　评估患儿及家长对本病的了解程度，能否配合治疗和护理，是否有焦虑及恐惧心理等。

4. **辅助检查**

（1）**心肌损害的血生化指标**：病程早期血清肌酸激酶（CK）及其同工酶（CK-MB）增高；心肌肌钙蛋白（cTnI 或 cTnT）升高，特异性更高；病程中亦多有抗心肌抗体增高。

（2）**心电图**：心肌受累时呈持续性心动过速，出现 ST 段下移和 T 波低平、倒置等，可出现各种不同程度的心律失常，以期前收缩多见，尚可见到部分性或完全性窦房、房室或室内传导阻滞。

（3）**病原学检查**：疾病早期可从咽拭子、血液、粪便中分离出病毒，但需结合血清抗体测定才更有意义；也可利用聚合酶链反应（PCR）或病毒核酸原位杂交技术检测血液或心肌组织中的病毒核酸。

5. **治疗原则及主要措施**　主要措施有休息和改善心肌营养，可应用 1,6- 二磷酸果糖、大剂量维生素 C 和能量合剂、泛醌（CoQ10）、维生素 E、B 族维生素等。病毒感染早期可给予抗病毒治疗；发生心源性休克、严重心律失常、心力衰竭时可使用糖皮质激素和大剂量丙种球蛋白等。

【常见护理诊断 / 问题】

1. **活动无耐力**　与心肌受损、收缩力下降、组织供氧不足有关。

2. **潜在并发症**：心律失常、心力衰竭、心源性休克。

3. **知识缺乏**：家长及患儿缺乏本病的治疗、护理等相关知识。

【护理措施】

1. **休息**　急性期需卧床休息，至体温正常后 3~4 周。恢复期继续限制活动量，一般总休息时间不少于 6 个月。重症患儿若有心脏扩大、心力衰竭，应适当延长卧床时间，待心力衰竭控制、心脏情况好转后，再逐渐开始活动。

2. **密切观察病情，及时发现和处理并发症**　密切观察和记录患儿的精神状态、面色、心率、心律、呼吸、体温和血压变化。有明显心律失常者应进行连续心电监护，如发现有严重心律失常或心力衰竭表现，应立即报告医生，及时采取处理措施。应用洋地黄制剂时剂量应偏小，并注意观察药物作用效果（参见本章第四节）。

3. 健康指导　向患儿及家长介绍本病的病因、治疗及护理相关知识；强调患儿休息的重要性；出院后需继续应用抗心律失常药物者，应让患儿及家长了解药物名称、剂量、用药时间及副作用，告知出院后要定期进行门诊复查。

第四节　充血性心力衰竭

充血性心力衰竭（congestive heart failure，CHF）指心肌的收缩或舒张功能下降，即心排血量绝对或相对不足，不能满足全身组织代谢需要的病理状态，是儿童时期的急危重症之一。

【概述】

1. 病因

（1）**心血管因素**：以先天性心脏病引起者最多见，也可继发于病毒性心肌炎、川崎病、心肌病、心内膜弹力纤维增生症、风湿性心脏病等。

（2）**非心血管因素**：严重感染（如支气管肺炎）、贫血、营养不良以及电解质紊乱等。

2. 病理生理　当心肌发生病变或心脏长期负荷加重，可使心肌收缩功能逐渐减退。早期机体通过加快心率、心肌肥厚和心脏扩大进行代偿，以增加心排血量来满足机体的需要，这个阶段临床可无症状，为心功能代偿期。心功能进一步减退后，以上代偿机制不能维持足够的心排血量，出现组织缺氧和静脉淤血，即发展为充血性心力衰竭，并可通过交感神经激活肾素 – 血管紧张素 – 醛固酮系统，使外周血管收缩，水钠潴留，促进心力衰竭的恶化。

【护理评估】

1. 健康史　详细询问患儿的发病过程，发现心脏杂音及其他心脏疾患的具体时间。了解患儿有无呼吸困难、咳嗽、水肿及发绀等。了解患儿饮食、生活方式、活动及尿量等情况。

2. 身体状况

（1）**心功能不全**：心肌功能障碍，导致心排血量不足。①心率增快，婴儿心率＞160次/min，学龄儿童＞100次/min，是较早出现的代偿现象。②心脏扩大。③第一心音低钝，重者可闻及舒张期奔马律，提示严重心功不全。④患儿常有乏力、活动后气急、食欲减退、四肢末梢发凉、交替脉等。

（2）**肺循环淤血**：肺循环淤血多发生在体循环之前。①呼吸困难，重者有端坐呼吸及发绀。婴幼儿以呼吸困难和喂养困难为主要表现，呼吸频率可达60~100次/min。②肺底部可闻及湿啰音。③咳嗽、咳泡沫血痰：系肺泡或支气管黏膜淤血所致，婴幼儿较少见。

（3）**体循环淤血**：主要表现为颈静脉怒张、肝大及压痛、肝 – 颈静脉回流征阳性、尿少和水肿。婴儿可见头皮静脉怒张，水肿常为全身性，眼睑和骶尾部水肿较明显。

> **知识链接**
>
> ### 心力衰竭的临床诊断依据
>
> 1. **呼吸急促**　婴儿＞60次/min，幼儿＞50次/min，儿童＞30次/min。
>
> 2. **心动过速**　婴儿＞160次/min，幼儿＞140次/min，儿童＞120次/min，不能用发热或缺氧解释。
>
> 3. **心脏扩大**　体检、胸部X线检查或超声心动图检查证实。

4. 烦躁、喂养困难、体重增加、尿少、水肿、多汗、发绀、呛咳、阵发性呼吸困难（2项以上）。

5. 肝大　婴幼儿肋下≥1cm，儿童肋下＞1cm；进行性肝大或伴触痛更有意义。

6. 肺水肿。

7. 奔马律。

以上7条中，满足1~4项可考虑心力衰竭，满足1~4项加5~7项中的1项，或1~4项中的2项加5~7项中的2项即可确诊心力衰竭。

3. **心理－社会支持状况**　评估家长对本病的认识程度，对相关疾病知识及预后的了解情况。评估家长是否有焦虑和恐惧，以及家庭经济状况和文化背景状况。

4. **辅助检查**　胸部 X 线检查表现为心影呈普遍性扩大，搏动减弱，肺纹理增多，肺门或肺门附近阴影增加，肺部瘀血。心电图检查有助于病因诊断及指导洋地黄类药物的应用。超声心动图检查对于病因诊断及治疗前后心功能评估有重要意义。

5. **治疗原则及主要措施**　治疗原发病，保护心功能。

（1）**一般治疗**：保证患儿的休息和睡眠，限制钠和水的摄入量，必要时应用镇静剂、给予吸氧。

（2）**洋地黄类药物的应用**：常用制剂为地高辛和毛花苷 C（西地兰）。能口服者给予地高辛口服；病情较重或不能口服者可选用毛花苷 C 或地高辛静脉注射。首剂为洋地黄化总量的 1/2，余量分 2 次，每隔 4~6h 一次。洋地黄化后 12h 开始给予维持量，为洋地黄化总量的 1/5~1/4。儿童常用洋地黄类药物剂量及用法见表9-2。

表9-2　常用洋地黄类药物的临床应用

制剂	给药途径	负荷量（mg/kg）	维持量
地高辛	口服	早产儿 0.02mg/kg 足月儿 0.02~0.03mg/kg 婴儿及儿童 0.025~0.04mg/kg	1/5~1/4 负荷量，分 2 次，q.12h.
	静脉注射	75% 口服量	
毛花苷 C	静脉注射	＜2 岁 0.03~0.04mg/kg ＞2 岁 0.02~0.03mg/kg	

（3）**利尿剂**：当使用洋地黄类药物，心力衰竭仍未完全控制或伴有显著水肿者，可加用利尿剂。急性心力衰竭可选用呋塞米等快速强效利尿剂；慢性心力衰竭一般联合使用噻嗪类与保钾利尿剂，如氢氯噻嗪和螺内酯，并采用间歇疗法维持给药，防止电解质紊乱。

（4）**血管扩张剂**：常用药物有卡托普利（甲巯丙脯氨酸）、硝普钠及酚妥拉明等。

【**常见护理诊断 / 问题**】

1. **心排血量减少**　与心肌收缩力降低有关。

2. **体液过多**　与心功能下降、循环淤血有关。

3. **气体交换受损**　与肺淤血有关。

4. **潜在并发症**：药物的毒副作用。

【**护理措施**】

1. **减轻心脏负担，改善心脏功能**

（1）**休息与卧位**：患儿应卧床休息，病室安静舒适，避免各种刺激，避免患儿烦躁、哭闹，必要时可遵医嘱应用镇静剂。体位宜取半卧位，双腿下垂，减少回心血量，减轻心脏负荷。

（2）**细心喂养，避免加重心脏负担**：婴儿喂奶所用奶瓶的乳孔应稍大，以免吸吮费力，但须防止呛咳；喂养困难者可用滴管喂，必要时可用鼻饲。宜少量多餐，避免过饱。

（3）**保持大便通畅**：鼓励患儿多食蔬菜、水果，必要时给予开塞露通便，避免用力排便。

（4）遵医嘱使用洋地黄制剂、利尿药及血管扩张剂。

2. 维持体液平衡　给予低盐饮食，钠盐摄入量每日不超过 0.5~1g，重症者给无盐饮食。静脉输液或输血时，输液速度宜慢，以每小时 <5ml/kg 为宜。

3. 改善呼吸功能　有发绀、呼吸困难者应及时给予吸氧。急性肺水肿时，给患儿吸入经 20%~30% 乙醇湿化的氧气，每次吸入不超过 20min，间隔 15~30min 可重复吸氧 1~2 次。

4. 密切观察病情，做好用药护理

（1）**应用洋地黄类药物的护理**：应注意给药方法，严格按剂量给药，密切观察有无洋地黄中毒症状。

1）给药前：每次用药前必须测量患儿的脉搏（测量时间为 1min），必要时听心率，若发现脉率减慢（新生儿 <100 次 /min，婴幼儿 <90 次 /min，儿童 <80 次 /min，年长儿 <60 次 /min）应暂停用药，并报告医生。

2）给药时：静脉注射速度要慢（不少于 5min），不能与其他药物混合注射，以免发生药物间的相互作用；口服药要与其他药物分开服用；钙剂与洋地黄制剂有协同作用，应避免同时使用。若患儿服药后呕吐，应与医生联系决定是否补服或用其他途径给药。

3）用药期间：观察药物的中毒症状。儿童洋地黄中毒最常见的表现是心律失常，如房室传导阻滞、室性期前收缩和阵发性心动过速；其次是胃肠道反应，有食欲不振、恶心、呕吐等；嗜睡、头晕、黄绿视等神经系统症状较少见。一旦出现中毒表现应立即停药，并报告医生，同时备好钾盐、利多卡因等药物，积极配合救治。

（2）**应用利尿剂的护理**：根据利尿剂的作用时间安排用药，尽量在早晨及上午给药，以免夜间多次排尿而影响休息；观察水肿的变化，每日测体重，记录出入量；服药期间要鼓励患儿进食含钾丰富的食物，如柑橘、菠菜、豆类等，以免出现低钾血症而增加洋地黄毒性反应；观察患儿有无四肢无力、腹胀、心音低钝及心律失常等低血钾表现，一经发生应及时处理。

（3）**应用血管扩张剂的护理**：给药时避免药液外渗，要准确控制滴速，最好使用输液泵，用药期间应密切观察心率和血压的变化。硝普钠的使用和保存均应避光，药液要现用现配。

5. 心理护理　患儿及家长因病情及预后可产生焦虑和恐惧心理，而应激会加重心脏负担，故应稳定患儿的情绪，与家长经常交流。由于用药较多且常需更换，应设法增强患儿的治疗依从性。

6. 健康指导　向患儿和家长介绍心力衰竭的有关知识、诱发因素及防治措施；根据不同病情建立规律的休息、饮食及生活习惯，教会年长儿自我监测脉搏的方法，使患儿和家长了解所用药物的名称、剂量、给药时间、方法及常见副作用；为家长提供急救中心及医院急诊室电话，以便紧急时使用。

（王晓令　兰　萌）

> **思考题**

1. 患儿，男，2 岁。患儿生后不久即出现喂养困难，面色苍白，近一年来经常患支气管肺炎，活动后气促、发绀。体格检查：面色略苍白，胸骨左缘第 3~4 肋间闻及Ⅲ~Ⅳ级粗糙全收缩期杂音，肺动脉瓣区第二心音亢进。心电图提示左心房及左、右心室肥大。

请思考：

（1）患儿可能患哪种先天性心脏病？

（2）提出主要护理诊断并制订相应护理措施。

（3）如何做好患儿及家长的心理护理和健康指导？

2. 患儿，女，1岁。患儿生后即发现口唇、指（趾）端发青，哭闹后气急，发绀加重，被抱起时双下肢常呈屈曲状。入院当日患儿剧烈哭闹，出现严重发绀、晕厥，抽搐约2min。体格检查：体格瘦小，颜面及四肢末梢发绀，胸骨左缘2~4肋间闻及全收缩期粗糙杂音。

请思考：

（1）该患儿可能患有哪种先天性心脏病？

（2）患儿日常护理需要注意哪些问题？

（3）患儿抽搐发作时该如何处理？

ER 9-3

练习题

第十章 | 泌尿系统疾病患儿的护理

ER 10-1 　教学课件

ER 10-2 　思维导图

学习目标

1. 掌握急性肾小球肾炎、肾病综合征和泌尿道感染患儿的身体状况、护理诊断及护理措施。
2. 熟悉上述疾病的病因和治疗原则。
3. 了解儿童泌尿系统解剖生理特点，上述疾病的发病机制和辅助检查。
4. 学会按照护理程序对上述疾病患儿实施整体护理。
5. 具有良好的人文关怀精神和初步的评判性思维，并能将其应用于临床护理决策。

第一节　儿童泌尿系统解剖生理特点

（一）解剖特点

1. **肾脏**　儿童年龄越小，肾脏相对越大，且位置较低，右肾位置低于左肾，2 岁以内健康儿童腹部触诊可触及肾脏。新生儿肾脏表面呈分叶状，2~4 岁时消失。

2. **输尿管**　婴幼儿的输尿管长而弯曲，管壁肌肉和弹力纤维发育不良，容易受压和扭曲而导致梗阻，易发生尿潴留而诱发感染。

3. **膀胱**　婴儿膀胱位置相对较高，尿液充盈时其顶部可在耻骨联合上触及，随着年龄的增长膀胱逐渐降至盆腔内。

4. **尿道**　女婴尿道较短，新生女婴尿道长度仅为 1cm（性成熟期为 3~5cm），尿道外口暴露且接近肛门，易受污染引起上行感染。男婴尿道较长（5~6cm），但常有包茎，阴茎头积垢时也容易引起上行性细菌感染。

（二）生理特点

新生儿出生时肾单位的数目已达成人水平，但肾小球滤过率仅为成人的 1/4。肾小管的重吸收、排泄、浓缩和稀释功能均不成熟，对水、电解质及酸碱平衡的调节能力较差，易发生脱水、水肿、电解质紊乱及酸中毒等，一般 1~2 岁时肾功能才接近成人水平。

（三）排尿及尿液特点

1. **排尿次数**　新生儿生后几日因摄入少，每日排尿 4~5 次；1 周后因摄入量增加，代谢旺盛，而膀胱容量小，排尿次数增至每日 20~25 次；1 岁时每日排尿 15~16 次；学龄前期和学龄期每日排尿 6~7 次。一般 3 岁左右能控制排尿。

2. **尿量**　儿童尿量个体差异较大。

（1）**正常尿量**：新生儿生后 48h 正常尿量一般每小时为 1~3ml/kg，2d 内平均尿量为 30~60ml/d，3~10d 为 100~300ml/d，2 个月为 250~400ml/d，2 个月 ~1 岁为 400~500ml/d，1~3 岁为 500~600ml/d，3~5 岁为 600~700ml/d，5~8 岁为 600~1 000ml/d，8~14 岁为 800~1 400ml/d，>14 岁为 1 000~1 600ml/d。

（2）**少尿**：新生儿尿量每小时 <1.0ml/kg，婴幼儿尿量 <200ml/d，学龄前儿童 <300ml/d，学龄儿童 <400ml/d。

（3）**无尿**：新生儿尿量每小时<0.5ml/kg，其他年龄段儿童尿量<50ml/d。

3. **尿液特点**

（1）**尿色及酸碱度**：正常儿童尿液为淡黄色，透明，pH为5~7。新生儿生后头几日尿色深，稍混浊，放置后有红褐色沉淀，为尿酸盐结晶所致。

（2）**尿比重及尿渗透压**：新生儿尿比重为1.006~1.008，渗透压平均为240mmol/L，1岁后接近成人水平。儿童尿比重通常为1.011~1.025，渗透压为500~800mmol/L。

（3）**尿蛋白**：正常儿童尿中含微量蛋白，定性为阴性。

（4）**尿细胞和管型**：正常新鲜尿离心后沉渣镜检：红细胞计数<3个/HP，白细胞计数<5个/HP，偶见透明管型。12h尿细胞计数（Addis count）：红细胞计数<50万个，白细胞计数<100万个，管型<5 000个。

第二节　急性肾小球肾炎

> **情景导入**
>
> 患儿，男，7岁。患儿2周前患扁桃体炎，目前已经痊愈。最近两天眼睑和面部出现水肿，尿量减少，尿色如洗肉水样，被诊断为"急性肾小球肾炎"。
> **请问：**
> 1. 该患儿的主要护理诊断有哪些？
> 2. 如何对患儿实施护理？

急性肾小球肾炎（acute glomerulonephritis，AGN）简称急性肾炎，是一组不同病因引起的感染后免疫反应所致的急性弥漫性肾小球炎性病变，临床主要表现为急性起病，多有前驱感染，以及水肿、血尿和不同程度蛋白尿、高血压等。本病是儿童泌尿系统疾病中的常见病，多见于5~14岁儿童，男女比例为2∶1。急性肾炎可分为急性链球菌感染后肾炎和非链球菌感染后肾炎，本节主要介绍前者。

【概述】

1. **病因**　急性肾炎绝大多数是由A组乙型溶血性链球菌急性感染后引起的免疫复合物性肾小球炎症。此外，其他细菌（如甲型溶血性链球菌、肺炎链球菌、金黄色葡萄球菌）、病毒、支原体等感染也可导致急性肾炎。

2. **发病机制**　急性链球菌感染后肾炎主要与A组乙型溶血性链球菌中的致肾炎菌株感染有关，因致肾炎菌株具有致肾炎抗原性，故发病机制主要为抗原抗体免疫复合物引起的肾小球毛细血管炎性病变。免疫炎性损伤使肾小球基底膜破坏，血液成分漏出，出现血尿、蛋白尿和管型尿；炎症刺激肾小球内皮细胞肿胀和系膜细胞增生，使肾小球毛细血管腔变窄甚至闭塞，导致肾小球滤过率下降，体内水钠潴留，出现水肿、少尿、高血压；严重病例可发生严重循环充血、高血压脑病和急性肾功能不全。急性链球菌感染后肾炎发病机制见图10-1。

【护理评估】

1. **健康史**　评估患儿发病前1~4周有无上呼吸道或皮肤感染等病史；评估患儿有无水肿、血尿、高血压；了解水肿开始时间和发生部位，24h尿量和尿的颜色；询问目前治疗情况。

2. **身体状况**

（1）**前驱感染**：90%患儿发病前1~4周有前驱感染史，以上呼吸道感染（尤其是咽峡炎、扁桃体炎）最多见，其次为皮肤感染（如脓疱疮）。

（2）**典型表现**：急性期患儿常有全身不适、乏力、食欲不振、发热、头痛、恶心、呕吐等症状。

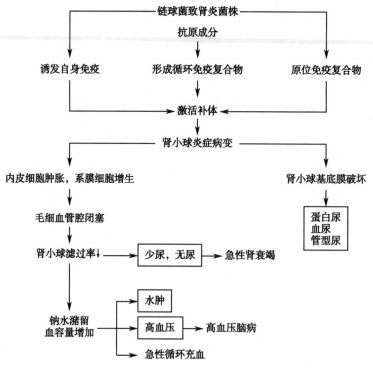

图 10-1　急性链球菌感染后肾炎发病机制示意图

1）水肿：为最早出现的症状，70% 的患儿有水肿，多为眼睑及颜面部水肿，重者 2~3d 水肿遍及全身，呈非凹陷性。

2）尿量减少：水肿同时可伴有尿量减少，严重者可出现少尿，甚至无尿。

3）血尿：几乎所有病例都有血尿，其中约 50%~70% 患儿有肉眼血尿，颜色因尿液的酸碱性不同而异：酸性尿呈浓茶色或烟蒂水样；中性或弱碱性时呈鲜红色或洗肉水样。肉眼血尿多在 1~2 周后转为镜下血尿，镜下血尿可持续数周或数月。

4）蛋白尿：常伴程度不等的蛋白尿，约有 20% 病例蛋白尿能达肾病水平。

5）高血压：见于 30%~80% 的病例，一般为轻或中度增高，常于 1~2 周尿量增多而降至正常。

（3）**严重表现**：少数患儿在起病 2 周内可出现下列严重表现。

1）严重循环充血：常在发病 1 周内发生。由于水钠潴留，血浆容量增加而出现循环充血，轻者仅有呼吸增快和肺部湿啰音，严重者表现为明显气促、端坐呼吸、颈静脉怒张、频繁咳嗽、咳粉红色泡沫样痰、两肺满布湿啰音、心脏扩大、心率增快，有时可出现奔马律、肝大而硬等。少数患儿症状可突然加重，病情急剧恶化。

2）高血压脑病：常发生在疾病早期，血压可达 150~160/100~110mmHg 以上，临床表现为剧烈头痛、呕吐、复视或一过性失明，严重者突发惊厥、昏迷。主要由于脑血管痉挛导致缺血、缺氧、血管通透性增高而发生脑水肿所致；也有人认为是由于脑血管扩张所致。

3）急性肾功能不全：疾病初期出现持续少尿或无尿症状，引起暂时性氮质血症、电解质紊乱和代谢性酸中毒，一般持续 3~5d，随尿量增多而缓解。

3. 心理 - 社会支持状况　由于患儿需要休息、调控饮食甚至休学等，改变了原有的生活模式，使患儿产生紧张、恐惧等情绪反应。家长因缺乏疾病的相关知识，担心患儿的预后，而产生焦虑、沮丧、自责等心理。

4. 辅助检查

（1）**尿液检查**：尿沉渣显微镜下检查除大量的红细胞外，可见透明、颗粒或红细胞管型，尿蛋白 +~+++。

（2）血液检查

1）白细胞总数轻度升高或正常；常有轻度贫血；血沉增快。

2）血清抗链球菌抗体（如抗链球菌溶血素O、抗透明质酸酶、抗脱氧核糖核酸酶）升高，提示有新近链球菌感染，是诊断链球菌感染后肾炎的依据。

3）血清补体测定：血清总补体（CH50）及C3在病程早期显著下降，多在6~8周恢复正常。

4）肾功能检查：少尿期有血尿素氮、肌酐的升高。

5. 治疗原则及主要措施　本病无特异治疗措施。

（1）**休息与饮食**：具体见护理措施。

（2）**清除链球菌感染**：青霉素肌内注射10~14d，彻底清除感染灶。青霉素过敏者改用红霉素，避免使用肾毒性药物。

（3）**对症治疗**：①利尿：一般选用氢氯噻嗪口服，无效时可用呋塞米注射。②降压：经休息、利尿及限制水和钠摄入而血压仍高者应给予降压药，可选用硝苯地平、卡托普利。

（4）**严重病例的治疗**：①严重循环充血：严格控制钠、水入量，可用呋塞米、硝普钠等治疗；对难治性病例，可采用连续性血液净化治疗或透析治疗。②高血压脑病：首选硝普钠，辅以利尿、镇静等治疗。③急性肾功能不全：控制出入水量，维持水电解质平衡，注意高钾血症和低钠血症的处理，必要时进行透析治疗。

【**常见护理诊断/问题**】

1. 体液过多　与肾小球滤过率下降有关。

2. 活动无耐力　与水肿、血压升高有关。

3. 潜在并发症：严重循环充血、高血压脑病、急性肾功能不全。

4. 知识缺乏：患儿及家长缺乏本病的护理知识。

【**护理目标**】

1. 患儿尿量增加，水肿消退。

2. 患儿活动耐力逐渐恢复，血压维持在正常范围。

3. 患儿无并发症发生或并发症能得到及时发现与处理。

4. 患儿及家长了解急性肾炎的相关知识，积极配合治疗和护理。

【**护理措施**】

1. 指导休息　起病2周内应卧床休息；待水肿消退、血压正常、肉眼血尿消失方可下床轻微活动；血沉正常可上学，但应避免体育活动；12h尿细胞计数正常后，恢复正常活动。

2. 饮食管理　以低盐饮食（<1.0g/d）为宜，严重水肿或高血压者给予无盐饮食；有氮质血症时应限制蛋白质的摄入，控制在每日0.5g/kg，并给予优质动物蛋白；水肿消退、血压正常后应尽快恢复正常饮食，保证生长发育。

3. 用药护理　遵医嘱给予利尿剂和抗高血压药，观察药物疗效和不良反应。应用利尿剂时，观察患儿体重、尿量、水肿的变化并做好记录，注意观察有无电解质紊乱的发生。应用硝普钠时，要现用现配，整个输液系统要避光，要准确控制滴速，每分钟不宜超过8μg/kg，并严密观察血压和心率。

4. 观察病情

（1）**观察水肿的变化**：注意水肿程度及部位，每日或隔日测体重一次。

（2）**观察尿量及尿色**：每日做好出入量记录，尿量增加，肉眼血尿消失提示病情好转。若持续少尿，甚至无尿，提示可能发生急性肾功能不全，除限制水、钠的摄入，还应限制蛋白质和钾的摄入，并做好透析前护理。

（3）**观察有无并发症发生**：严密观察生命体征的变化，若突然出现血压升高、剧烈头痛、呕吐、眼花、惊厥等，提示高血压脑病的发生，立即配合医生救治，遵医嘱给予降压药、镇静剂和脱水剂；

若发现呼吸困难、端坐呼吸、颈静脉怒张、心率增快的表现，提示严重循环充血的发生，应立即使患儿取半卧位、吸氧，并遵医嘱给予药物治疗。

5. 心理护理　多接近患儿及家长，做好解释、安慰工作，使患儿树立战胜疾病的信心，消除焦虑和沮丧情绪，积极配合治疗和护理。

6. 健康指导　向患儿和家长介绍本病的相关知识，95%的病例能够痊愈，预后良好；强调急性期休息和限制活动的重要性；告知家长不同时期调整饮食的必要性；减少链球菌感染是预防本病的关键，一旦发生上呼吸道感染或皮肤感染，应及早应用抗生素彻底治疗；指导家长和患儿出院后定期进行门诊复查。

【护理评价】

评价患儿：①尿量是否增加，水肿是否逐渐消退。②活动耐力是否逐渐恢复，血压是否维持在正常范围。③是否出现并发症或并发症出现时是否得到及时处理。

评价患儿及家长：①是否了解休息、饮食的调控方法。②是否积极配合治疗和护理。

知识链接

儿童尿筛查

儿童肾脏病常起病隐匿，无明显临床症状，部分患儿可进行性发展为终末期肾脏病。因此，在儿童时期对肾脏病的早期发现非常重要。

许多发达国家和地区开展了尿筛查计划，以便于早期发现肾脏病患儿，我国也进行过大规模的调研。研究显示，尿筛查能从无症状儿童中检出不少相关病例，如尿路感染、急性肾炎、紫癜性肾炎、多囊肾、肾积水和IgA肾病等。

目前，各国或地区主要采用尿液试纸法，留取清晨中段尿标本进行筛查，检测项目主要为血尿、蛋白尿和白细胞尿等，对初次筛查有阳性结果的儿童，两周后复查。多次检测结果阳性者前往医院或专科医生处做进一步检查，以明确诊断。尿筛查操作简便、经济实用、切实有效，可早期发现肾脏疾病。

第三节　肾病综合征

肾病综合征（nephrotic syndrome，NS），是由于多种原因引起的肾小球基底膜通透性增高，导致大量血浆蛋白从尿中丢失的临床综合征。本病临床具有四大特点：大量蛋白尿、低蛋白血症、高胆固醇血症、明显水肿，其中前两项为诊断必备条件。

肾病综合征在儿童肾脏病中其发病率仅次于急性肾炎，多见于学龄前期儿童，3~5岁为发病高峰，男女之比为3.7∶1。本病按病因分为原发性、继发性和先天性三种类型。儿童时期的肾病综合征90%为原发性，本节主要介绍原发性肾病综合征。

【概述】

1. 病因和发病机制　病因和发病机制尚不明确。已证实肾小球毛细血管壁结构或电荷变化可导致蛋白尿。原发性肾病综合征可见于多种病理类型，儿童肾病综合征以微小病变型最常见。微小病变型是由于肾小球滤过膜阴离子丢失增多，静电屏障被破坏，使大量带负电荷的中分子血浆白蛋白滤出，形成高选择性蛋白尿；亦可因分子滤过屏障损伤，而致多种大中分子蛋白从尿中丢失，形成低选择性蛋白尿。非微小病变型常见免疫球蛋白和/或补体成分在肾内沉积，提示与免疫损伤有关；微小病变型的肾小球则无以上沉积，可能与细胞免疫功能紊乱有关。近年来研究发现该病还具有遗传倾向。

2. 病理生理　基本病变是肾小球通透性增加，导致蛋白尿，而低蛋白血症、水肿和高胆固醇血症是继发的病理生理改变。

（1）低蛋白血症：大量血浆蛋白从尿中丢失；其次从肾小球滤出的白蛋白被肾小管重吸收后分解。

（2）水肿：①低蛋白血症使血浆胶体渗透压下降，使水由血管内转移到组织间隙，当血浆白蛋白低于25g/L时，液体在间质区潴留，表现为全身凹陷性水肿；低于15g/L时，则有腹水或胸腔积液形成。②血浆胶体渗透压下降，使血容量减少，刺激容量和压力感受器，促使抗利尿激素和肾素-血管紧张素-醛固酮分泌，远端肾小管对钠、水的重吸收增多，导致钠、水潴留。③低血容量使交感神经兴奋性增高，近端肾小管对钠的重吸收增加。

（3）高胆固醇血症：低蛋白血症促进肝脏合成脂蛋白增加，其中大分子脂蛋白难以从肾小球基底膜滤过，导致血浆总胆固醇、甘油三酯和低密度脂蛋白均增高。持续高脂血症可导致肾小球硬化和间质纤维化。

【护理评估】

1. 健康史　评估患儿起病的急缓，有无感染、劳累等诱因；评估患儿的体重状况，此次发病的时间，水肿的程度和部位；评估患儿排尿次数、尿量及尿色；了解患儿是初发还是复发，目前治疗情况，病情有无缓解等。

2. 身体状况

（1）单纯性肾病：起病隐匿，水肿是最突出的表现，呈凹陷性，始于眼睑、面部，逐渐遍及全身，甚至出现胸腔积液、腹水、心包积液和阴囊水肿。水肿严重时常伴尿量减少，一般无血尿及高血压。

（2）肾炎性肾病：除具备肾病四大主症外，凡具有以下4项之一者属于肾炎性肾病。①血尿：尿中RBC≥10个/HP（2周内分别3次检查尿常规）。②持续或反复高血压：学龄儿童血压≥130/90mmHg，学龄前儿童血压≥120/80mmHg，并排除激素所致。③肾功能不全：排除血容量不足者。④持续低补体血症。

（3）并发症

1）感染：是最常见的并发症。常见为呼吸道、皮肤、泌尿道感染和原发性腹膜炎等，尤以上呼吸道感染最多见，占50%以上。结核分枝杆菌感染亦应引起重视。

2）电解质紊乱和低血容量：常见的电解质紊乱有低钠血症、低钾血症和低钙血症。最常见的为低钠血症，患儿表现为厌食、乏力、嗜睡、血压下降甚至出现休克等，可能与患儿不恰当长期禁盐、过多使用利尿剂、感染、呕吐、腹泻等因素有关。另外，由于显著水肿而常有血容量不足，尤其在低钠血症时易出现低血容量性休克。

3）血栓形成和栓塞：肾病患儿血液处于高凝状态，易发生血栓，以肾静脉血栓常见，表现为突发腰痛、血尿、少尿，严重者可发生急性肾功能不全。还可发生下肢深静脉血栓、肺栓塞、脑栓塞等。

4）急性肾功能不全：多数为低血容量所致的肾前性急性肾功能不全。

5）生长延迟：见于频繁复发和长期接受大剂量肾上腺皮质激素治疗的患儿。

3. 心理-社会支持状况　单纯性肾病预后良好，肾炎性肾病预后较差。本病病程较长，易复发，患儿和家长精神压力大；患儿因长期使用糖皮质激素而出现满月脸、向心性肥胖等形体改变，易产生自卑心理；患儿住院时间较长，影响学业，家庭经济压力亦较大，患儿及家长可产生抑郁、焦虑等心理。

4. 辅助检查

（1）尿液检查：尿蛋白定性多为+++~++++，24h尿蛋白定量每日≥50mg/kg。肾炎性肾病患儿尿中红细胞可增多。

（2）**血液检查**：血清总蛋白及白蛋白明显降低，血清白蛋白＜25g/L，白、球蛋白比例（A/G）倒置；血清胆固醇＞5.7mmol/L；血沉增快；肾炎性肾病有补体降低、尿素氮和肌酐升高。

5. 治疗原则及主要措施

（1）**一般治疗**：休息、合理饮食、防治感染、补充维生素D和钙剂。

（2）**糖皮质激素**：是治疗肾病综合征的首选药物，临床常用泼尼松。常用治疗方案有：短程疗法（全疗程8周）、中程疗法（全疗程6个月）和长程疗法（全疗程9个月）。疾病复发和糖皮质激素依赖型肾病患儿需要调整糖皮质激素的剂量和疗程，或更换糖皮质激素制剂。

（3）**免疫抑制剂**：主要用于对糖皮质激素依赖、耐药、频繁复发或出现严重副作用者。常用药物为环磷酰胺（CTX）、环孢素等。

（4）**抗凝治疗**：应用肝素钠、尿激酶、双嘧达莫。

（5）**其他治疗**：必要时给予利尿剂、免疫调节剂、血管紧张素转换酶抑制剂以及中药等治疗。

【**常见护理诊断 / 问题**】

1. **体液过多**　与低蛋白血症导致的水钠潴留有关。

2. **营养失调：低于机体需要量**　与大量蛋白从尿中丢失有关。

3. **有感染的危险**　与免疫功能低下有关。

4. **潜在并发症**：电解质紊乱、血栓形成及药物的副作用等。

5. **焦虑**　与病情反复、病程长及担心预后有关。

【**护理措施**】

1. **适当休息**　一般不需卧床休息。严重水肿或高血压时应卧床休息，病情缓解后可逐渐增加活动量，但不要过度劳累，以免病情复发。

2. **营养管理**

（1）**饮食**：一般患儿不需要特别限制饮食，应给予易消化的饮食，如优质蛋白、少量脂肪、足量碳水化合物及高维生素饮食。每日蛋白摄入量为1.5~2g/kg，以高生物效价的动物蛋白为宜，如乳类、蛋、禽类以及牛肉等；为减轻高脂血症应少食动物性脂肪，以植物性脂肪为宜，脂肪一般每日2~4g/kg；重度水肿、高血压时限制钠、水的入量，给予无盐或低盐饮食（氯化钠1~2g/d）；严重水肿时则氯化钠＜1g/d，病情缓解后恢复正常食盐摄入。

（2）**维生素D和钙**：在糖皮质激素治疗过程中，每日应给予维生素D及适量钙剂。

3. **预防感染**

（1）**保护性隔离**：肾病患儿与感染性疾病患儿分开收治，病室每日进行空气消毒，减少探视人数，避免患儿到人多的公共场所。

（2）**加强皮肤、黏膜的护理**：保持皮肤清洁、干燥，及时更换内衣；保持床单清洁、整齐，被褥松软；卧床休息时，应经常变换体位，以防皮肤损伤、血管栓塞等并发症；臀部和四肢水肿严重时，受压处可垫棉圈或用气垫床；阴囊水肿时可用棉垫或吊带将阴囊托起；严重水肿者尽量避免肌内注射。

（3）**做好会阴部清洁**：每日用3%硼酸坐浴1~2次，预防尿路感染。

（4）**监测体温、血常规**：及时发现感染灶，有感染征象者及时治疗。

4. **密切观察药物疗效及副作用**

（1）激素治疗期间，注意观察每日血压、尿量、尿蛋白的变化；密切观察是否出现高血压、库欣综合征、消化性溃疡、骨质疏松等副作用。

（2）应用利尿剂时，密切观察尿量，监测血清钾、血清钠的变化，以防发生电解质紊乱。尿量过多应及时与医生联系，警惕低血容量性休克或血栓形成。

（3）使用免疫抑制剂治疗时，注意有无白细胞数量下降、脱发、胃肠道反应及出血性膀胱炎等，用药期间多饮水，定期复查血常规。

5.心理护理 关心爱护患儿，与患儿及家长多沟通，鼓励他们倾诉内心的感受。帮助患儿适应形象的改变，适当安排游戏等活动，增加生活乐趣，增强患儿和家长的信心，使其积极配合治疗和护理。

6.健康指导 向患儿及家长讲解疾病的相关知识，患儿必须按计划服药，不可骤然停药，以免复发；感染是本病最常见的并发症和复发诱因，教会患儿及家长预防感染的常用方法，认识感染的常见表现，感染发生后能及时就诊；患儿不能剧烈活动，避免奔跑、打闹等，以防摔伤或骨折。

第四节　泌尿道感染

泌尿道感染（urinary tract infection，UTI）指病原体直接侵入尿路，在尿液中生长繁殖，并侵犯尿道黏膜或组织而引起的损伤。泌尿道感染按病变部位不同分为肾盂肾炎、膀胱炎、尿道炎。肾盂肾炎称为上尿路感染，膀胱炎和尿道炎合称为下尿路感染。由于儿童时期感染很少局限于某一部位，且临床上又难以准确定位，故常统称为泌尿道感染。泌尿道感染是儿童泌尿系统常见病之一，约占儿童泌尿系统疾病的 12.5%。

【概述】

1.病因 任何致病菌都可引起泌尿道感染，但绝大多数致病菌为革兰氏阴性杆菌，如大肠埃希菌、副大肠埃希菌、克雷伯菌、变形杆菌、铜绿假单胞菌等，少数致病菌为肠球菌和葡萄球菌。其中大肠埃希菌是泌尿道感染中最常见的致病菌，约占 60%~80%。

2.感染途径

（1）**上行感染**：是最主要的途径，致病菌从尿道口上行，进入膀胱，经输尿管移行至肾脏，引起肾盂肾炎。致病菌主要是大肠埃希菌。

（2）**血源性感染**：通常为全身性感染的一部分，主要见于新生儿和小婴儿，致病菌主要是金黄色葡萄球菌。

（3）**淋巴感染和直接蔓延**：结肠内和盆腔的细菌可通过淋巴管感染肾脏，肾脏邻近组织的感染也可直接蔓延引起泌尿道感染。

【护理评估】

1.健康史 评估患儿排尿情况及尿色，有无发热、排尿哭闹、遗尿；有无尿道口污染、留置导尿等诱因；评估感染是初发还是再发，慢性感染者注意有无泌尿系统畸形。

2.身体状况

（1）**急性泌尿道感染**：因患儿年龄不同而症状有较大差异。

1）新生儿：症状极不典型，多以全身症状为主，可有发热或体温不升、皮肤苍白、吃奶差、呕吐、腹泻等，常有黄疸或体重不增等，部分患儿可有嗜睡、烦躁甚至惊厥等神经系统症状，但其局部排尿刺激症状多不明显。新生儿常伴有败血症。

2）婴幼儿：症状也不典型，以发热为最突出的表现，拒食、呕吐、腹泻等全身症状也较明显，局部排尿刺激症状可不明显，细心观察可发现，部分患儿有排尿哭闹，尿布有臭味和顽固的尿布疹等症状。

3）年长儿：以发热、寒战、腹痛等表现为突出，常伴有腰痛、肾区叩击痛等。同时，尿路刺激症状明显，患儿可出现尿频、尿急、尿痛、尿液混浊，偶见肉眼血尿。

（2）**慢性泌尿道感染**：指病程迁延或反复发作，伴有贫血、消瘦、生长发育迟缓、高血压和肾功能不全。

3.心理－社会支持状况 评估患儿及家长对疾病护理知识的了解程度，以及心理及情绪反应情况。

4. 辅助检查

（1）**尿常规**：清晨中段尿离心沉渣检查白细胞计数≥5 个/HP，即可怀疑泌尿道感染，也常见血尿。

（2）**尿培养细菌学检查**：尿培养和菌落计数是确诊泌尿道感染的主要依据。中段尿培养菌落计数 > 10^5/ml 可确诊，10^4~10^5/ml 为可疑感染，< 10^4/ml 为污染可能性大。通过耻骨上膀胱穿刺获取尿培养标本，只要有细菌生长即有诊断价值。

（3）**尿液直接涂片找菌**：油镜下每个视野都能找到 1 个细菌，表明尿内细菌数 > 10^5/ml，有诊断意义。

（4）**影像学检查**：确诊有无泌尿系统畸形和膀胱输尿管反流。

5. 治疗原则及主要措施

（1）**一般治疗**：急性期卧床休息，鼓励多饮水增加排尿量，加强营养，保证热量供给。

（2）**抗菌治疗**：根据尿培养和药敏试验结果选用抗生素，选择在血液或尿液浓度高、对肾脏毒性较小的杀菌药。一般选用青霉素类或头孢菌素类抗生素。

（3）积极矫治尿路畸形。

【**常见护理诊断/问题**】

1. **体温过高**　与细菌感染有关。

2. **排尿异常**　与泌尿道炎症有关。

3. **知识缺乏**：家长及年长患儿缺乏本病预防和护理知识。

【**护理措施**】

1. 维持正常体温

（1）**休息**：急性期需卧床休息。

（2）**饮食**：发热患儿宜给予流质或半流质饮食。食物应易于消化，含足够热量、丰富蛋白质和维生素，以增强机体抵抗力。

（3）**降温**：监测体温变化，高热者给予适宜降温处理。

2. 减轻排尿异常，促进患儿舒适

（1）**多饮水**：鼓励患儿多饮水，增加尿量，减少细菌在尿道的停留时间，减轻炎症反应。

（2）**保持会阴部清洁**：便后冲洗臀部，勤换尿布，尿布用开水烫洗或煮沸消毒。

（3）婴幼儿哭闹、尿道刺激症状明显者，遵医嘱应用抗胆碱药或口服碳酸氢钠碱化尿液，减轻尿路刺激症状。

（4）遵医嘱给予抗生素。

3. 健康指导

（1）**解释护理要点和预防知识**：向患儿和家长解释本病的护理要点和预防知识，如婴儿应勤换尿布，尿布应烫洗后晾干，幼儿不穿开裆裤；女孩臀部、外阴部清洗和擦拭均由前向后，单独使用洁具。

（2）**定期复查**：尿路感染有复发和转为慢性的可能，须定期复查。一般急性感染疗程结束后，每月复查尿常规及中段尿培养 1 次，连续 3 个月，如无复发方可视为治愈，反复发作者每 3~6 个月复查一次，共 2 年或更长时间。

（杜艳丽　林秀芝）

思考题

1. 患儿，男，7 岁。眼睑、颜面部及双下肢水肿 4d，伴乏力、头痛、恶心，尿呈浓茶色。患儿 2 周前曾患扁桃体炎，用青霉素治疗后好转。尿液检查：红细胞满视野，尿蛋白（++）。患儿入院后半

日，突然出现明显头痛、呕吐、眼花，血压为 150/100mmHg。

请思考：

（1）该患儿的主要护理问题有哪些？

（2）针对患儿的主要护理问题应采取哪些护理措施？

（3）如何做好患儿和家长的人文关怀？

2. 患儿，男，5 岁，因"眼睑、面部、双下肢水肿 3d，加重伴少尿 1d"入院。入院诊断：原发性肾病综合征。体格检查：体温 36.4℃，脉搏 80 次 /min，呼吸 22 次 /min，血压 118/75mmHg，双下肢及阴囊水肿明显，水肿呈凹陷性。尿液检查：尿蛋白定性（++++）。血液检查：血沉增快，血清胆固醇 7.0mmol/L，血浆白蛋白 18g/L。

练习题

请思考：

（1）该患儿的主要护理问题和依据有哪些？

（2）患儿应首选何种药物治疗？用药过程中的注意事项有哪些？

（3）该患儿预防感染的措施有哪些？

第十一章 | 造血系统疾病患儿的护理

教学课件　　思维导图

学习目标

1. 掌握骨髓外造血、生理性贫血的特点，贫血的定义，营养性贫血、免疫性血小板减少症、急性白血病的概念、患儿身体状况、护理诊断及护理措施。
2. 熟悉儿童贫血的分度和分类方法以及上述疾病的病因、辅助检查和治疗原则。
3. 了解儿童造血和血象特点以及上述疾病的发病机制。
4. 学会按照护理程序对常见造血系统疾病患儿实施整体护理。
5. 具有与患儿及家长有效沟通的能力以及对造血系统疾病患儿进行初步评判的能力。

第一节　儿童造血和血象特点

（一）造血特点

儿童时期造血通常分为胚胎期造血和生后造血两个阶段。

1. 胚胎期造血 根据造血组织发育和造血部位发生先后的不同，分为 3 个阶段。

（1）**中胚叶造血期**：于胚胎第 2~3 周，卵黄囊上的血岛开始产生原始血细胞，主要是原始的有核红细胞。约胚胎第 6~8 周后，中胚叶组织造血功能减退，至 12~15 周时造血功能消失。

（2）**肝脾造血期**：于胚胎第 6~8 周，肝脏开始造血，并成为胎儿中期的主要造血部位，胎儿第 4~5 个月肝脏造血达高峰，6 个月后造血功能逐渐减退，约于出生时停止造血。肝造血主要产生有核红细胞、少量的粒细胞和巨核细胞。约于胚胎第 8 周，脾脏参与造血，主要生成红细胞、粒细胞、淋巴细胞和单核细胞，胎儿 5 个月后脾脏造血功能逐渐减退，仅生成淋巴细胞并维持终生。

胸腺是中枢淋巴器官，约于胚胎第 6~7 周出现胸腺，并开始生成淋巴细胞，功能维持终生。淋巴结自胚胎第 11 周开始生成淋巴细胞，并成为终生造淋巴细胞及浆细胞的器官。

（3）**骨髓造血期**：胚胎第 6 周开始出现骨髓，至胎儿 4 个月时骨髓开始造血，并迅速成为主要的造血器官，直至胎儿出生 2~5 周后骨髓成为唯一的造血场所。

2. 生后造血

（1）**骨髓造血**：出生后主要是骨髓造血。婴幼儿所有骨髓均为红骨髓，全部参与造血，5~7 岁开始，脂肪组织（黄骨髓）逐渐代替长骨干中的造血组织，至 18 岁时红骨髓仅分布于胸骨、椎骨、肩胛骨等扁平骨、不规则骨和长骨的近端，但黄骨髓有潜在的造血功能，当造血需要增加时，可转变为红骨髓重新造血。

（2）**骨髓外造血**：婴幼儿时期由于缺少黄骨髓，造血代偿潜力不足，当发生严重感染、溶血、贫血或骨髓被异常细胞浸润等造血需求增加时，肝、脾和淋巴结可随时恢复到胎儿时期的造血状态，表现为肝大、脾大、淋巴结肿大，同时外周血中可出现有核红细胞和/或幼稚的中性粒细胞，儿童造血器官的这种特殊反应称为"骨髓外造血"。当病因去除后，肝、脾和淋巴结即可恢复正常。

（二）血象特点

不同年龄阶段儿童的血象有所不同。

1. 红细胞数与血红蛋白量　胎儿期处于相对缺氧状态,故红细胞数及血红蛋白量较高。出生时红细胞数为$(5.0\sim7.0)\times10^{12}$/L,血红蛋白量为150~220g/L。出生后由于自主呼吸的建立,血氧含量增加,红细胞生成素不足,骨髓造血功能暂时下降,加之新生儿生理性溶血、婴儿期生长发育迅速、循环血量迅速增加等因素,红细胞数和血红蛋白量逐渐下降,至2~3个月时,红细胞数约为3.0×10^{12}/L,血红蛋白量约为100g/L,呈轻度贫血,称为"生理性贫血"。生理性贫血呈自限性,3个月后红细胞数和血红蛋白量又逐渐上升,约12岁时达成人水平。

网织红细胞数在出生3d内为0.04~0.06,于生后第7d迅速下降至0.02以下,并维持在较低水平,约为0.003,以后随生理性贫血恢复而短暂上升,婴儿期以后约与成人相同。

2. 白细胞数与分类　出生时白细胞总数为$(15\sim20)\times10^9$/L,生后6~12h可达到$(21\sim28)\times10^9$/L,之后逐渐下降,1周时平均为12×10^9/L,婴儿期白细胞数维持在10×10^9/L左右,8岁以后接近成人水平。

白细胞分类主要是中性粒细胞与淋巴细胞比例的变化。出生时中性粒细胞约占0.65,淋巴细胞约占0.30。随着白细胞总数的下降,中性粒细胞比例亦逐渐下降,生后4~6d,二者比例约相等。之后淋巴细胞比例逐渐上升,1~2岁时淋巴细胞约占0.60,中性粒细胞约占0.35,之后粒细胞比例逐渐上升,至4~6岁时二者比例又相等。此后白细胞分类与成人相似。

3. 血小板数　与成人接近,为$(100\sim300)\times10^9$/L。

4. 血容量　相对较成人多,新生儿血容量约占体重的10%,平均为300ml,儿童血容量占体重的8%~10%,成人血容量占体重的6%~8%。

第二节　儿童贫血概述

贫血(anemia)指外周血中单位容积内红细胞数或血红蛋白量低于正常。儿童红细胞数或血红蛋白量因年龄而异,根据世界卫生组织(WHO)的资料,血红蛋白(Hb)量的低限值:6~59个月为110g/L,血细胞比容(HCT)为0.33;5~11岁为115g/L,HCT为0.34;12~14岁为120g/L,HCT为0.36,海拔每升高1 000米,血红蛋白量上升4%,低于此值者为贫血。6个月以下的婴儿由于生理性贫血等因素,血红蛋白值变化较大,目前尚无统一的标准,我国儿童血液会议(1989年)建议:血红蛋白在新生儿期<145g/L、1~4个月<90g/L、4~6个月<100g/L为贫血。

（一）贫血的程度

根据外周血血红蛋白量或红细胞数将贫血分为4度(表11-1)。

表11-1　儿童贫血的分度

指标	轻度	中度	重度	极重度
血红蛋白量/($g\cdot L^{-1}$)	正常下限~90	~60	~30	<30
红细胞数	正常下限~3×10^{12}/L	~2×10^{12}/L	~1×10^{12}/L	<1×10^{12}/L

注:新生儿血红蛋白量144~120g/L为轻度,~90g/L为中度,~60g/L为重度,<60g/L为极重度。

（二）贫血的分类

一般采用病因学分类和形态学分类,临床以病因学分类最为常用。

1. 病因学分类　根据引起贫血的原因及发病机制可分为3类。

（1）**红细胞和血红蛋白生成不足**

1）造血物质缺乏：如铁缺乏（缺铁性贫血）、维生素 B_{12} 和叶酸缺乏（巨幼细胞贫血）等。

2）骨髓造血功能障碍：如再生障碍性贫血等。

3）其他：如感染及慢性病贫血、慢性肾脏病导致的贫血、铅中毒所致贫血、癌症性贫血等。

（2）**溶血性贫血**：可由红细胞内在异常或红细胞之外的因素引起。

1）红细胞内在异常：红细胞膜结构缺陷（如遗传性球形红细胞增多症）、红细胞酶缺陷（如葡萄糖 -6- 磷酸脱氢酶缺乏）、血红蛋白合成或结构异常（如地中海贫血）。

2）红细胞外在因素：包括免疫因素所致的新生儿溶血病、自身免疫性溶血性贫血、药物所致的免疫性溶血性贫血，以及非免疫因素如感染、物理化学因素、脾功能亢进、弥散性血管内凝血等。

（3）**失血性贫血**：包括急性失血和慢性失血导致的贫血。

2. 形态学分类　根据红细胞数、血红蛋白量、血细胞比容计算出平均红细胞体积（MCV）、平均红细胞血红蛋白量（MCH）、平均红细胞血红蛋白浓度（MCHC），将贫血分为 4 类（表 11-2）。

表 11-2　贫血的细胞形态学分类

分类	MCV/fl	MCH/pg	MCHC/($g \cdot L^{-1}$)
正常值	80~94	28~32	320~380
正细胞正色素性	80~94	28~32	320~380
单纯小细胞性	<80	<28	320~380
小细胞低色素性	<80	<28	<320
大细胞性	>94	>32	320~380

第三节　营养性贫血

一、营养性缺铁性贫血

情景导入

　　患儿，女，1 岁，因面色苍白、不爱活动 1 个月余就诊。经询问，患儿出生至今母乳喂养，只添加少量米糊。体格检查可见颜面部、口唇、甲床苍白。血常规提示轻度贫血。患儿初步被诊断为"营养性缺铁性贫血"，需服用硫酸亚铁治疗。

　　请问：

　　1. 如何对患儿进行护理评估？

　　2. 如何指导家长为患儿正确服用铁剂？

　　营养性缺铁性贫血（nutritional iron-deficiency anemia，NIDA）是体内铁缺乏导致血红蛋白合成减少，临床上以小细胞低色素性贫血、血清铁蛋白减少和铁剂治疗有效为特点的贫血症。本病是儿童贫血中最常见的类型，以婴幼儿发病率最高，是我国儿童重点防治的疾病之一。

　　【概述】

　　1. 病因　本病的根本原因是体内铁缺乏。

　　（1）**先天储铁不足**：胎儿最后 3 个月从母体获得的铁最多，故早产、双胎或多胎、胎儿失血或妊娠期妇女严重缺铁等均可使胎儿储存铁减少。

（2）**铁摄入量不足**：是缺铁性贫血的主要原因。母乳、牛乳、谷物中含铁量均低，如不及时添加含铁丰富的换乳期食物，较易发生本病。

（3）**需要量增加**：早产儿、婴儿及青春期儿童生长发育迅速，对铁的需要量增加，如不及时添加含铁丰富的食物，容易缺铁。

（4）**铁吸收障碍**：食物搭配不当可影响铁吸收；肠道疾病如慢性腹泻可使铁吸收减少、排泄增加。

（5）**铁丢失过多**：长期慢性小量失血可致缺铁（每1.0ml血约含铁0.5mg），如肠息肉、钩虫病、溃疡病等可导致长期慢性小量失血。婴儿可能因对牛乳过敏而致少量肠出血（每日失血量约0.7ml）。

2. 发病机制

（1）**缺铁对造血系统的影响**：铁是合成血红蛋白的原料，缺铁时血红素生成不足，进而血红蛋白合成减少，导致红细胞内血红蛋白含量不足，细胞质减少，细胞变小。而缺铁对细胞核的分裂、增殖影响较小，故红细胞数减少的程度不如血红蛋白量减少明显，从而形成小细胞低色素性贫血。

（2）**缺铁对非造血系统的影响**：①影响肌红蛋白的合成，并使某些与生物氧化、组织呼吸、神经递质的合成和分解有关的酶活性降低，如细胞色素 c、单胺氧化酶、琥珀酸脱氢酶等，出现一些非血液系统症状，如神经系统和消化系统功能改变等。②引起组织器官的异常，如口炎、胃酸缺乏、指甲改变等。③引起细胞免疫功能降低，患儿易患感染性疾病。

【**护理评估**】

1. 健康史　了解母亲妊娠期有无贫血；评估患儿是否为早产儿、多胎儿，询问患儿的喂养方法及饮食习惯；询问患儿有无慢性腹泻、消化性溃疡等病史。

2. 身体状况　任何年龄均可发病，以6个月~2岁儿童最多见。

（1）**一般表现**：起病缓慢，皮肤黏膜逐渐苍白，以口唇、口腔黏膜、甲床等处较为明显。患儿易疲乏，不爱活动，年长儿可诉头晕、眼前发黑、耳鸣等。

（2）**骨髓外造血表现**：肝大、脾大，淋巴结可轻度肿大；年龄越小、病程越久、贫血越重、肝脾肿大越明显。

（3）**非造血系统表现**

1）消化系统：食欲减退，少数患儿有异食癖（如喜食泥土、墙皮、煤渣等）；可有呕吐、腹泻；可出现口腔炎、舌炎或舌乳头萎缩；症状重者可出现萎缩性胃炎或吸收不良综合征。

2）神经系统：常有烦躁不安或萎靡不振，精神不集中，记忆力减退，学习成绩下降，智力多低于同龄儿。

3）循环系统：明显贫血时心率增快，症状重者心脏扩大，甚至发生心力衰竭。

4）其他：易发生感染，可因上皮组织异常而发生反甲。

3. 心理－社会支持状况　评估家长对本病病因及预防知识的了解程度及家庭社会经济背景等。评估年长儿是否因病程缓慢以及学习困难而出现自卑、焦虑、厌学等心理。评估有异食癖的患儿，是否因家长和社会不能正确对待（责备、歧视），对患儿心理产生不良的影响。

4. 辅助检查

（1）**外周血象**：红细胞数及血红蛋白量均降低，血红蛋白量降低更明显。红细胞大小不一，以小细胞为主，中央淡染区扩大，呈小细胞低色素性贫血。网织红细胞数正常或略减少，白细胞及血小板数量一般无改变。

（2）**骨髓象**：骨髓增生活跃，以中、晚幼红细胞增生为主。各期红细胞胞质均较少，胞核染色偏蓝，显示胞质成熟程度落后于胞核。粒细胞系及巨核细胞系一般无异常。

（3）**铁代谢的相关检查**：①血清铁蛋白（SF）：是反映体内储存铁情况的敏感指标，SF<12μg/L时提示缺铁。②红细胞游离原卟啉（FEP）：红细胞内缺铁时 FEP 不能完全与铁结合成血红素，未被

利用的 FEP 在红细胞内堆积，导致 FEP 升高，SF>0.9μmol/L 时提示红细胞内缺铁。③血清铁(SI)、总铁结合力(TIBC)、转铁蛋白饱和度(TS)：这三项指标反映血浆中铁的含量，通常在缺铁性贫血期才出现异常，即 SI<10.7μmol/L，TIBC>62.7μmol/L，TS<15%。

5.治疗原则及主要措施

(1)**去除病因**：饮食不当者应及时纠正不合理的饮食习惯和膳食结构，有偏食者应给予纠正，积极治疗慢性失血性疾病。

(2)**铁剂治疗**：铁剂治疗有特效。首选口服给药，常用二价铁剂，有硫酸亚铁、富马酸亚铁、葡萄糖酸亚铁等。每日口服元素铁 4~6mg/kg。宜从小剂量开始，在 1~2d 内加至足量。注射铁剂因不良反应多，应慎用，一般在口服铁剂无效、无法进行口服或不良反应重时应用。常用的注射铁剂有右旋糖酐铁复合物、山梨醇枸橼酸铁复合物。

(3)**输红细胞**：一般患儿无须输红细胞。重症贫血并发心力衰竭或严重感染者可输红细胞，速度宜慢，应少量分次输注。

【常见护理诊断/问题】

1.**活动无耐力** 与贫血致组织器官缺氧有关。

2.**营养失调**：低于机体需要量 与铁摄入不足、吸收障碍、需求增加、丢失过多有关。

3.**知识缺乏**：家长及年长患儿缺乏营养知识和本病的防护知识。

【护理目标】

1.患儿倦怠乏力减轻，活动耐力逐渐增强。

2.家长能正确选择含铁丰富的食物，能遵医嘱协助患儿正确服用铁剂。

3.家长及年长患儿能叙述缺铁性贫血发生的原因，积极配合治疗和护理。

【护理措施】

1.**合理安排休息与活动** 生活要有规律，保证足够睡眠。轻、中度贫血患儿，不必严格限制日常活动量，但应避免剧烈运动，活动间歇应让患儿充分休息；重症贫血患儿应根据其活动耐力下降情况，安排活动计划，以患儿不感到疲乏为度；对活动后有明显心悸、气短等表现者，应严格限制活动量，必要时卧床休息、吸氧。

2.**合理安排饮食**

(1)**指导家长合理搭配患儿的饮食**：在营养师指导下制订饮食计划，提供患儿喜爱的含铁丰富且易于吸收的食物，如红肉类、鱼类、动物血和肝脏、豆制品等。氨基酸、维生素 C、果糖等可促进铁的吸收，可与含铁食物搭配进食；茶、咖啡、牛乳、植物纤维可抑制铁的吸收，应避免与含铁的食物同食。鲜牛乳必须加热后才能喂养婴儿。

(2)**提倡母乳喂养**：母乳含铁虽少，但吸收率高达 50%；婴儿 6 个月时要及时引入富含铁的换乳期食物。

(3)早产儿及低体重儿生后 2 个月左右遵医嘱补充铁剂。

3.**指导家长正确应用铁剂，观察铁剂的疗效与副作用**

(1)**口服铁剂**：告知家长服用铁剂的正确剂量和疗程。于两餐之间服药，既减少对胃肠道的刺激，又利于吸收。可与维生素 C、果汁同服，有利于铁的吸收。铁剂可使牙齿变黑，应使用吸管服药。服药后大便变黑，停药后会恢复正常，应向家长说明。

(2)**注射铁剂**：应慎用。要深部肌内注射，每次更换注射部位。采取吸药和给药必须更换针头的方法，以避免药液渗入皮下组织，造成注射部位皮肤着色、疼痛，产生硬结及炎症。

(3)**观察药物副作用**：口服铁剂可引起胃肠道反应，如恶心、呕吐、腹泻或便秘、胃部不适或疼痛等，可根据医嘱减量或停药几天，待症状好转后再从小剂量开始重新补充。注射铁剂可引起荨麻疹、发热、关节痛等不良反应，甚至发生过敏性休克，应注意观察并备好抢救药物。

（4）**观察疗效**：使用铁剂有效者在用药 12~24h 后，烦躁等精神症状减轻，食欲增加。服药 2~3d 后网织红细胞数开始上升，5~7d 达高峰，2~3 周后下降至正常。用药后 1~2 周血红蛋白开始上升，通常 3~4 周恢复正常。如治疗 3~4 周仍无效，注意寻找原因。一般在血红蛋白达到正常水平后，仍继续使用铁剂 6~8 周，以增加铁的储存。

4. 心理护理　对注意力不集中、学习成绩下降者，应加强教育与训练，不要歧视、责骂患儿，以减轻患儿的自卑心理；对有异食癖的患儿不要采取粗暴的干预手段。

5. 健康指导　向家长及年长儿讲解本病的相关知识及护理要点。提倡母乳喂养，及时引入含铁丰富的换乳期食物，合理搭配饮食，坚持正确用药。贫血纠正后要保持良好的饮食习惯。定期体检，发现贫血及时治疗。做好社会宣教，使全社会认识到缺铁对儿童健康的危害性，使之成为儿童保健工作的重要内容。

【护理评价】

评价患儿：①倦怠乏力症状是否减轻。②活动耐力是否增强。

评价患儿家长：①能否正确选择含铁丰富的食物，合理安排患儿的饮食。②能否正确喂服铁剂。

评价患儿家长及年长患儿：是否掌握本病的发病原因，并积极配合治疗与护理。

> **知识链接**
>
> ### 儿童缺铁性贫血筛查
>
> 缺铁性贫血（IDA）是婴幼儿最常见的贫血类型，血红蛋白测定是筛查儿童 IDA 最简单易行的手段，定期筛查比单次筛查更有效。世界卫生组织（WHO）推荐在儿童人群中开展定期的贫血筛查。
>
> 美国儿科学会提出婴儿在出生 1 年内普筛一次贫血，具有铁缺乏或 IDA 风险因素如早产、低出生体重、低铁饮食，应增加筛查次数并进行选择性筛查，如婴儿 12 月龄内血红蛋白 <110g/L，应进一步评估 IDA。
>
> 在《国家基本公共卫生服务规范（第三版）》中，《0~6 岁儿童健康管理服务规范》要求，在 6 月龄或 8 月龄、18 月龄、30 月龄、4 岁、5 岁和 6 岁时，各应开展一次血常规（或血红蛋白）检测。对于铁缺乏的高危儿童，如早产儿、低出生体重儿、双胎或多胎者，则应提前并增加检测次数。

二、营养性巨幼细胞贫血

> **情景导入**
>
> 患儿，女，1 岁。皮肤、毛发发黄 2 个月余，伴表情呆滞，反应迟钝，运动发育仅会翻身、扶坐。血常规检查：中度贫血。经询问，患儿自出生即以羊乳为主食，仅添加少量米糊。初步诊断为"营养性巨幼细胞贫血"。
>
> 请问：
>
> 1. 如何对患儿进行护理评估？
>
> 2. 如何指导家长制订正确的喂养方案？
>
> 3. 如何对家长进行健康教育？

营养性巨幼细胞贫血（nutritional megaloblastic anemia，NMA）是由于缺乏维生素 B_{12} 和 / 或叶酸所引起的一种大细胞性贫血。其临床特点为贫血、神经精神症状、红细胞胞体增大、骨髓中出现巨幼红细胞、维生素 B_{12} 和 / 或叶酸治疗有效。

【概述】

1. 病因　本病的根本原因是缺乏维生素 B_{12} 和 / 或叶酸。

（1）**储存不足**：胎儿可从母体获得维生素 B_{12}，并储存于肝内，供生后利用。如妊娠期妇女缺乏维生素 B_{12}，可致胎儿储存维生素 B_{12} 不足。

（2）**摄入量不足**：各种乳类中含维生素 B_{12} 及叶酸均较少，羊乳中叶酸更少。单纯母乳喂养未及时引入换乳期食物者，容易发生维生素 B_{12} 缺乏；长期单纯羊乳喂养者易致叶酸缺乏。动物性食物如肉、蛋、肝、肾中含维生素 B_{12} 较多；植物性食物如绿叶菜、水果、谷类中含叶酸较多，但加热后易被破坏。若婴幼儿严重偏食，其饮食中缺乏肉类、动物肝、动物肾及蔬菜，可致维生素 B_{12} 和叶酸缺乏。

（3）**需要量增加**：婴儿生长发育迅速，对维生素 B_{12} 及叶酸的需求量较多；严重感染时维生素 B_{12} 的消耗量增加。

（4）**吸收或代谢障碍**：食物中的维生素 B_{12} 与胃底壁细胞分泌的糖蛋白结合成复合物，才能在回肠末端被吸收，进入血液循环后需与转钴胺素蛋白结合，运送到肝脏储存。此过程任何环节异常均可致维生素 B_{12} 缺乏。慢性腹泻、肠切除可致叶酸吸收减少，某些参与叶酸代谢的酶有缺陷可使叶酸代谢障碍。

（5）**药物影响**：长期或大量应用广谱抗生素可抑制肠道细菌合成叶酸；抗叶酸制剂（如甲氨蝶呤）及某些抗癫痫药（如苯妥英钠、苯巴比妥）可致叶酸缺乏。

2. 发病机制

（1）叶酸在叶酸还原酶和维生素 B_{12} 的催化作用后变成四氢叶酸，后者是合成 DNA 所必需的辅酶。维生素 B_{12} 和 / 或叶酸缺乏时，均引起 DNA 合成减少，使红细胞的分裂时间和增殖时间延长，而血红蛋白的合成不受影响，出现细胞核发育落后于细胞质，红细胞的胞体增大，形成巨幼红细胞，出现贫血。维生素 B_{12} 和 / 或叶酸缺乏也会引起粒细胞和巨核细胞的核发育障碍。

（2）维生素 B_{12} 促进神经髓鞘中脂蛋白的形成，因而能保持中枢和外周髓鞘神经纤维的完整功能，当其缺乏时，可引起中枢和外周神经纤维的髓鞘受损，出现神经精神症状。叶酸缺乏主要引起情感改变，其机制不详。

【护理评估】

1. 健康史　评估妊娠期妇女及患儿的饮食习惯；评估患儿的生长发育状态；了解患儿既往疾病史、用药史等。

2. 身体状况　起病缓慢，以 6 个月 ~2 岁儿童多见。

（1）**一般表现**：多呈虚胖或颜面轻度水肿，毛发稀疏发黄，严重病例可有皮肤出血点或瘀斑。

（2）**贫血表现**：皮肤呈蜡黄色，睑结膜、口唇、指甲等处苍白，偶有轻度黄疸，疲乏无力，常伴有肝、脾大。

（3）**神经精神症状**：可出现烦躁不安、易怒等。维生素 B_{12} 缺乏者表现为表情呆滞、反应迟钝、嗜睡、少哭不笑、智力和动作发育落后甚至倒退等。重症者可出现肢体、躯干、头部和全身不规则的震颤，甚至抽搐、感觉异常、腱反射亢进、踝阵挛等。

（4）**消化系统症状**：可有厌食、恶心、呕吐、腹泻和舌炎等。

3. 心理－社会支持状况　评估患儿家长对防治贫血知识的了解程度以及心理状态，评估患儿的家庭环境状况。

4. 辅助检查

(1)**外周血象**：红细胞数与血红蛋白量均降低，但以红细胞数目的减少更为明显，呈大细胞性贫血；血涂片可见红细胞大小不等，以大者为多，可见巨幼变的有核红细胞和中性粒细胞核分叶过多现象；网织红细胞、白细胞、血小板计数常减少。

(2)**骨髓象**：增生明显活跃，以红细胞系统增生为主；粒、红系统均出现巨幼样变，表现为胞体变大，核染色质粗而松，细胞核的发育落后于细胞质；中性粒细胞和巨核细胞有核分叶过多现象。

(3)**血生化**：血清维生素 $B_{12} < 100ng/L$（正常为 $200\sim800ng/L$），叶酸 $< 3\mu g/L$（正常为 $5\sim6\mu g/L$）。

5. 治疗原则及主要措施 去除病因，加强营养，防治感染；补充维生素 B_{12} 和叶酸；有明显神经精神症状者以维生素 B_{12} 治疗为主，必要时可应用镇静剂；除极重病例外，一般不需输血。

【**常见护理诊断/问题**】

1. 营养失调：低于机体需要量 与维生素 B_{12} 和/或叶酸缺乏有关。

2. 活动无耐力 与贫血致组织器官缺氧有关。

3. 生长发育迟缓 与营养不良、贫血及维生素 B_{12} 缺乏影响生长发育有关。

【**护理措施**】

1. 合理安排休息与活动 参见"营养性缺铁性贫血"的护理措施。烦躁、震颤重者及抽搐者可遵医嘱给予镇静剂。

2. 指导合理营养 改善乳母的营养状况。婴幼儿应及时添加富含维生素 B_{12} 的食物，注意饮食均衡，合理搭配。对年长儿要防止偏食、挑食，养成良好的饮食习惯。对震颤严重不能吞咽者可改用鼻饲。遵医嘱补充维生素 B_{12} 和叶酸。恢复期应加用铁剂，防止红细胞生成增加时铁剂不足。

3. 观察用药效果 应用维生素 B_{12} 和/或叶酸 $2\sim4d$ 后，患儿精神症状好转，食欲增加，网织红细胞 $2\sim4d$ 开始上升，$6\sim7d$ 达高峰，2 周后降至正常。$2\sim6$ 周红细胞数和血红蛋白量恢复正常，但神经精神症状恢复较慢。

4. 促进生长发育 评估患儿的体格、智力、运动发育情况，耐心教养，逐渐训练坐、立、行等运动功能，促进动作和智力发育。

5. 健康指导 讲解本病的相关护理知识和预防措施，提供相关营养知识；及时治疗影响维生素 B_{12} 和叶酸吸收及代谢的疾病，合理用药。定期进行门诊复查，监测维生素 B_{12} 和叶酸的浓度。

第四节　免疫性血小板减少症

免疫性血小板减少症（immune thrombocytopenia，ITP）是正常血小板被免疫性破坏的自身免疫病，是儿童最常见的出血性疾病。其临床特点是皮肤、黏膜自发性出血，血小板减少，血小板抗体增高，束臂试验阳性，出血时间延长和血块收缩不良。

患儿发病前常有病毒感染史，但病毒感染不是血小板减少的直接原因，而是感染后机体产生了相应的血小板相关抗体（PAIgG、PAIgM、PAIgA），这类抗体与血小板结合或抗原-抗体复合物附着于血小板表面，导致单核吞噬细胞系统对血小板的吞噬、破坏增加，从而引起血小板减少。血小板和巨核细胞有共同抗原性，血小板相关抗体同样作用于骨髓中的巨核细胞，导致巨核细胞成熟障碍，使血小板进一步减少。

【**护理评估**】

1. 健康史 详细询问患儿发病前 $1\sim3$ 周是否有上呼吸道感染、流行性腮腺炎、风疹等病史，近期有无接种疫苗史；有无皮肤、黏膜自发性出血表现。

2. 身体状况 各年龄期均可发病，以 $1\sim5$ 岁多见，冬春季发病较多。常于发病前 $1\sim3$ 周有病毒感染史。ITP 以自发性皮肤、黏膜出血为突出表现，多为针尖大小的皮下或皮内出血点，或为瘀斑、紫癜,分布不均匀,尤以四肢及易碰撞部位多见。常有鼻出血或齿龈出血,青春期女性可有月经量过多。少数患儿有结膜下出血和视网膜出血、便血、呕血和血尿。颅内出血少见,一旦发生,预后不良,是 ITP 致死的主要原因。出血严重者可致贫血,一般无肝、脾、淋巴结肿大。80%~90% 的患儿于发病后 1~6 个月内痊愈,10%~20% 的患儿呈慢性病程。病死率为 0.5%~1%,主要致死原因为颅内出血。

3. 心理 - 社会支持状况 评估患儿及家长的心理状态及对本病的认知程度,了解家庭环境及经济状况。

4. 辅助检查

(1) **外周血象**:血小板计数 $<100 \times 10^9$/L。血小板计数 $<50 \times 10^9$/L 时可见自发性出血,$<20 \times 10^9$/L 时出血明显,$<10 \times 10^9$/L 时出血严重;失血较多时可有贫血;白细胞计数正常。

(2) **骨髓象**:巨核细胞数正常或增多,幼稚巨核细胞比例增加,而产生血小板的成熟巨核细胞减少。

(3) **血小板相关抗体测定**:PAIgG 含量明显增高。

(4) **其他**:束臂试验阳性,出血时间延长,凝血时间正常,血块收缩不良。

5. 治疗原则及主要措施

(1) **预防创伤性出血**:避免外伤,避免使用抑制血小板功能的药物,如阿司匹林。

(2) **糖皮质激素**:早期、大量、短程应用,疗程一般不超过 4 周。

(3) **大剂量静脉滴注免疫球蛋白**。

(4) **其他治疗**:严重出血危及患儿生命时可输注血小板;贫血者可输注红细胞。慢性或难治性病例可应用利妥昔单抗、血小板生成素、免疫抑制剂治疗,或行脾切除术。

【常见护理诊断 / 问题】

1. 皮肤黏膜完整性受损 与血小板减少致皮肤黏膜出血有关。

2. 潜在并发症:出血。

3. 有感染的危险 与应用糖皮质激素和 / 或免疫抑制剂有关。

4. 恐惧 与严重出血有关。

【护理措施】

1. 防治出血

(1) **协助止血**:口、鼻黏膜出血时,可用浸有 1% 麻黄碱或 0.1% 肾上腺素的纱条、棉球或明胶海绵局部压迫止血。无效者,请耳鼻喉科医生用油纱条填塞,2~3d 后更换。遵医嘱给止血药,必要时输同型血小板。

(2) **避免外伤**:①急性期要减少活动,尤其注意保护头部;有明显出血者要卧床休息。②尽量减少肌内注射及深静脉穿刺,如必须操作,要延长局部压迫时间,防止发生深部血肿。③禁食坚硬、多刺食物,使用软毛牙刷。④避免接触坚硬、锐利的用具,床头、床挡、家具的尖角要用软垫包好。⑤保持大便通畅,以免用力排便致腹压增高而诱发颅内出血。

2. 密切观察病情变化

(1) 监测血小板计数,注意有无自发性出血症状。

(2) **监测生命体征及病情变化**:如患儿面色苍白,呼吸、脉搏增快,出冷汗,血压下降,提示出血性休克。出现烦躁、嗜睡、头痛、呕吐,甚至惊厥、昏迷等,提示颅内出血。消化道出血常伴腹痛、便血。肾出血可伴腰痛、血尿等。

3. 预防感染 注意个人卫生,保持出血部位清洁,严格无菌技术操作,避免接触感染者。

4. 消除恐惧心理 出血以及止血等技术操作均可使患儿产生恐惧心理,表现为不合作、哭闹等,因此,护士在操作前应做好解释工作,以取得患儿的合作。

5. 健康指导 指导家长及年长儿学会预防损伤，如避免接触锐器、避免进行剧烈对抗性运动等。告知年长儿要加强自我保护，如避免与感染者接触，预防感冒，忌用阿司匹林等药物。教会家长及年长儿识别出血征象，学会压迫止血的方法，发现出血立即就医。

第五节 急性白血病

白血病（leukemia）是造血组织中某一血细胞系统过度增生，浸润到各组织和器官，从而引起一系列临床表现的造血系统恶性疾病，是儿童时期最常见的恶性肿瘤。据调查，我国 10 岁以下儿童白血病的发生率为 3/10 万 ~4/10 万，以学龄前期多见，男性高于女性，急性白血病占 90%~95%，慢性白血病仅占 3%~5%。

【概述】

1. 病因 病因不明，可能与下列因素有关。

（1）**病毒感染**：已经证明，属于 RNA 病毒的反转录病毒（又称人类 T 细胞白血病病毒）可引起人类 T 淋巴细胞白血病。

（2）**理化因素**：接触大剂量电离辐射、放射线、核辐射者白血病发生率明显高于正常者；苯及其衍生物、氯霉素和细胞毒性药物均可诱发白血病。

（3）**遗传因素**：患有遗传病或严重联合免疫缺陷的患儿，其白血病的发病率明显高于普通儿童；单卵孪生儿中一个患白血病，另一个患白血病的概率为 20%，比双卵孪生儿的发病率高 12 倍。

2. 分类和分型 急性白血病根据增生的白细胞种类不同，分为两大类，即急性淋巴细胞白血病（急淋，ALL）与急性非淋巴细胞白血病（急非淋，ANLL）。儿童 ALL 发病率最高，约为 70%~85%。目前主要采用形态学（M）、免疫学（I）、细胞遗传学（C）和分子生物学（M），即 MICM 综合分型，以指导治疗和判断预后。其中根据形态学将 ALL 分为 L1、L2、L3 三型，将 ANLL 分为 M0~M7 共 8 个亚型。

【护理评估】

1. 健康史 了解患儿有无病毒感染史，有无接触电离辐射、苯及其衍生物制品，有无使用细胞毒性药物、氯霉素等药物史，其母妊娠期有无接触放射性物质，询问家族史和既往史。询问患儿的起病情况及发热、贫血、出血、白血病细胞浸润等症状的程度及发生时间等。

2. 身体状况 各型白血病的临床表现大致相同，主要有以下表现。

（1）**起病**：大多较急。早期症状有精神不振、食欲低下、乏力、面色苍白、牙龈出血、鼻出血等。少数患儿以发热和类似风湿热的骨、关节疼痛为首发症状。

（2）**发热**：多数患儿起病即发热，热型不定。白血病性发热多为低热，抗生素治疗无效。合并感染时多为高热。

（3）**贫血**：出现较早，并随病情的发展而加重，主要原因是骨髓造血干细胞受到抑制。表现为面色苍白、虚弱无力、活动后气促等。

（4）**出血**：以皮肤、黏膜多见，表现为紫癜、瘀斑、鼻出血、牙龈出血、消化道出血及血尿。偶有颅内出血，是引起死亡的重要原因之一。主要原因是白血病细胞浸润骨髓，巨核细胞受抑制，使血小板生成减少所致。在各类型白血病中，以 M3 型白血病的出血最为显著。

（5）**白血病细胞浸润引起的症状、体征**

1）肝大、脾大、淋巴结肿大：淋巴结肿大多局限于颈部、颌下、腋下及腹股沟等处。

2）骨和关节浸润：多见骨、关节疼痛，部分呈游走性关节痛，常伴胸骨压痛。

3）中枢神经系统浸润：白血病细胞侵犯脑实质和 / 或脑膜时即造成中枢神经系统白血病（central nervous system leukemia，CNSL），常见症状为颅内压增高，出现头痛、呕吐、嗜睡、视神经盘水肿等；

如侵犯脑膜出现脑膜刺激征；也可有惊厥，甚至昏迷；脑脊液中可发现白血病细胞。因多数化疗药不能透过血-脑屏障，CNSL多见于化疗后缓解期，是导致白血病复发的主要原因。

4）睾丸白血病：白血病细胞侵犯睾丸时即引起睾丸白血病（TL），表现为阴囊局部肿大、触痛，阴囊皮肤可呈红黑色。因化疗药物不易进入睾丸，TL也是导致白血病复发的重要原因。

5）绿色瘤：是急性粒细胞白血病的特殊表现，系白血病细胞浸润颅骨、眶骨、胸骨等，在局部隆起形成绿色瘤。

6）其他器官浸润：白血病细胞也可浸润皮肤、心脏、消化系统、肾脏等组织器官而出现相应的症状、体征。

3. 心理-社会支持状况 评估患儿家长及患儿的心理状况，了解其对病情的认识程度及对突发事件的应对能力。评估家庭环境对治疗的支持度，社会资源对治疗与护理的支持度。

4. 辅助检查

（1）**外周血象**：呈正细胞正色素性贫血，网织红细胞数较低，血小板减少。白细胞计数高低不一，增高者约占50%以上，分类以原始和幼稚细胞为主，成熟中性粒细胞减少。

（2）**骨髓象**：是确诊和判定疗效的重要依据。典型表现为所患类型白血病的原始和幼稚细胞极度增生，幼红细胞及巨核细胞减少，少数患儿表现为骨髓增生低下。

（3）**组织化学染色和溶菌酶检查**：有助于鉴别白血病的细胞类型。

5. 治疗原则及主要措施 采取以化疗为主的综合治疗，包括支持治疗、分子靶向治疗、造血干细胞移植等。

化学药物治疗的目的是杀灭白血病细胞，解除白血病细胞浸润引起的症状，使病情缓解，并巩固治疗效果，减少耐药而治愈。通常按次序、分阶段进行：①诱导缓解：联合数种化疗药物，最大程度地杀灭白血病细胞，以尽快达到完全缓解。②巩固治疗：在缓解状态下最大限度杀灭微小残留白血病细胞，防止早期复发。③预防髓外白血病：防止发生CNSL和TL，预防复发和治疗失败，使患儿获得长期生存。④维持治疗：巩固疗效，达到长期缓解或治愈。持续完全缓解2.5~3.5年者方可停止治疗，停药后尚需继续追踪数年。儿童白血病常用化疗药物见表11-3。

表11-3　儿童白血病常用化疗药物简介

药物	主要作用	给药途径	剂量和用法*	毒性作用
泼尼松（Pred）	溶解淋巴细胞	口服	40~60mg/（m²·d），分3次	高血压，库欣综合征，骨质疏松，易感染
地塞米松（Dex）	溶解淋巴细胞	口服	6~10mg/（m²·d），分3次	高血压，库欣综合征，骨质疏松，易感染
环磷酰胺（CTX）	抑制DNA合成，使细胞停止在分裂期，阻止细胞进入S期	口服 静脉滴注	2~3mg/（kg·d），每日1次 200~400mg/m³，每周1次	骨髓抑制，脱发，出血性膀胱炎，肝损害，口腔溃疡
氨甲蝶呤（MTX）	抗叶酸代谢，阻止四氢叶酸生成，抑制DNA合成	肌内注射或静脉滴注鞘内注射	每次15~25mg/m²，每周1~2次；每次10mg/m²，隔日或1周1次；	骨髓抑制，肝损害，口腔、胃肠道溃疡，恶心、呕吐，
巯嘌呤（6-MP）	抗嘌呤合成，使DNA和RNA合成受抑制	口服	每次50~90mg/m²，每日1次	骨髓抑制，肝损害
6-硫鸟嘌呤（6-TG）	同6-MP	口服	每次75mg/m²，每日1次	同6-MP内容

药物	主要作用	给药途径	剂量和用法*	毒性作用
阿糖胞苷（Ara-c）	抗嘧啶代谢，抑制 DNA 合成，作用于 S 期	静脉滴注或肌内注射鞘内注射	100~200mg/（m²·d），分 2 次；每次 30mg/m²，隔日 1 次或每周 1 次	骨髓抑制，口腔溃疡，恶心、呕吐，脱发
长春新碱（VCR）	抑制 DNA 合成，阻止细胞分裂	静脉注射	每次 1.5~2mg/m²，每周 1 次	周围神经炎，脱发
三尖杉酯碱（H）	抑制蛋白质合成，水解门冬酰胺	静脉滴注	每次 4~6mg/m²，每日 1 次，共 5~7d	骨髓抑制，心脏损害，胃肠道反应
柔红霉素（DNR）	抑制 DNA、RNA 合成	静脉滴注	每次 30~40mg/m²，每日 1 次，共 2~4 次	骨髓抑制，心肌损害，胃肠道反应，局部刺激
去甲氧柔红霉素（IDA）	抑制 DNA 合成	静脉滴注	每次 10mg/m²，每日 1 次，共 2d	骨髓抑制，心脏毒性，胃肠道反应，肝损害
阿霉素（ADM）	抑制 DNA、RNA 合成	静脉注射	每次 40mg/m²，每日 1 次，共 3d	骨髓抑制，心脏毒性，胃肠道反应，脱发
门冬酰胺酶（ASP）	溶解淋巴细胞，分解门冬酰胺	静脉滴注	0.6 万 ~1 万 U/（m²·d），隔日 1 次，共 6~10 次	肝损害，过敏反应，胰腺炎，氮质血症，糖尿，低血浆蛋白
依托泊苷（VP16）	抑制 DNA、RNA 合成	静脉滴注	每次 100~150mg/m²，每日 1 次，共 2~3d	骨髓抑制，肝肾损害，胃肠道反应
替尼泊苷（VM26）	破坏 DNA，阻断 G₀ 和 M 期	静脉滴注	同 VP16	同 VP16
全反式维 A 酸（ATRT）	诱导分化剂，与 PML/RARa 融合基因结合	口服	30~60mg/m²，分 2~3 次	维 A 酸综合征

注：*剂量和用法随方案不同而不同。

【常见护理诊断/问题】

1. **体温过高**　与大量白血病细胞浸润、坏死和/或感染有关。

2. **活动无耐力**　与贫血致组织、器官缺氧有关。

3. **营养失调：低于机体需要量**　与消耗增加、药物副反应有关。

4. **有感染的危险**　与白细胞数量减少、免疫功能低下有关。

5. **疼痛**　与白血病细胞浸润有关。

6. **潜在并发症**：出血、药物副作用。

7. **恐惧**　与病情重、侵入性治疗、预后不良有关。

8. **适应不良性悲伤**　与白血病久治不愈有关。

【护理措施】

1. **维持体温正常**　监测体温变化，遵医嘱给予退热药物，并观察降温效果。

2. **休息与营养**　患儿需卧床休息，但一般不需要绝对卧床，重病长期卧床者应常更换体位，预防压力性损伤。加强营养，给予高热量、高蛋白、高维生素、清淡易消化的饮食，不能进食者要通过静脉补充营养。

3. 预防感染

（1）**保护性隔离**：与其他病种患儿分室居住，免疫功能明显低下者应住单间。房间每日消毒，有条件者住空气层流室或无菌单人层流床。限制探视人数，感染者严禁探视。接触患儿前认真洗手。

（2）**注意个人卫生**：教会家长及年长儿正确的洗手方法。保持口腔清洁，进食前后以温开水或漱口液漱口。勤换衣裤，每日沐浴，保持皮肤清洁。保持大便通畅，便后用温开水或盐水清洁肛周，以防肛周感染。

（3）严格按规程执行无菌技术操作。

（4）**避免预防接种**：免疫功能低下者，应避免接种减毒活疫苗。

（5）**注意观察早期感染征象**：监测生命体征，检查有无牙龈、咽部、皮肤等处的红、肿、痛，注意肛周及会阴有无异常。发现感染先兆，及时遵医嘱应用敏感抗生素。

（6）**监测血常规变化**：中性粒细胞很低者，遵医嘱注射集落刺激因子，促进中性粒细胞合成增加，增强机体抵抗力。

4. 减轻疼痛 尽量减少因诊疗、护理操作而带给患儿的痛苦。及时评估患儿的疼痛及镇痛需求。各种穿刺前可给予表面麻醉剂以减少疼痛，必要时遵医嘱给予止痛剂，并评估止痛效果。

5. 防止出血 参见本章第四节ITP的护理措施。

6. 应用化疗药物的护理

（1）**正确给药**：熟悉各种化疗药物的药理作用和特性，了解化疗方案及给药途径。静脉给药前，应确认静脉通畅，方可输入药物，发现渗漏应立即停止注射，并做局部处理。某些药物如左旋门冬酰胺酶（L-ASP）可致过敏反应，用药前应询问用药史及过敏史，用药过程中要观察有无过敏反应。光照可使某些药物（如依托泊苷，替尼泊苷）分解，静脉滴注时应避光。鞘内注射时浓度不宜过大，缓慢推入，术后应去枕平卧4~6h。护士应用化疗药及护理操作时要注意自我保护。

（2）**观察及处理药物毒副反应**：掌握化疗药物常见的毒副作用和个别药物的特殊毒性作用，加强观察并采取必要的治疗和护理措施。①骨髓抑制：应监测血象，密切观察有无感染、出血、贫血征象。②监测药物副作用，恶心、呕吐严重者，用药前半小时给止吐药。③口腔溃疡：宜给清淡、易消化的流质或半流质温凉饮食，疼痛明显者进食前可给局麻药或敷治疗溃疡的药物等。④出血性膀胱炎：环磷酰胺可致出血性膀胱炎，应保证摄入足够液量，多饮水，遵医嘱碱化尿液。⑤某些药物可致脱发、满月脸及情绪改变：多关心患儿，给予患儿鼓励，告知家长及年长儿备好假发、帽子或围巾。⑥密切监测用药过程中的心脏、肾脏、皮肤等组织器官损害的表现，一旦发生，立即采取适当的护理措施。

（3）**护理者做好自我防护及环境保护**：①化疗药物最好在中央药房集中配制，无条件时应在生物安全柜下配制，减少污染。②操作者应戴手套、口罩、面罩或护目镜。③避免药液/药粉喷洒，一旦溅在皮肤、黏膜上应立即冲洗。④所有用物应专门处置。

（4）**保护患儿的血管**：有计划地应用血管，采用静脉留置针、经外周静脉穿刺中心静脉置管、植入式静脉输液港等，以减少穿刺次数及对血管的损伤。输注过程中，防止药液渗漏，一旦有药液渗漏，及时处理。

7. 心理护理 要重视情感支持和心理疏导。

（1）向患儿及家长讲解本病的相关知识及国内外的治疗进展和预后情况，如ALL完全缓解率可达95%以上，5年无病生存率可达70%~85%，ANLL的初治完全缓解率也已达80%左右，5年无病生存率达40%~60%，使其树立战胜疾病的信心。

（2）进行各项诊疗、护理操作前，要向家长及患儿充分告知其意义、操作步骤、配合要点及可能出现的不良反应，以减轻家长及患儿的恐惧心理。告知家长化疗方案、用药目的、药物副作用等，使其能理解，并坚持化疗。

（3）**重视心理疏导与人文关怀**：心理疏导与人文关怀应贯穿于整个治疗、护理和随访全过程，开展儿童医疗辅导、心理咨询与干预、游戏、文艺活动等，做好患儿及家长的健康教育，减轻或消除他们的恐惧心理，顺利完成治疗。

（4）**搭建相互交流的平台**：如定期召开家长座谈会或患友联谊会，使他们相互交流成功经验和体验，共同面对困难，从而提高自护和应对能力。

（5）提供必要的社会支持，建立多学科联合团队，以助家长和患儿克服困难。

8. 健康指导　讲解白血病相关知识，告知家长坚持按时化疗的重要性。教会家长及患儿预防出血和感染的措施，告知其出血及感染的征象，教会其止血方法。定期随访，监测治疗方案的执行情况。重视患儿的情感支持和心理疏导，化疗间歇期患儿可酌情参加学校学习，鼓励患儿进行适当的体格锻炼，使其在治疗疾病的同时，心理及智力也得以正常发展。

知识链接

积极推进非血缘造血干细胞移植的临床应用

造血干细胞移植（hematopoietic stem cell transplantation, HSCT）是治愈多种造血系统良恶性疾病及部分非血液系统疾病的重要手段之一。同胞全合供者是最佳的异基因（allogeneic）HSCT供源。在同胞全合供者匮乏的背景下，非血缘供者、半相合供者、脐血可作为备选。HSCT技术进展极大，且呈现稳定增长的态势。

随着移植技术方案的成熟和支持治疗的进步，非血缘全合造血干细胞移植（MUD-HSCT）的疗效已达到了与同胞相合造血干细胞移植（MSD-HSCT）接近的水平，其发展得益于HLA配型技术的进步。目前，我国非血缘造血干细胞移植技术的疗效与国际先进水平接近。与血缘相合移植相比，非血缘全合造血干细胞移植相关并发症和死亡率仍较高，但是，随着骨髓库的不断扩容，HLA高分辨配型、预处理方法、并发症防治和支持治疗手段等移植技术的进步，非血缘造血干细胞移植将有更好的应用前景和疗效。

（万峰静　张婧媛）

思考题

1. 患儿，男，1.5岁，因"发热、咳嗽3d"入院。患儿为母乳喂养，未正规引入换乳期食物，近2个月来少动，不活泼，经常患"感冒"。体格检查：贫血貌，颌下、双侧腋下、腹股沟可触及黄豆粒大淋巴结，双肺可闻及少量中小水泡音，肝脏在右肋下2.5cm，脾脏在左肋下1.5cm。入院诊断："支气管肺炎、营养性缺铁性贫血"。

请思考：

（1）如何指导家长正确喂养患儿及补充铁剂？

（2）如何解释患儿易患呼吸道感染及肝大、脾大、淋巴结肿大的原因？

（3）护士作为一名健康促进者，如何做好预防儿童缺铁性贫血的工作？

2. 患儿，女，1岁半，因"面色苍黄2个月余、四肢震颤1个月余"入院。患儿为人工喂养，喜素食。体格检查：贫血貌，四肢可见震颤。入院诊断："营养性巨幼细胞贫血"。

请思考：

（1）患儿的外周血象可能发生哪些改变？

（2）患儿的主要护理问题有哪些？相应的护理措施有哪些？

3. 患儿,男,3岁2个月,因发热、面色苍白1周入院。患儿1周前不明原因发热,体温37.9~38.6℃,无咳嗽、流涕等症状。体格检查:面色苍白,浅表淋巴结肿大,双下肢有散在的瘀点、瘀斑,胸骨有压痛,肝在肋下3.5cm,质中等。血常规:可见大量幼稚淋巴细胞。

练习题

请思考:

(1) 该患儿目前主要的护理问题有哪些?

(2) 如何做好该患儿的用药护理?

(3) 如何做好该患儿及家长的心理疏导和人文关怀?

第十二章 | 神经系统疾病患儿的护理

教学课件

思维导图

学习目标

1. 掌握急性细菌性脑膜炎、病毒性脑炎和惊厥患儿的身体状况、护理诊断和护理措施。
2. 熟悉上述疾病的病因和治疗原则。
3. 了解上述疾病的辅助检查及脑脊液变化特点。
4. 学会按照护理程序对上述疾病患儿实施整体护理。
5. 具有对神经系统常见病患儿及其家庭给予关爱及心理支持的能力。

第一节 急性细菌性脑膜炎

情景导入

患儿，男，1岁，2d前轻微咳嗽，随后出现高热，体温39.3~40℃，烦躁，频繁呕吐。体格检查：嗜睡，颈强直，克尼格征呈阳性。脑脊液检查：外观浑浊，压力增高，细胞计数 $1\,600\times10^6/L$，以多核细胞为主，蛋白质1.1g/L，糖1.05mmol/L。诊断：急性细菌性脑膜炎。

请问：

1. 该患儿存在哪些护理问题？
2. 如何做好该患儿的病情观察？

急性细菌性脑膜炎（acute bacterial meningitis）又称化脓性脑膜炎（purulent meningitis），临床简称化脑，是由各种化脓性细菌感染所致的急性脑膜炎症，临床上以急性发热、惊厥、意识障碍、颅内压增高、脑膜刺激征和脑脊液脓性改变为特征。急性细菌性脑膜炎是婴幼儿时期常见的中枢神经系统感染性疾病。随着脑膜炎球菌、流感嗜血杆菌和肺炎链球菌疫苗的接种以及对本病诊治水平的不断提高，本病的发病率和病死率明显下降。

【概述】

1. 病因 常见病原菌随年龄而异。新生儿主要致病菌为大肠埃希菌等革兰氏阴性杆菌和B族链球菌（GBS）等；<3个月婴儿以革兰氏阴性杆菌和金黄色葡萄球菌多见；3个月~3岁婴幼儿以流感嗜血杆菌、肺炎链球菌和脑膜炎双球菌多见；学龄前和学龄期儿童以脑膜炎双球菌、肺炎链球菌、流感嗜血杆菌和金黄色葡萄球菌多见。

2. 感染途径

（1）**血行感染**：是最常见的感染途径。致病菌通过体内感染灶（上呼吸道、胃肠道黏膜、皮肤、脐部等）入侵血流，通过血-脑屏障，到达脑膜。

（2）**邻近组织器官感染**：如鼻窦炎、中耳炎、乳突炎等扩散波及脑膜。

（3）**与颅腔存在直接通道**：如颅骨骨折、皮肤窦道或脑脊髓膜膨出等，细菌可直接进入蛛网膜下腔。

【护理评估】

1. 健康史 评估患儿起病前有无呼吸道、消化道或皮肤感染的病史；新生儿应询问出生史、脐部感染史；婴幼儿应询问有无中耳炎等病史。

2. 身体状况 本病多见于 5 岁以下儿童，2 岁以内发病者占 75%。患儿大多急性起病，患病前多有上呼吸道或消化道等感染史。

(1) 典型表现

1) 全身感染中毒症状：表现为发热、面色苍白、烦躁不安。脑膜炎双球菌感染则起病急骤，可迅速出现皮肤瘀点、瘀斑和休克。

2) 急性脑功能障碍症状：表现为进行性的意识障碍，逐渐从精神萎靡发展至嗜睡、昏睡、昏迷，部分患儿有反复惊厥发作。

3) 颅内压增高：年长儿表现为持续头痛、频繁呕吐，婴儿则有尖声哭叫、前囟饱满、张力增高、头围增大等表现。病情严重时合并脑疝，常伴有呼吸不规则、瞳孔大小不等、对光反射减弱或消失等。

4) 脑膜刺激征：以颈强直最常见，克尼格征和布鲁津斯基征（Brudzinski sign）阳性。

(2) 非典型表现：新生儿和 3 个月以内婴儿表现多不典型。①发热可有可无，甚至体温不升。②颅内压增高表现多不明显，患儿不会诉头痛，可仅有吐奶、尖叫或颅缝分离等。③惊厥表现不典型，如仅见面部、肢体抽动，或呈发作性眨眼、呼吸不规则、屏气等。

(3) 并发症和后遗症：可出现硬脑膜下积液、脑室管膜炎、抗利尿激素异常分泌综合征和脑积水等并发症；可遗留各种神经功能障碍，如神经性耳聋、智力低下、脑性瘫痪、癫痫等后遗症。

知识链接

脑积水

脑积水（hydrocephalus）是由于炎症渗出物粘连堵塞脑室内脑脊液流出通道，或因炎症破坏蛛网膜颗粒，或颅内静脉窦栓塞致脑脊液重吸收障碍所致。发生脑积水后，患儿出现烦躁不安、嗜睡、呕吐、惊厥发作，头颅进行性增大，颅缝分离，前囟扩大饱满，头颅叩诊有破壶音，头皮静脉扩张。

严重的脑积水由于颅内压增高压迫眼球，形成双目下视、巩膜外露的特殊表情，称"落日眼"。持续的颅内高压使大脑皮质退行性萎缩，患儿出现进行性智力减退和其他神经功能倒退。脑积水主要采用手术治疗，包括正中孔粘连松解、导水管扩张和脑脊液分流术等。

3. 心理 - 社会支持状况 本病起病急、症状重，给患儿及家长带来焦虑、恐惧和不安。因此，应注意评估家长对本病相关知识的认知及掌握程度、心理状况、经济承受能力和社会支持水平。

4. 辅助检查

(1) 脑脊液检查：脑脊液检查是确诊本病的重要依据。对有疑似严重颅内压增高表现的患儿，在未有效降低颅内压之前，腰椎穿刺有诱发脑疝的危险，应特别谨慎。正常脑脊液外观清亮透明，压力 0.69~1.96kPa，白细胞计数不超过 10×10^6/L（婴儿 $< 20 \times 10^6$/L），蛋白定量 0.2~0.4g/L，糖含量 2.8~4.5mmol/L，氯化物 117~127mmol/L。急性细菌性脑膜炎的典型病例的脑脊液外观混浊似米汤样，压力增高，白细胞计数多达 $1\,000 \times 10^6$/L 以上，以中性粒细胞为主，蛋白含量增高，糖和氯化物含量明显降低。脑脊液涂片检查和培养可进一步明确致病菌。

(2) 血培养：所有疑似病例均应做血培养。在使用抗生素前做血培养，阳性率较高，以帮助确定病原菌。

（3）**皮肤瘀点、瘀斑涂片**：是发现脑膜炎双球菌重要而简便的方法。

（4）**血常规**：白细胞计数大多明显增高，以中性粒细胞为主，但严重感染者白细胞计数可减少。

（5）**影像学检查**：可行头颅 MRI 或 CT 检查，以明确脑部病变，及时发现并发症。

5. **治疗原则及主要措施**

（1）**抗生素治疗**

1）用药原则：应选用对病原菌敏感、易透过血–脑屏障的抗生素，早期、联合、足量、足疗程静脉给药。

2）抗生素选择：病原菌未明确前，先按以往经验选用覆盖最可能病原菌的抗生素进行治疗。早期新生儿推荐氨苄西林加头孢噻肟；晚期新生儿推荐万古霉素加头孢噻肟或头孢他啶；>1 个月的患儿推荐万古霉素加一种第三代头孢菌素（头孢曲松或头孢噻肟）为初始治疗方案。病原菌明确后，应根据药敏试验结果选择抗生素。

3）疗程：流感嗜血杆菌和肺炎链球菌性脑膜炎感染，疗程为 10~14d；脑膜炎球菌感染，疗程为 7d；金黄色葡萄球菌和革兰氏阴性杆菌感染，疗程应达到 21d 以上。

（2）**糖皮质激素**：一般选用地塞米松静脉滴注，连用 2~3d。

（3）**对症和支持治疗**：及时降温，控制惊厥，降低颅内高压；维持水、电解质平衡。

（4）**并发症的治疗**：①硬脑膜下积液：积液量少无须处理，积液多时行穿刺抽液或外科手术引流。②脑室管膜炎：可行侧脑室穿刺引流，并注入抗生素。③脑积水：可行正中孔粘连松解、导水管扩张及脑脊液分流术等。

【**常见护理诊断 / 问题**】

1. **体温过高**　与细菌感染有关。

2. **潜在并发症**：颅内压增高。

3. **有受伤的危险**　与惊厥发作有关。

4. **营养失调：低于机体需要量**　与摄入不足、机体消耗增多有关。

5. **焦虑**　与家长对预后不良的担心有关。

【**护理目标**】

1. 患儿体温逐渐恢复正常。

2. 患儿无颅内高压发生或发生时能及时发现和处理。

3. 患儿无受伤发生。

4. 患儿得到充足的营养，能满足机体的需要。

5. 患儿家长了解疾病相关知识，能配合治疗和护理。

【**护理措施**】

1. **维持体温正常**　保持病室安静、空气新鲜、温湿度适宜。卧床休息，高热者每 4h 测体温 1 次，注意观察热型及伴随症状，遵医嘱采取适当降温措施并记录降温效果。鼓励患儿多饮水，退热出汗时应及时更换内衣，注意保暖，做好皮肤及口腔护理。遵医嘱给予抗生素治疗。

2. **密切观察病情**

（1）**监测生命体征**：密切监测体温、呼吸、脉搏、血压等生命体征，观察患儿的意识状态、面色、神志、瞳孔、囟门等变化，详细记录观察结果，早期预测病情变化。若患儿出现意识障，囟门隆起和紧张度增高，躁动不安，频繁呕吐，四肢肌张力增高等，提示颅内压增高；若呼吸节律深而慢或不规则，瞳孔忽大忽小或两侧不等大，对光反射迟钝，血压升高，应警惕脑疝及呼吸衰竭的发生。护士应配合医生，进行急救处理。

（2）**观察并发症的发生**：患儿在经过 48~72h 治疗后出现高热不退或退而复升，病情不见好转或病情反复，应考虑并发硬脑膜下积液的可能；若患儿烦躁不安、呕吐、惊厥，前囟饱满、颅缝增宽、头围进行性增大,应考虑脑积水的发生。如发生上述情况应立即报告医生,并做好急救准备工作。

3. 防止受伤 保持安静,减少刺激。患儿躁动不安或惊厥时注意安全管理,防止坠床发生及舌咬伤。呕吐频繁患儿头偏向一侧,及时清除呕吐物。昏迷患儿应预防压力性损伤的发生。

4. 保证营养供应 根据患儿热量需要制订合理的饮食计划,给予高能量、高蛋白、富含维生素的清淡、易消化的流质或半流质饮食,少量多餐。频繁呕吐不能进食者,应静脉补充营养。

5. 心理护理 关心爱护患儿,针对不同年龄采取不同方式实施心理关怀。做好家长疾病知识的宣教和心理疏导,消除家长的紧张、焦虑情绪,使其能主动配合治疗和护理。

6. 健康指导 加强预防知识宣传,防治上呼吸道、消化道等感染,按时进行预防接种。根据接受程度向患儿及家长介绍病情,讲解疾病相关知识和护理方法。对恢复期和有神经系统后遗症的患儿,指导家长尽早进行功能训练。

【护理评价】

评价患儿:①是否体温恢复正常。②有无颅内高压发生或发生时能否及时发现和处理。③有无受伤发生。④是否得到充足营养。

评价患儿家长:是否了解疾病相关知识,能否配合治疗和护理。

第二节 病毒性脑炎

病毒性脑炎(viral encephalitis)是由多种病毒引起的颅内脑实质炎症。若病变主要累及脑膜,临床表现为病毒性脑膜炎;若病变主要影响大脑实质,即表现为病毒性脑炎;若脑膜和脑实质同时受累,可称为病毒性脑膜脑炎。大多数患儿病程呈自限性。

【概述】

1. 病因 目前仅能在1/4~1/3的中枢神经系统病毒感染病例中确定其致病病毒,其中80%为肠道病毒,其次为虫媒病毒、腺病毒、单纯疱疹病毒、腮腺炎病毒和其他病毒等。

2. 发病机制 病毒经呼吸道或消化道进入淋巴系统内繁殖,然后通过血液循环感染颅外某些脏器;若病毒在定居的脏器中进一步繁殖,即可通过血-脑屏障,侵入脑或脑膜组织,出现中枢神经系统症状。

本病的病理改变主要是大量病毒对脑组织的直接入侵和破坏,如宿主对病毒抗原发生强烈免疫反应,将进一步导致神经脱髓鞘病变、血管和血管周围脑组织的损伤。

【护理评估】

1. 健康史 评估患儿发病前1~2周有无呼吸道或消化道感染史;有无接触动物、被昆虫叮咬史。

2. 身体状况 急性起病,多先有上呼吸道或消化道感染史,病情轻重差异很大,取决于脑膜或脑实质受累的程度。一般病毒性脑炎较脑膜炎严重,重症脑炎易发生急性期死亡或留有后遗症。

(1)**病毒性脑炎**:起病急,因病变部位和范围不同,可表现为不同类型。①大多患儿为弥漫性大脑病变,表现为发热、反复惊厥发作、不同程度的意识障碍和颅内压增高症状,患儿可有嗜睡、昏睡、昏迷,甚至去大脑皮质状态等不同程度的意识改变。②有的患儿病变主要累及额叶皮质运动区,常以反复惊厥发作为主要表现。③如病变主要累及额叶底部和颞叶边缘系统,表现为精神情绪异常,如躁狂、幻觉、失语以及定向力、计算力和记忆力障碍等。其中以单纯疱疹病毒引起者症状最严重,常合并惊厥和昏迷,病死率高。④亦有以偏瘫、单瘫、四肢瘫或各种不自主运动为主要表现者。不少患儿可同时兼有上述多种类型的表现。

(2)**病毒性脑膜炎**:主要表现为发热、呕吐、嗜睡,年长儿诉头痛,婴儿则烦躁不安、易激惹,可有颈强直等脑膜刺激征。一般很少有严重意识障碍、惊厥以及局限性神经系统体征。病程大多为1~2周。

（3）**病毒性脑膜脑炎**：同时兼有病毒性脑炎和病毒性脑膜炎的表现。

3. 心理－社会支持状况　评估家长对本病病因及预后的认识程度；评估家长的心理状况。患儿家长因担心后遗症而多出现紧张、焦虑和恐惧等心理反应。

4. 辅助检查

（1）**脑脊液检查**：外观清亮，压力正常或增高，白细胞数量正常或轻度增多，一般少于 $300 \times 10^6/L$，早期以中性粒细胞为主，晚期以淋巴细胞为主，蛋白含量正常或轻度增高，糖和氯化物含量正常。脑脊液涂片和细菌培养无细菌发现。

（2）**脑电图**：以弥漫性或局限性异常慢波背景活动为特征。慢波背景活动只能提示脑功能障碍，不能证实病毒感染的性质。

（3）**病毒学检查**：部分患儿脑脊液病毒培养及特异性抗体检测呈阳性。恢复期血清特异性抗体滴度高于急性期 4 倍以上时具有诊断价值。可通过 PCR 检测脑脊液病毒 DNA 或 RNA，帮助明确病原。

（4）**影像学检查**：头部 CT 和 MRI 检查可协助诊断。

5. 治疗原则及主要措施　无特异性治疗方法。急性期合理的支持治疗和对症治疗是关键。

（1）**对症治疗与支持治疗**：卧床休息，维持体温正常，维持水、电解质平衡与合理的营养供给，对营养状况不良者给予静脉营养。

（2）**控制脑水肿和颅内高压**：严格限制液体入量，静脉注射甘露醇降颅压。

（3）**控制惊厥发作**：惊厥发作时，可给予地西泮、苯巴比妥等镇静剂。

（4）**抗病毒治疗**：对单纯疱疹病毒所致脑炎可首选阿昔洛韦，对其他病毒感染可酌情选用干扰素、更昔洛韦、利巴韦林等。

【常见护理诊断／问题】

1. **体温过高**　与病毒感染有关。

2. **营养失调：低于机体需要量**　与摄入不足有关。

3. **有受伤的危险**　与惊厥有关。

4. **躯体活动障碍**　与昏迷、瘫痪有关。

5. **潜在并发症**：颅内压增高。

【护理措施】

1. **维持体温正常和保证营养供应**　参见本章第一节。

2. **保证患儿安全**　参见本章第三节。

3. **促进肢体功能恢复**　保持患儿肢体呈功能位，病情稳定后，及早督促或帮助患儿进行肢体的被动和主动功能锻炼，促进肢体功能恢复，并采取保护措施，防止受伤。

4. **密切观察病情**　监测意识、呼吸和瞳孔变化，如发现呼吸节律不规则，两侧瞳孔不等大、对光反射迟钝，多提示有脑疝及呼吸衰竭发生；如出现烦躁不安、意识障碍，应警惕是否存在脑水肿。

5. **心理护理**　参见本章第一节。

6. **健康指导**　参见本章第一节。

第三节　惊　厥

惊厥（convulsion）是由于大量脑神经元一过性同步放电导致的所涉及的随意肌不可控制地抽搐和肌张力的改变，可以是部分身体（局灶性），也可以是全身性（全面性）。惊厥是儿科最常见的急症之一，发生率为 4%~6%，较成人高 10~15 倍，以婴幼儿多见，年龄越小，发生率越高。

【概述】

1. 病因

(1) 感染性病因

1) 颅内感染：细菌、病毒、寄生虫、真菌等引起的脑炎或脑膜炎等。

2) 颅外感染：热性惊厥、感染中毒性脑病、破伤风等，以热性惊厥最常见。

(2) 非感染性病因

1) 颅内疾病：颅脑损伤、颅内出血、颅脑畸形、颅内占位性病变、癫痫等。

2) 颅外（全身性）疾病：缺氧缺血性脑病、遗传代谢性疾病（如苯丙酮尿症）、水电解质代谢紊乱（如低血钙、低血镁等）、中毒（如灭鼠药、农药、中枢神经兴奋药等导致的中毒）、心源性疾病（如急性心源性脑缺氧综合征、法洛四联症）、肾源性疾病（如尿毒症、肾性高血压脑病）等。

2. 发病机制 儿童大脑皮质发育不完善，表现为以兴奋性活动为主，分析、鉴别及抑制功能较差，神经髓鞘未完全发育形成，绝缘和保护作用差，较弱的刺激即能在大脑皮质形成强烈的兴奋灶，使神经细胞突然异常放电并迅速扩散引发惊厥。

【护理评估】

1. 健康史 评估患儿的出生史，包括是否有窒息、产伤、缺氧缺血性脑病等；了解患儿有无发热及呼吸道、消化道等感染史，有无脑外伤、癫痫史等。

2. 身体状况 根据病因和神经系统受累部位不同，惊厥的发作形式和严重程度不同。

(1) 惊厥发作：主要表现为全身或局部肌群突然发生的强直性或阵挛性抽动，可伴有不同程度的意识障碍。全身性惊厥发作时，表现为突然意识丧失、双眼凝视、斜视或上翻、面部及四肢等全身骨骼肌呈强直性或阵挛性抽搐，面色发青，发作持续数秒至几分钟或更长时间，发作停止后患儿多昏睡、疲乏。新生儿惊厥发作常不典型，多为微小发作，如呼吸暂停、双眼凝视、反复眨眼、咀嚼、面部或肢体局部抽动等。

(2) 惊厥持续状态：1 次惊厥发作持续 30min 以上，或反复多次发作持续 >30min，且发作间期意识不能恢复至发作前的基线状态，称为惊厥持续状态。

(3) 热性惊厥（febrile convulsion，FC）：发病年龄为 3 个月 ~5 岁，发热初起或体温快速上升期时突然出现惊厥，排除颅内感染以及其他导致惊厥的器质性和代谢性疾病，既往没有无热发作病史，即可诊断为热性惊厥。热性惊厥是婴幼儿时期最常见的惊厥性疾病，临床上分为单纯型热性惊厥和复杂型热性惊厥两型，具体表现和鉴别要点见表 12-1。

表 12-1 单纯型热性惊厥与复杂型热性惊厥的临床特点

临床特点	单纯型热性惊厥	复杂型热性惊厥
占 FC 的比例	75%	25%
起病年龄	6 个月 ~5 岁	还可见于 <6 个月或 >5 岁的儿童
发作形式	全身性发作	局灶性或全身性发作
持续时间	多短暂，<15min	时间长，>15min
发作次数	一次热程仅 1 次，偶有 2 次	24h 内可多次发作
神经系统异常	阴性	可阳性
惊厥持续状态	少有	可常见

3. 心理 - 社会支持状况 评估年长患儿心理变化，有无恐惧再发作心理；评估家长在患儿发作时有无恐惧，患儿病情缓解后有无焦虑、紧张等情绪。

4. 辅助检查 根据病情选做血常规、血生化检查、脑脊液检查等,必要时做脑电图、头颅 CT、头颅 MRI 或脑血管造影等。

5. 治疗原则及主要措施

(1)**控制惊厥发作**:惊厥发作持续时间 >5min,应及时给予抗惊厥药物,首选地西泮静脉给药,也可用 10% 水合氯醛灌肠;惊厥持续状态选用苯妥英钠。

(2)**支持疗法及对症处理**:保持呼吸道通畅、吸氧、维持水电解质平衡等,发热者给予降温。

(3)**病因治疗**:尽快查明病因,针对病因进行治疗是控制惊厥的关键。

【常见护理诊断 / 问题】

1. 有窒息的危险 与惊厥发作、意识障碍、呼吸道堵塞有关。

2. 有受伤的危险 与抽搐、意识障碍有关。

3. 潜在并发症:颅内压增高。

4. 焦虑 / 恐惧 与家长担心患儿病情、无法应对惊厥发作有关。

【护理措施】

1. 迅速控制惊厥,预防窒息 ①患儿发作时就地抢救,勿搬动患儿。②迅速去枕仰卧,头偏向一侧,松解衣领和腰带,并及时清理呼吸道分泌物及呕吐物,将舌向外轻拉,保持呼吸道畅通。③遵医嘱及时给予抗惊厥药物。④保持病室安静,避免一切不必要的刺激。⑤暂禁食,避免因误吸而窒息。

2. 防止受伤 ①在患儿上、下臼齿间放置牙垫以防舌咬伤,但牙关紧闭时不宜强行撬开。②将纱布放在患儿手心、腋下,防止皮肤摩擦造成损伤。③惊厥时移开一切可能伤害患儿的硬物,勿强力按压或牵拉患儿肢体,以免骨折或脱位。④患儿应有专人守护,拉起床挡,并在床挡处放置棉垫,防止坠床或碰伤。

3. 密切观察病情 观察患儿生命体征、瞳孔及神志改变。如惊厥发作持续时间长或频繁发作,要警惕发生脑水肿、颅内压增高,发现异常及时报告医生。

4. 心理护理 关心爱护患儿,对不同年龄患儿采取不同方式实施心理关怀。患儿惊厥发作时允许家长陪伴。做好家长疾病知识宣教和心理疏导,指导其减轻焦虑、获取支持和资源的方法。

5. 健康指导 指导家长掌握儿童惊厥的急救措施。惊厥发作时,不要用力摇动患儿或抱起患儿赶往医院,应就地抢救,立刻拨打"120"急救电话,发作缓解后迅速将患儿送往医院及时救治。惊厥持续时间长或反复发作者,告知家长患儿病愈后要定期随访,并教会家长观察病情的方法,以便及时发现异常和尽快就医。

(李 润 吴岸晶)

思考题

1. 患儿,男,9 个月,因发热 2d、嗜睡伴呕吐 1d 入院。患儿于 2d 前出现发热,体温在 39℃ 左右。今起患儿嗜睡,呕吐 3 次。体格检查:T 38.8℃,P 146 次 /min,R 40 次 /min,精神萎靡,少哭不动,前囟饱满、张力高,颈抵抗明显。白细胞计数 $18.2×10^9$/L,中性粒细胞 0.81。

请思考:

(1)为进一步明确诊断需配合医生进行哪些检查?

(2)患儿目前最主要的护理问题是什么?应采取哪些护理措施?

(3)如何为患儿及家长做好人文关怀护理?

2. 患儿,女,8 个月,昨晚受凉后出现发热,T 38.5℃,伴流涕。患儿半小时前突然出现两眼上翻,四肢抽动,持续约 2min,T 39.5℃。体格检查:神志清楚,精神稍差,颈部无抵抗,神经系统体征为阴性。急查血常规：白细胞计数 9.6×10^9/L，中性粒细胞占比 0.40，淋巴细胞占比 0.60。门诊以"惊厥原因待查"收住院。

ER 12-3

练习题

请思考：

（1）引起该患儿惊厥最可能的原因是什么？

（2）如何针对患儿的首优护理问题实施护理措施？

（3）如何做好患儿家长的心理护理？

第十三章 | 内分泌疾病患儿的护理

ER 13-1
教学课件

ER 13-2
思维导图

学习目标

1. 掌握先天性甲状腺功能减退症和糖尿病患儿的身体状况、护理诊断及护理措施。
2. 熟悉上述疾病的病因及治疗原则。
3. 了解上述疾病的发病机制和辅助检查。
4. 学会按照护理程序对上述疾病患儿实施整体护理。
5. 具有爱伤观念,体现对患儿及家长的细心、耐心、爱心和同理心。

第一节 先天性甲状腺功能减退症

情景导入

患儿,男,7个月,以"发育迟缓、特殊面容"就诊。患儿表现为表情呆滞,眼距宽,舌常伸出口外,鼻梁宽平,毛发稀少,面部黏液性水肿,身材不匀称,躯干长,四肢短。初步诊断:先天性甲状腺功能减退症。

请问:

1. 该患儿主要护理问题有哪些?
2. 对患儿应采取哪些护理措施?

先天性甲状腺功能减退症(congenital hypothyroidism)简称先天性甲低,是由于甲状腺激素合成不足或其受体缺陷所致的一种疾病。

甲状腺功能减退症根据病变涉及的位置可分为原发性和继发性。原发性甲状腺功能减退症是由于甲状腺本身疾病所致;继发性甲状腺功能减退症的病变位于垂体或下丘脑,又称为中枢性甲低。

甲状腺功能减退症根据病因不同可分为散发性和地方性两种。前者系因先天性甲状腺发育不良、异位或甲状腺激素合成途径中酶缺陷所致,发病率约为 1/2 050;后者系由于该地区水、土壤和食物中缺碘导致,多见于甲状腺肿流行的地区,随着我国碘化食盐的广泛使用,其发病率已明显下降。

【概述】

1. 病因

(1)散发性先天性甲状腺功能减退症

1)甲状腺不发育、发育不全或异位:是造成先天性甲状腺功能减退症最主要的原因,约占90%,女:男为 2:1,其中 1/3 病例为甲状腺完全缺如,可能与遗传因素和免疫介导机制有关。

2)甲状腺激素合成途经障碍:是导致先天性甲低的第二位常见原因,多见于甲状腺激素合成和分泌过程中酶的缺陷，造成甲状腺素不足，多为常染色体隐性遗传病。

3）促甲状腺激素（TSH）、促甲状腺激素释放激素（TRH）缺乏：亦称下丘脑－垂体性甲状腺功能减退症，是因垂体分泌 TSH 障碍而引起的，常见于特发性垂体功能低下或下丘脑、垂体发育缺陷。

4）甲状腺或靶器官反应低下：较为罕见。

5）母亲因素：母亲服用抗甲状腺药物或患自身免疫病，存在抗 TSH 受体抗体，可通过胎盘影响胎儿，造成甲状腺功能减退症，亦称暂时性甲状腺功能减退症，通常 3 个月后好转。

（2）**地方性先天性甲状腺功能减退症**：多因妊娠期妇女饮食缺碘，导致胎儿在胚胎期碘缺乏，从而导致甲状腺功能减退，可造成不可逆的神经系统损害。

2. 病理生理　甲状腺激素在甲状腺滤泡上皮细胞中合成，其主要原料为碘和酪氨酸，碘离子在一系列酶的作用下与酪氨酸结合，生成甲状腺素（T_4）和三碘甲状腺原氨酸（T_3）。

甲状腺激素的生理作用：①加速体内细胞氧化反应速度，释放能量。②促进新陈代谢，提高基础代谢率。③促进生长发育和组织分化。④促进钙、磷在骨质中的合成代谢。⑤促进蛋白质合成、糖和脂肪的代谢。⑥促进中枢神经系统的发育及功能调节等，特别在胎儿期和婴儿期，甲状腺素不足会严重影响脑的发育、分化和成熟，且不可逆转。

当甲状腺功能减退时，可引起代谢障碍、生理功能低下、生长发育迟缓、智力发育落后等。

【护理评估】

1. 健康史　询问患儿母亲妊娠期饮食习惯及是否有抗甲状腺药物的用药史，居住地是否为本病流行地区，是否有家族史；患儿是否为过期产儿，体格和智力发育是否正常，精神、食欲、活动情况如何等。

2. 身体状况　患儿症状出现早晚和轻重程度与残留甲状腺多少及甲状腺功能减退的程度有关。先天性无甲状腺或酶缺陷患儿在婴儿早期即可出现症状，甲状腺发育不良者常在出生后 3~6 个月症状开始明显，偶可至数年后出现症状。

（1）**新生儿期表现**：常缺乏特异性表现，易被误诊。可表现为过期产、生理性黄疸时间延长；对外界反应迟钝，常处于睡眠状态，喂养困难，哭声低，体温低，皮肤出现斑纹或硬肿现象；肌张力低，胎便排出延迟，腹胀，便秘。

（2）**婴幼儿期表现**：多数患儿常在出生半年后出现典型症状。

1）特殊面容：头大，颈短，皮肤粗糙，面色苍黄，毛发稀疏、无光泽，面部黏液性水肿，眼睑水肿，眼距宽，鼻梁低平，唇厚舌大，舌常伸出口外。

2）特殊体态：患儿身材矮小，躯干长、四肢短，上部量／下部量＞1.5，囟门闭合延迟，骨发育落后，腹部膨隆，常有脐疝。

3）生理功能低下：精神差，嗜睡，安静少动，体温低；食欲差，吸吮和吞咽缓慢，肠蠕动慢，腹胀，便秘；脉搏、呼吸缓慢，心音低钝。

4）神经系统发育障碍：运动发育迟缓，肌张力低，翻身、坐、立和行走均延迟；智力发育落后，表情呆板、淡漠，神经反射迟钝。

（3）**地方性甲状腺功能减退症**：由于胎儿期缺碘而不能合成足量的甲状腺激素，以致发生中枢神经系统不可逆的损害。临床表现为两种不同的类型，但可相互交叉重叠。

1）"黏液水肿性"综合征：生长发育和性发育落后、智力低下、黏液性水肿等，血清 T_4 降低、TSH 增高，约 25% 患儿有甲状腺肿大。

2）"神经性"综合征：共济失调、痉挛性瘫痪、智力低下、聋哑，但身材正常，甲状腺功能正常或轻度减低。

3. 心理－社会支持状况　评估家长是否了解疾病的相关知识，特别是服药方法和副作用的观察以及对患儿进行智力训练、体力训练的方法；家庭经济和环境状况；家长有无焦虑、悲观情绪等。

4. 辅助检查

(1) **新生儿筛查**：目前多采用出生后 2~3d 的新生儿足跟血干血滴纸片检测 TSH 浓度作为初筛，结果 >15~20mU/L 时，进一步检测血清 T_4、TSH 以确诊。

(2) **甲状腺功能检查**：测定血清 T_4、T_3、TSH，如血清 T_4 降低，TSH 明显增高时可确诊。血清 T_3 可降低或正常。

(3) **X 线检查**：患儿骨龄明显低于实际年龄。

(4) **其他**：如放射性核素检查、TRH 刺激试验、基础代谢率测定等。

5. 治疗原则及主要措施　由于本病对神经系统功能损害严重，因此，一旦确诊，应立即给予甲状腺激素终身替代治疗，愈早诊断、早治疗，预后愈好。目前临床上常用药物为 L- 甲状腺素钠，用药剂量应根据甲状腺功能及临床表现进行调整。

【**常见护理诊断 / 问题**】

1. 体温过低　与新陈代谢低下有关。

2. 营养失调：低于机体需要量　与喂养困难、食欲差有关。

3. 便秘　与肌张力低下、活动量少、肠蠕动减弱有关。

4. 生长发育迟缓　与甲状腺素合成不足有关。

5. 知识缺乏：患儿家长缺乏本病相关知识。

【**护理措施**】

1. 保暖与预防感染　注意室内温度，适时增减衣服，避免受凉。避免与感染性疾病患儿接触，注意个人卫生，加强皮肤护理。

2. 保证营养供给　指导家长正确的喂养方法。对吸吮困难、吞咽缓慢者要耐心喂养，不能吸吮者用滴管喂养或鼻饲。供给高蛋白、高维生素、富含钙质及铁剂的易消化食物，保证生长发育需要。

3. 保持大便通畅　便秘是患儿常见的症状，甚至是首发症状。应采取正确的防治措施：保证充足的液体摄入；多给予含粗纤维的食物；每日顺肠蠕动方向按摩腹部数次；适当增加活动量；养成定时排便的习惯；必要时使用大便软化剂、缓泻剂或灌肠。

4. 加强行为训练、提高自理能力　根据患儿具体情况，通过各种康复训练方法，加强智力、行为训练，以促进患儿生长发育，帮助其掌握基本生活技能。

5. 用药护理　让家长了解终身用药的必要性，并掌握药物的服用方法和疗效的观察。服药后要密切观察患儿的生长曲线及血 T_3、T_4 和 TSH 的变化情况，随时调整剂量。药量过大时，患儿可出现烦躁、多汗、消瘦、腹泻等症状；药量过小时，影响智力及体格发育。因此治疗过程中应定期随访复查，治疗开始时每 2 周随访 1 次；血清 TSH 和 T_4 正常后，每 3 个月随访 1 次；服药 1~2 年后，每 6 个月随访 1 次。

6. 健康指导　强调终身用药的重要性，与家长共同制订患儿合理饮食、行为及智力训练方案，以取得家长的合作，并增强家长战胜疾病的信心；宣传新生儿筛查的重要性，做到早期诊断，早期治疗。

第二节　儿童糖尿病

糖尿病（diabetes mellitus，DM）是由于胰岛素分泌绝对缺乏或相对不足所致的糖、脂肪、蛋白质代谢紊乱症，分为原发性和继发性两类。

原发性糖尿病可分为 3 类。①1 型糖尿病（胰岛素依赖型糖尿病）：由于胰岛 β 细胞被破坏，胰岛素分泌绝对不足所致，必须使用胰岛素治疗。②2 型糖尿病（非胰岛素依赖型糖尿病）：由于胰岛 β 细胞分泌胰岛素不足或靶细胞对胰岛素不敏感（胰岛素抵抗）所致。③其他类型糖尿病：青年成熟期发病型糖尿病是一种罕见的遗传性 β 细胞功能缺陷症,属常染色体显性遗传;新生儿糖尿病指出生后 6 个月之内发生的糖尿病,通常需胰岛素治疗,多为单基因疾病,由于基因突变导致胰岛 β 细胞功能障碍和成熟缺陷所致。

继发性糖尿病包括胰腺疾病、药物及化学物质引起的糖尿病和某些遗传综合征伴随的糖尿病等。

98% 儿童期糖尿病属于 1 型糖尿病,故本节重点介绍 1 型糖尿病。

【概述】

1. 病因与发病机制 确切发病机制尚未完全阐明,目前认为是在遗传易感基因的基础上由于外界环境因素的作用而引起自身免疫反应,导致胰岛 β 细胞的损伤和破坏,当 90% 以上的胰岛 β 细胞被破坏后,其残存的胰岛分泌功能不足以维持机体的生理需要时,出现临床症状。

2. 病理生理 胰岛 β 细胞大多被破坏,分泌胰岛素明显减少,使葡萄糖的利用减少,而反调节激素(胰高血糖素、肾上腺素、皮质醇、去甲肾上腺素和生长激素等)分泌则相对增多,引起代谢紊乱。

(1)**糖代谢紊乱**:胰岛素分泌减少,反调节激素作用相对增强,导致血糖升高。当血糖浓度超过肾糖阈值时即产生糖尿,引起渗透性利尿,临床上表现为多尿、脱水和电解质平衡紊乱,患儿会出现口渴、多饮。由于组织不能利用葡萄糖,使能量不足而常感饥饿,引起多食。

(2)**脂肪代谢紊乱**:胰岛素不足和反调节激素增高,促进脂肪分解,脂肪酸增多,当超过了三羧酸循环的氧化代谢能力,致使酮体在体液中累积,形成酮症酸中毒。

(3)**蛋白质代谢紊乱**:胰岛素不足和反调节激素增高,蛋白质合成减少,分解增加,出现负氮平衡。患儿消瘦、乏力、体重下降、生长发育延迟和免疫力降低。

(4)**水、电解质代谢紊乱**:高血糖使血渗透压增高,引起细胞外液高渗、细胞内脱水。渗透性利尿导致水和钠、钾、氯等电解质大量丢失,引起细胞外脱水。患儿本身可能因为厌食、呕吐使电解质摄入不足、丢失过多,引起机体电解质平衡紊乱

【护理评估】

1. 健康史 询问患儿有无糖尿病家族史,既往健康状况、饮食情况,每日液体摄入量、排泄状况、休息状况。询问起病前有无急性感染史,是否经常发生皮肤疮疖、遗尿及夜尿增多现象。既往是否诊断过此病。

2. 身体状况 起病急,常由于感染、情绪激动或饮食不当而诱发。

(1)**典型症状**:多数患儿有多尿、多饮、多食和体重下降(三多一少)症状。但婴儿不易被发觉,可很快出现脱水和酮症酸中毒。儿童可因夜尿增多而发生遗尿。

(2)**糖尿病酮症酸中毒**:约 40% 糖尿病患儿以酮症酸中毒为首发症状就诊,是儿童糖尿病死亡的主要原因。患儿常因急性感染、诊断延误、进食过多、突然中断胰岛素治疗等诱发,且年龄越小越容易发生。多起病急骤,患儿表现为精神萎靡、恶心、呕吐,腹痛或关节肌肉痛,皮肤、黏膜干燥、呼吸深长、呼气中有酮味,脱水严重时可出现休克,甚至嗜睡或昏迷。

3. 心理 - 社会支持状况 评估患儿及家长对糖尿病知识的了解程度以及态度、心理及经济承受能力,观察其是否产生焦虑、恐惧心理。

4. 辅助检查

(1)**尿液检查**:尿糖阳性,有酮症酸中毒时尿酮体呈阳性,肾脏受累时可出现尿蛋白阳性。

(2)**血液检查**

1)血糖测定:符合下列任一标准即可诊断为糖尿病。①有典型糖尿病症状并且餐后任意时刻血糖 ≥11.1mmol/L。②空腹血糖(FPG)≥7.0mmol/L。③2h 口服葡萄糖耐量试验(OGTT)血糖 ≥11.1mmol/L。

2)糖化血红蛋白:血红蛋白在红细胞内与血中葡萄糖或磷酸化葡萄糖呈非酶性结合,形成糖

化血红蛋白（HbA1c），其量与血糖浓度呈正相关。HbA1c 可作为患儿在以往 2~3 个月期间血糖是否得到有效控制的指标，正常 HbA1c<7%，糖尿病患儿 HbA1c>9%，则表示血糖控制不理想。

3）血胰岛素和 C 肽：检测患儿血液中的胰岛素水平。1 型糖尿病患儿如果已经注射过外源性胰岛素，可通过测定血浆 C 肽的水平了解胰岛 β 细胞分泌胰岛素的功能。

4）血脂：血清胆固醇、甘油三酯和游离脂肪酸明显增高。

5）血气分析：酮症酸中毒时可出现代谢性酸中毒。

（3）葡萄糖耐量试验：本试验适用于空腹血糖正常或正常高限，餐后血糖高于正常而尿糖偶尔阳性的患儿。

5. 治疗原则及主要措施 采取综合性治疗，包括合理应用胰岛素、饮食管理、运动锻炼、自我血糖监测、糖尿病知识教育及心理支持。

（1）胰岛素治疗：胰岛素是治疗糖尿病能否成功的关键，但胰岛素治疗需要个体化，方案的选择依据年龄、病程、生活方式和既往健康状况等决定。目前胰岛素制剂有速效胰岛素类似物、短效胰岛素（RI）、中效珠蛋白胰岛素（NPH）、长效鱼精蛋白锌胰岛素（PZI）、长效胰岛素类似物及预混胰岛素等。常用的胰岛素治疗方案有基础–餐时大剂量方案、持续皮下胰岛素输注（CSII）、每日 3 次注射方案和每日 2 次注射方案等。胰岛素的剂量一般新诊断的患儿或轻症患儿为每日 0.5~1.0U/kg，但 3 岁以下患儿建议每日胰岛素量从 0.5U/kg 起始。

> **知识链接**
>
> ### 雾化吸入胰岛素的研究进展
>
> 雾化吸入性胰岛素主要通过专用的器械将胰岛素药物溶于对应介质，以雾化的方式随着患者呼吸进入到其气管和肺部，胰岛素药物的有效成分从相关介质中析出，并快速进入到人体血液中，进而发挥降低血糖的作用。由于人体肺部的呼吸面积可达到约 $70m^2$，加之肺泡的通透性较高且含有丰富的血流，因此，能够使得该类药物得到快速吸收。
>
> 目前临床常用的雾化吸入性胰岛素包括两种类型：可溶性液态剂型、干粉状剂型。雾化吸入性胰岛素适应证包括：①已经接受基础胰岛素治疗且空腹血糖已经达到目标水平，但是糖化血红蛋白仍然高于目标水平的患者。②既往采用胰岛素注射给药，但是注射部位存在大面积皮肤有问题的患者。③对针恐惧的患者。

（2）糖尿病酮症酸中毒的治疗

1）液体治疗：主要纠正脱水、酸中毒和电解质紊乱。酮症酸中毒时一般均为等渗性脱水，脱水量大约为 100ml/kg。输液开始第 1 小时按 20ml/kg（最大量 1 000ml）快速输入 0.9% 氯化钠溶液，以补充循环血容量、改善血液循环和肾功能。第 2~3 小时，按 10ml/kg 静脉滴注 0.45% 氯化钠溶液。当血糖<17mmol/L 后，改用 0.2% 氯化钠与 5% 葡萄糖混合溶液静脉滴注。传统补液疗法建议，在开始的 12h 内至少应补足累积损失量的一半，在此后的 24h 内，可视病情按 60~80ml/kg，静脉滴注同样液体，以供给生理需要量和继续损失量。目前国际上推荐采用 48h 均衡补入累积损失量和维持液，总液体张力约为 2/3 张~1/2 张。

补液过程中，见尿补钾。在血 pH<7.1 时用碱性溶液（1.4% 碳酸氢钠溶液）纠正酸中毒，当 pH≥7.2 时即可停用。

2）胰岛素治疗：采用小剂量胰岛素持续静脉滴注，胰岛素用量为每小时 0.1U/kg，加入 0.9% 氯化钠溶液中缓慢匀速输入。

3）控制感染：酮症酸中毒常合并感染，应在急救同时使用有效抗生素进行治疗。

（3）饮食管理与运动锻炼：参见本节护理措施。

【常见护理诊断/问题】

1. **营养失调**：**低于机体需要量**　与胰岛素缺乏致代谢紊乱有关。

2. **潜在并发症**：酮症酸中毒、低血糖。

3. **有感染的危险**　与蛋白质代谢紊乱所致抵抗力低下有关。

4. **知识缺乏**：患儿及家长缺乏控制糖尿病的知识和技能。

【护理措施】

1. **饮食护理**　饮食管理是糖尿病护理工作的重要环节。饮食以既能满足正常生长发育又能维持正常血糖为原则，每周测体重一次。

（1）**每日总能量与分配**：每日所需总能量（kcal）＝1 000＋年龄×（80~100），年幼儿稍偏高。早餐、中餐、晚餐的能量分配分别为1/5、2/5、2/5，每餐中留出少量（5%）做餐间点心。

（2）**食物成分与比例**：糖类占50%~55%，以含纤维素高的粗粮为主，避免使用蔗糖等精制糖；脂肪占30%，以含多价不饱和脂肪酸的植物油为主；蛋白质占15%~20%，动物蛋白应占1/2以上。每日进食应定时定量，勿吃额外食品。

2. **指导胰岛素的使用**

（1）**胰岛素注射**：近年来，胰岛素注射方式有很大改进，如注射针、注射笔、无针喷射装置和胰岛素泵等，目前推荐患儿采用胰岛素注射泵。如采用胰岛素针注射治疗时，每次尽量使用同一型号的胰岛素注射器，以保证剂量绝对准确；应有计划地按顺序在股前部、腹壁、上臂外侧、臀部注射；每次注射需轮换部位，需距离上次注射点至少2cm；注射部位要间隔4周以上方可重复，以免局部皮下脂肪萎缩硬化。

（2）**监测**：指导家长或患儿独立进行末梢血糖或尿糖的监测，根据血糖或尿糖结果，每2~3d调整剂量1次，直至尿糖不超过"++"。

（3）**注意事项**：①胰岛素过量：可导致索莫吉反应（Somogyi effect），因胰岛素过量，在午夜至凌晨时发生低血糖，在反调节激素作用下使血糖又升高，以致患儿清晨时出现血糖、尿糖异常增高，只需减少胰岛素用量即可消除。②胰岛素不足：可导致黎明现象，指因夜间胰岛素不足，导致在清晨5~9时出现血糖和尿糖增高，可加大晚间胰岛素注射剂量或将注射时间稍往后移。③低血糖反应：胰岛素用量过大或注射后作用最强的时间内没有按时和定量进餐，或增加活动量后可引起低血糖。

3. **酮症酸中毒护理**

（1）**密切观察病情变化**：密切观察并详细记录生命体征，监测血气、电解质、血糖、尿糖及酮体的变化。

（2）**立即建立两条静脉通路**：一条用于纠正脱水、酸中毒快速输液用；另一条静脉通路输入小剂量胰岛素降低血糖，最好采用微量输液泵缓慢输入。

（3）遵医嘱使用有效抗生素控制感染。

4. **运动治疗的护理**　应根据年龄和体力安排运动的种类和强度。建议每日进餐1h后、2~3h内适当运动，不宜空腹时运动，应预防运动后低血糖的发生。患儿根据运动量调节胰岛素用量和饮食。

5. **预防感染**　保持良好的卫生习惯，避免皮肤的破损。定期监测血糖，维持良好的血糖水平。

6. **健康指导**　向家长和患儿讲解糖尿病是终身性疾病，易出现酮症酸中毒、低血糖等并发症，应积极配合治疗和护理。指导家长进行血糖、尿糖的监测，掌握胰岛素的注射方法以及计划饮食的调配，鼓励患儿与正常儿童接触，提供长期的心理支持，了解患儿和家长顾虑并加以疏导。

（汪旻　王玉香）

1. 婴儿，女，21d。婴儿出生后进行新生儿筛查发现 TSH 浓度为 25mU/L，前往医院进一步检查，被确诊为"先天性甲状腺功能减退症"。

请思考：

(1) 该病的主要护理问题有哪些？

(2) 如何做好该患儿的用药护理？

(3) 如何给予患儿家长心理支持？

2. 患儿，女，6.5 岁。尿糖"++"，空腹血糖 8.3mmol/L，随机血糖 11.8mmol/L，被诊断为"1 型糖尿病"。

请思考：

(1) 如何指导患儿及家长进行胰岛素注射治疗？

(2) 如何对患儿进行饮食护理？

练习题

第十四章 ｜ 风湿性疾病患儿的护理

教学课件

思维导图

学习目标

1. 掌握风湿热、过敏性紫癜和皮肤黏膜淋巴结综合征患儿的身体状况、护理诊断及护理措施。
2. 熟悉上述疾病的辅助检查和治疗原则。
3. 了解上述疾病的病因及发病机制。
4. 学会按照护理程序对常见风湿性疾病患儿实施整体护理。
5. 具有爱护患儿的情怀，具备与患儿及家长有效沟通的能力。

第一节 风 湿 热

情景导入

患儿，女，8岁。患儿低热4周，游走性关节肿痛3周；近1周关节肿痛加重；2个月前曾患化脓性扁桃体炎。体格检查：体温37.9℃，心率140次/min，躯干、四肢可见环形红色斑疹，咽充血，心尖部可闻及Ⅱ级收缩期杂音，主动脉瓣区闻及Ⅱ级舒张期杂音。初步诊断：风湿热。
请问：
1. 该患儿目前主要的护理问题有哪些？
2. 如何指导患儿合理休息？

风湿热（rheumatic fever）是一种由咽喉部感染A组乙型溶血性链球菌后发生的急性或慢性的风湿性疾病，可反复发作，主要累及关节、心脏、皮肤和皮下组织，偶可累及中枢神经系统、血管、浆膜及肺、肾等内脏器官。临床表现以心脏炎和关节炎为主，可伴有发热、皮疹、皮下结节和舞蹈症等。本病发作呈自限性，急性发作时多以关节炎较为明显，急性发作后常遗留轻重不等的心脏损害，尤其以瓣膜病变最显著，形成慢性风湿性心脏病或风湿性瓣膜病。好发年龄为5~15岁。目前，风湿热的发病率已明显下降，病情亦明显减轻，但近年来有回升趋势，应引起重视。

【概述】

1. **病因** 风湿热是A组乙型溶血性链球菌咽峡炎后的晚期并发症，在该菌引起的咽峡炎患儿中，大约0.3%~3%于1~4周后发生风湿热。

2. **发病机制** 风湿热的发病机制尚不十分明确，目前认为可能与以下3个因素相关。①链球菌抗原的分子模拟：A组乙型溶血性链球菌的多种抗原分子结构与人体器官抗原存在同源性，机体的抗链球菌免疫反应可与人体组织产生免疫交叉反应，导致器官损害，这是发病的主要机制。②自身免疫反应：人体组织与链球菌的分子模拟导致的自身免疫反应，如免疫复合物病、细胞免疫反应异常等。③遗传易感性在发病机制中起一定作用。

【护理评估】

1. 健康史　评估患儿发病前有无咽峡炎病史，有无发热、关节痛及皮肤异常表现；既往有无关节炎及心脏病病史。

2. 身体状况　急性风湿热发病前 1~4 周常有链球菌感染后咽峡炎病史。风湿热有 5 个主要表现：游走性多发性关节炎、心脏炎、皮下结节、环形红斑、舞蹈症，这些表现可以单独存在或合并出现。发热和关节炎是最常见的主诉，皮肤改变不常见。

（1）**一般表现**：常呈急性起病，患儿有发热，热型不规则，有面色苍白、多汗、疲倦、食欲低下及腹痛等症状，个别患儿有风湿性胸膜炎和肺炎表现。

（2）**心脏炎**：是本病最严重的表现，约 40%~50% 风湿热患儿累及心脏，以心肌炎和心内膜炎多见，也可发生全心炎。轻者症状可不明显，重者可发生心力衰竭，甚至死亡。

1）心肌炎：轻者可无症状，重者可出现不同程度的心力衰竭。安静时心率增快，与体温升高不成比例；心脏扩大，心尖搏动弥散；心音低钝，可出现奔马律；心尖部能闻及轻度收缩期杂音，主动脉瓣区可闻及舒张中期杂音。心电图显示 PR 间期延长，T 波低平及 ST 段异常或有心律失常等。

2）心内膜炎：主要为二尖瓣受累，其次为主动脉瓣。二尖瓣关闭不全可在心尖部闻及全收缩期杂音。主动脉瓣关闭不全可在胸骨左缘第 3 肋间闻及叹气样舒张期杂音。多次复发可使心瓣膜形成永久性瘢痕，导致风湿性心脏病。

3）心包炎：表现为心前区疼痛、心动过速和呼吸困难。积液量少时可在心底部闻及心包摩擦音；积液量多时心前区搏动消失、心音遥远，有颈静脉怒张、肝脏肿大等心脏压塞表现。

（3）**关节炎**：约占急性风湿热总数的 50%~60%，以游走性和多发性为特点，常以膝、踝、肘、腕等大关节为主，表现为红、肿、热、痛，活动受限。经治疗后关节可不留畸形。

（4）**舞蹈症**：约占风湿热患儿的 3%~10%，多见于女童，通常在其他症状出现数周或数月后发生，表现为全身和部分肌肉不自主、无目的的快速运动，如伸舌歪嘴、皱眉弄眼、耸肩缩颈、语言障碍、书写困难、细微动作不协调等，在兴奋和注意力集中时加剧，入睡后即消失，可单独存在或与其他症状并存。

（5）**皮肤症状**

1）皮下小结：见于 2%~16% 的风湿热患儿，常伴有严重的心脏炎，好发于肘、腕、膝、踝等关节伸侧，质硬，无压痛，约 2~4 周消失，为风湿热活动的显著标志。

2）环形红斑：出现率为 6%~25%，常见于躯干及四肢近端，呈环形或半环形边界清楚的淡色红斑，大小不等，中心苍白，呈一过性，或时隐时现，可持续数周。

3. 心理 - 社会支持状况　本病常反复发作，可有心脏损害，易致慢性风湿性心脏病，严重影响患儿的生活质量。应评估患儿及其家长对本病的认识程度，评估患儿有无焦虑、担忧及自卑等心理，评估患儿的家庭环境状况和经济承受能力。

4. 辅助检查

（1）**链球菌感染证据**：20%~25% 的患儿咽拭子培养可发现 A 组乙型溶血性链球菌；50%~80% 的患儿血清抗链球菌溶血素 O（ASO）升高，同时测定抗脱氧核糖核酸酶 B（anti-D Nase B）、抗链激酶（ASK）和抗透明质酸酶（AH），阳性率可提高到 95%，证明患儿在近期内有链球菌感染。

（2）**风湿热活动指标**：包括白细胞计数和中性粒细胞增高、血沉（ESR）增快，C 反应蛋白阳性和黏蛋白增高等，均为风湿热活动的重要标志。

5. 治疗原则及主要措施

（1）**一般治疗**：包括卧床休息及营养支持等。

（2）**清除链球菌感染**：应用青霉素 80 万 U 肌内注射，2 次 /d，持续 2 周。青霉素过敏者可改用红霉素。

（3）**抗风湿治疗**：心脏炎时应早期使用糖皮质激素，总疗程为 8~12 周；无心脏炎者口服阿司匹林，总疗程为 4~8 周。

（4）**对症治疗**：有充血性心力衰竭者及时静脉给予大剂量糖皮质激素、低盐饮食，必要时给予氧气吸入、利尿剂和血管扩张剂等，慎用或不用洋地黄制剂；有舞蹈症者可用苯巴比妥、地西泮等镇静剂；关节肿痛时应予以制动。

【**常见护理诊断 / 问题**】

1. **心排血量减少**　与心脏损害有关。

2. **疼痛**　与关节受累有关。

3. **体温过高**　与感染有关。

4. **潜在并发症**：药物副作用。

5. **焦虑**　与疾病严重程度及预后有关。

【**护理目标**】

1. 患儿保持充足的心排血量，生命体征在正常范围。

2. 患儿疼痛减轻并能自由活动。

3. 患儿体温恢复正常。

4. 患儿无并发症发生，或并发症发生时能被及时发现和处理。

5. 患儿表现出放松和舒适，积极配合治疗和护理。

【**护理措施**】

1. 防止发生严重的心功能损害

（1）**限制活动**：卧床休息的时间取决于心脏受累的程度和心功能状态。急性期无心脏炎的患儿卧床休息 2 周，随后逐渐恢复活动，于 2 周后达正常活动水平；有心脏炎但无心力衰竭的患儿卧床休息 4 周，随后于 4 周内逐渐恢复活动；心脏炎伴心力衰竭的患儿需卧床休息至少 8 周，在以后 2~3 个月内逐渐增加活动量。一般恢复至正常活动量所需时间为：无心脏炎者约为 1 个月，合并心脏炎者为 2~3 个月，严重心脏炎伴心力衰竭者为 6 个月。

（2）**监测病情**：注意观察患儿的面色、呼吸、心率、心律及心音的变化，当有烦躁不安、面色苍白、多汗、气急等心力衰竭表现时，应及时处理。

（3）**加强饮食管理**：给予营养丰富、易消化的食物，少量多餐，心力衰竭患儿应适当限制盐和水分，保持大便通畅，并详细记录出入量。

（4）遵医嘱给予抗风湿药物治疗。

2. 缓解关节疼痛　疼痛关节要保持在功能位，移动肢体时动作要轻柔，避免患肢受压，可热敷局部关节以止痛。注意患肢保暖，并做好皮肤护理。

3. 维持体温正常　监测体温，注意热型变化。高热时应及时降温。

4. 用药护理　注意观察药物的副作用，阿司匹林应在饭后服药，以减少对胃肠道的刺激，并遵医嘱加用维生素 K，以防止出血。应用泼尼松要注意补充钙剂、维生素 D，防止出现骨质疏松。心脏炎患儿对洋地黄敏感且易中毒，在用药过程中，应注意观察药物效果和中毒症状，一旦出现恶心、呕吐、心律不齐、心动过缓等洋地黄中毒反应，立即停药，通知医生并配合处理。

5. 心理护理　向患儿及其家长耐心解释各项检查、治疗和护理的意义，以取得他们的配合。主动关心爱护患儿，及时缓解患儿的各种不适，帮助其树立战胜疾病的信心。

6. 健康指导　增强患儿体质，避免寒冷潮湿，预防上呼吸道感染；发生链球菌感染时，应及时彻底治疗；指导家长合理安排患儿的日常生活，避免剧烈的活动；向家长讲解疾病的相关知识及护理要点，指导家长定期带患儿进行门诊复查；强调预防复发的重要性，预防药物首选长效青霉素 120 万 U 深部肌内注射，每月 1 次，至少持续 5 年，最好持续至 25 岁，有风湿性心脏病患儿，宜终身预防性用药,青霉素过敏者可改用红霉素,每月口服 6~7d,疗程同青霉素。

风湿热与风心病

风湿热是与 A 族乙型溶血性链球菌密切相关的免疫性疾病,是导致风心病的直接原因。如果风湿热反复发作侵犯到心脏,引起心脏瓣膜永久瘢痕从而出现瓣膜狭窄或关闭不全,称为风湿性心脏病,简称"风心病"。因此,预防"风心病"的重要措施是控制风湿热的复发。

第二节　过敏性紫癜

过敏性紫癜(hypersensitive purpura)又称亨 - 舒综合征(Henoch-Schönlein purpura, HSP),是以全身小血管炎为主要病变的系统性血管炎。临床特点为血小板不减少性紫癜,常伴关节肿痛、腹痛、便血、血尿及蛋白尿等。本病多见于 2~8 岁的儿童,男孩多于女孩,一年四季均可发病,以春秋季多见。

【概述】

1.**病因**　尚未明确,目前认为与某种致敏因素引起的自身免疫反应有关。食物过敏(鱼虾类、蛋类、奶类等)、微生物感染(细菌、病毒、寄生虫等)、药物过敏(抗生素、解热镇痛药等)、花粉过敏、麻醉及疫苗接种等可能与过敏性紫癜发病有关,但无确切证据。

2.**发病机制**　可能为各种感染源和过敏原作用于具有遗传背景的个体,激发 B 细胞克隆扩增,导致 IgA 介导的系统性血管炎。本病有一定的遗传倾向,家族中同胞可同时或先后发病。

【护理评估】

1.**健康史**　评估患儿是否有上呼吸道感染病史;发病前是否有过敏原,如各种食物、药物及其他致敏物质的接触史;患儿是否有过敏性紫癜的家族史。

2.**身体状况**　常急性起病,在起病前 1~3 周常有上呼吸道感染史,多伴有低热、食欲不振、乏力等全身症状。

(1)**皮肤紫癜**:一般为首发症状,反复出现是本病的特征。多见于四肢和臀部,对称分布,伸侧较多,分批出现,面部及躯干较少出现。初起为紫红色斑丘疹,高出皮面,压之不褪色,数日后颜色加深呈暗紫色,最终呈棕褐色而消退。皮肤紫癜一般 4~6 周后消退,部分患儿间隔数周或数月后可复发。

(2)**消化道症状**:约 2/3 患儿可出现。一般以脐周或下腹部阵发性剧烈疼痛为主,伴恶心、呕吐,部分患儿可有黑便或血便,偶可并发肠套叠、肠梗阻或肠穿孔等。

(3)**关节症状**:约 1/3 患儿可出现膝、踝、肘、腕等大关节肿痛,活动受限,可在数日内消失,不遗留关节畸形。

(4)**肾脏症状**:约 30%~60% 患儿出现肾脏受损的表现,多在发病后 1 个月内出现症状。多数患儿出现血尿、蛋白尿及管型尿,伴血压增高和水肿,称为紫癜性肾炎。少数患儿呈肾病综合征表现。大多数患儿能完全恢复,少数患儿可进展为慢性肾炎,死于慢性肾衰竭。

(5)**其他**:偶可发生颅内出血、鼻出血、牙龈出血、咯血等,若出现失语、瘫痪、昏迷及惊厥情况,应警惕颅内出血发生。

3.**心理 - 社会支持状况**　评估患儿及其家长对本病相关知识的认识程度,以及有无因此带来的焦虑、担忧及恐惧等心理。评估患儿家庭环境和经济状况等。

4. 辅助检查

(1)**血液检查**：白细胞计数正常或增高，中性粒细胞和嗜酸性粒细胞计数可增高。血小板计数正常甚至升高，出血时间、凝血时间及血块退缩试验正常，部分患儿毛细血管脆性试验呈阳性。血沉轻度增快。

(2)**尿常规**：尿中可出现红细胞、蛋白质、管型，重症者有肉眼血尿。

(3)大便隐血试验呈阳性。

5. 治疗原则及主要措施

(1)**一般治疗**：卧床休息，查明及去除致病因素。

(2)**糖皮质激素和免疫抑制剂**：急性期腹痛和关节痛时可应用糖皮质激素，如泼尼松或地塞米松，泼尼松分次口服，每日 1~2mg/kg，症状缓解后停药。重症紫癜性肾炎患儿可加用免疫抑制剂，如环磷酰胺等。

(3)**抗凝治疗**：可用阿司匹林、双嘧达莫（潘生丁）、肝素等。

(4)**其他**：钙通道拮抗剂、非甾体抗炎药、中医中药治疗等。

【常见护理诊断/问题】

1. 皮肤完整性受损　与血管炎有关。

2. 疼痛　与关节肿痛及肠道炎症有关。

3. 潜在并发症：消化道出血、紫癜性肾炎。

【护理措施】

1. 恢复皮肤的正常形态和功能　①观察皮疹的形态、颜色、数量、分布以及是否反复出现，并详细记录每日皮疹的变化情况。②保持皮肤清洁，避免患儿擦伤、抓伤，如有皮肤破溃应及时处理，防止出血和感染。③患儿应着宽松、柔软的纯棉衣服，并保持清洁、干燥。④避免接触可能的各种致敏原，并遵医嘱给予药物治疗。

2. 缓解关节疼痛　观察患儿关节的疼痛肿胀情况，保持关节处于功能位；根据病情给予热敷，指导患儿利用放松、娱乐等方法减轻疼痛；患儿腹痛时应卧床休息，做好日常生活护理；遵医嘱应用药物治疗。

3. 监测病情

(1)观察有无腹痛、便血等情况，同时应注意腹部体征，出现异常应及时报告和处理。当出现消化道出血时，应卧床休息，予以无渣流食，出血量多时应遵医嘱禁食，由静脉补充营养。

(2)观察尿液的颜色和量，定时做尿常规检查，若有血尿、蛋白尿及管型尿，提示紫癜性肾炎，应按肾炎护理。

4. 健康指导　护士帮助家长和患儿树立战胜疾病的信心，教会其观察病情；合理调配饮食，避免接触各种可能的过敏原；并遵医嘱服药，定期复查；强调预防感染的重要性，告诉患儿及家长应避免去人群集中的公共场所，避免受凉。

第三节　皮肤黏膜淋巴结综合征

情景导入

患儿，男，3岁。发热 5d，体温高达 39.5℃，口服退热药和抗生素 5d，高热仍然不退，且出现口唇发红干裂、手脚肿胀、球结膜充血，皮肤出现红斑。经检查，初步被诊断为"皮肤黏膜淋巴结综合征"。

皮肤黏膜淋巴结综合征（mucocutaneous lymph node syndrome，MCLS）又称为川崎病（Kawasaki disease，KD），是一种以全身中、小动脉炎为主要病变的急性发热出疹性疾病。表现为急性发热、皮肤黏膜病损和淋巴结肿大。15%~20% 未经治疗的患儿发生冠状动脉损害。MCLS 以婴幼儿多见，发病年龄在 5 岁以下者占 87.4%，男孩多于女孩。

本病病因不明，可能与感染有关，但未能证实。发病机制尚不清楚，目前认为是一定易患宿主对多种感染病原触发的一种免疫介导的全身血管炎症。

【护理评估】

1. 健康史 评估患儿起病前有无感染史；口腔黏膜有无病损；皮肤是否出现皮疹，皮疹出现的时间、部位和特点；评估发热以及发热的持续时间；有无家族史等。

2. 身体状况

（1）**主要表现**

1）发热：体温 39~40℃，呈稽留热或弛张热，持续 7~14d 或更长时间，抗生素治疗无效。

2）球结膜充血：起病后 3~4d 出现，无脓性分泌物和流泪，热退后消散。

3）唇及口腔表现：口唇充血皲裂，口腔黏膜弥漫充血，舌乳头明显突起、充血，呈草莓舌。

4）手足症状：为本病特征，急性期手足硬性水肿和掌跖红斑，恢复期指（趾）端甲下与皮肤交界处出现膜状脱皮，指（趾）甲有横沟，重者指、趾甲也可脱落。

5）皮肤表现：皮疹在发热或发热后出现，呈向心性、多形性，常见为斑丘疹、多形红斑样或猩红热样皮疹，无疱疹及结痂，躯干部多见，持续 4~5d 后消退。有肛周皮肤发红、脱皮。

6）颈部淋巴结肿大：单侧或双侧，坚硬、有触痛，但表面不红，无化脓。病初出现，热退时消散。

（2）**心脏表现**：是本病最严重的表现，在病程的 1~6 周可出现心肌炎、心包炎、心内膜炎。冠状动脉损害常在疾病的第 2~4 周发生，也可发生在疾病恢复期，如冠状动脉扩张、冠状动脉瘤。冠状动脉瘤破裂和心肌梗死可致心源性休克甚至猝死。

（3）**其他**：可有间质性肺炎、无菌性脑膜炎、消化道症状（呕吐、腹泻、腹痛、肝大、黄疸等）、关节疼痛和关节炎。

3. 心理 - 社会支持状况 评估家长对疾病的认识程度；家长是否由于患儿的病情加重而出现焦虑、恐惧心理；患儿的家庭环境和经济状况等。

4. 辅助检查

（1）**血液检查**：白细胞计数增高，以中性粒细胞增加为主，伴核左移；轻度贫血；血小板早期正常，第 2~3 周显著增高；血沉增快，C 反应蛋白呈阳性，血清转氨酶升高。

（2）**免疫学检查**：血清 IgG、IgA、IgM、IgE 和血液循环免疫复合物升高。

（3）**心电图和超声心动图检查**：心脏受损者心电图可有改变。超声心动图可发现冠状动脉的异常，是本病最重要的辅助检查手段。

（4）**冠状动脉造影**：心电图检查有心肌缺血或超声心动图检查有多发性冠状动脉瘤者，应进行冠状动脉造影，观察冠状动脉的病变程度，确定其类型和部位，以指导治疗。

5. 治疗原则及主要措施 本病主要采取减轻血管炎症和抗血小板凝集治疗。

（1）**阿司匹林**：为首选药物，剂量为每日 30~50mg/kg，分 2~3 次口服，热退后 3d 逐渐减量，2 周左右减至 3~5mg/kg，维持 6~8 周。有冠状动脉病变时，用药时间可延长至冠状动脉病变恢复正常。

（2）**静脉注射免疫球蛋白**（IVIG）：发病早期（10d 以内）使用，推荐剂量为 2g/kg，于 10~12h 左右静脉缓慢输入,同时联合应用阿司匹林,可迅速退热,有效预防冠状动脉病变发生。

（3）**糖皮质激素**：不宜单独使用,IVIG 无效时可考虑使用,也可与阿司匹林和双嘧达莫合并使用,用药 2~4 周后逐渐减量停药。

（4）**抗血小板聚集**：除阿司匹林外,可加用双嘧达莫。

（5）**其他治疗**：根据病情给予对症及支持疗法,如补液、保护肝脏、控制心力衰竭、纠正心律失常等,有心肌梗死时应及时给予溶栓治疗。

【常见护理诊断 / 问题】

1. **体温过高**　与免疫反应等因素有关。

2. **皮肤完整性受损**　与小血管炎有关。

3. **口腔黏膜受损**　与小血管炎有关。

4. **潜在并发症**：心脏受损。

【护理措施】

1. 维持体温正常

（1）急性期患儿应绝对卧床休息,保持室内温湿度适宜,密切观察体温的变化、热型及伴随症状,及时降温,警惕热性惊厥的发生。

（2）给予患儿高热量、高维生素、高蛋白的流质或半流质饮食,鼓励多饮水,必要时静脉补液。

（3）遵医嘱用药,并注意观察药物的副作用。使用阿司匹林时应注意出血倾向及胃肠道反应;应用 IVIG 时应注意观察有无过敏反应,过敏反应一旦发生应及时处理。

2. 皮肤护理

保持患儿皮肤清洁;衣被应柔软、清洁,减少对皮肤的刺激;勤剪指甲,避免抓伤和擦伤;半脱的痂皮用消毒剪刀剪除,切忌强行撕脱,防止出血和继发感染;肛周红肿有脱皮者,每次大小便后用温水清洗。

3. 黏膜护理

保持口腔的清洁,进食前后应立即漱口;当出现口腔黏膜充血、干燥、溃疡时,用 3% 过氧化氢溶液清洗口腔,2 次 /d;嘴唇干裂者可涂护唇油;保持眼睛的清洁,每日用生理盐水洗眼 1~2 次或涂药膏,以预防眼部感染。

4. 监测病情

密切观察患儿有无心血管损害的表现,如有无面色、精神状态、心率、心律、心音、心电图异常等,根据心脏损害程度采取相应的护理措施。

5. 心理护理

家长因患儿心脏受损及可能发生猝死而产生焦虑的情绪,应及时向家长解释病情进展情况,给予家长心理支持,以便在进行治疗和护理时能取得家长的配合;协助患儿制订合理的休息与活动计划,多给其精神安慰,减少不良刺激。

6. 健康指导

指导家长观察病情变化,定期复查。无冠状动脉病变的患儿,应在出院后 1 个月、3 个月、6 个月及 1 年全面检查 1 次;有冠状动脉损害者应密切随访。

（王玉香　汪 旻）

思考题

1. 患儿,女,9 岁,因低热 4 周,游走性关节肿痛 3 周入院。体格检查:神志清楚,面色苍白,T 37.6℃,躯干、四肢可见环形红色斑疹,咽充血,两肺无异常,心率 138 次 /min,心尖部可闻及Ⅱ级收缩期杂音,主动脉瓣区可闻及Ⅱ级舒张期杂音,肝脾肋下未触及。辅助检查:WBC $12×10^9$/L,ASO 800U,血沉 29mm/h。初步诊断:风湿热。

请思考:

（1）该患儿的主要护理问题有哪些?

（2）针对该患儿应采取哪些护理措施?

(3) 如何做好家长的健康指导？

2. 患儿，男，4岁，因发热5d，伴皮疹2d入院。体格检查：T 39.5℃，P 126次/min，R 30次/min，患儿精神差，神志清楚，躯干和四肢见猩红热样斑丘疹，双眼结膜充血，口唇充血，颈部可触及多个肿大的淋巴结，四肢末端红肿，肛周皮肤发红。初步诊断：川崎病。

请思考：

(1) 该患儿的主要护理问题有哪些？

(2) 如何对患儿进行皮肤黏膜护理？

(3) 如何做好家长和患儿的人文关怀护理？

第十五章 | 遗传代谢性疾病患儿的护理

教学课件　　思维导图

学习目标

1. 掌握21-三体综合征、苯丙酮尿症患儿的身体状况、护理诊断及护理措施。
2. 熟悉上述疾病患儿的病因和治疗要点。
3. 了解上述疾病的辅助检查。
4. 学会按照护理程序对上述疾病患儿实施整体护理。
5. 具有人文关怀素质、理解患儿及其家庭的共情能力。

第一节　21-三体综合征

情景导入

患儿，男，8个月，因发育迟缓伴面容特殊就诊。查体：神志清楚，反应可，特殊面容（眼距宽、鼻梁塌、内眦赘皮），通贯手。采用0岁~6岁儿童发育行为评估量表进行评估，结果显示：患儿相当于3~4月龄水平。父母均体健，母亲35岁，父亲38岁，非近亲婚配。

请问：

1. 为进一步诊断需配合医生做哪些检查？
2. 患儿主要的护理问题有哪些？
3. 如何指导家长正确照顾患儿？

21-三体综合征（21-trisomy syndrome）又称唐氏综合征（Down syndrome，DS），是人类最早被确定的常染色体疾病。临床特征为特殊面容、智力落后、生长发育迟缓，并可伴多种畸形。本病在活产婴儿中的发生率为1/1 000~1/600。

【概述】

1. 遗传学基础　细胞遗传学特征为第21号染色体呈三体型，主要由于亲代之一的生殖细胞在减数分裂形成配子时或受精卵在有丝分裂时，21号染色体不发生分离，致使胚胎体细胞内存在一条额外的21号染色体。

2. 病因

（1）**妊娠期妇女高龄**：妊娠期妇女年龄越大，风险率越高，超过35岁以上者，发病率明显上升。

（2）**环境因素**：妊娠早期病毒感染（如EB病毒、流行性腮腺炎病毒、风疹病毒、肝炎病毒、巨细胞病毒及麻疹病毒等）、接受放射线照射、应用致畸药物（抗代谢药物、抗癫痫药物）、接触毒物（苯、甲苯、农药等）均可导致染色体发生畸变。

【护理评估】

1. 健康史　评估妊娠期妇女的年龄，妊娠早期是否有病毒感染、接受放射线照射、应用致畸药物、接触毒物等情况。评估患儿父母是否存在染色体异常。

2. 身体状况

（1）**特殊面容**：患儿出生时即有明显的特殊面容（图15-1），表现为表情呆滞，眼距宽、眼裂小，双眼外眦上斜，可有内眦赘皮；鼻梁低平，唇厚舌大，常张口伸舌，流涎多；耳小且异形，头小而圆，前囟大且闭合延迟；颈短而宽；常呈嗜睡状，有喂养困难。

（2）**智力落后**：是本病最突出、最严重的表现，随年龄增长其智力落后表现逐渐明显。智商通常为25~30，抽象思维能力受损最大，语言表达和生活自理困难。

（3）**生长发育迟缓**：体格发育和运动发育均迟缓，身材矮小，头围小于正常，骨龄落后；出牙延迟，且常错位；肌张力低下，腹膨隆，可伴有脐疝；四肢短，韧带松弛，关节可过度弯曲；手指粗短，小指向内弯曲。

（4）**皮纹特点**：手掌出现猿线（俗称通贯手），atd角>45°（我国正常人为40°），第4、5指桡箕纹增多，第5指只有一条指褶纹等（图15-2）。

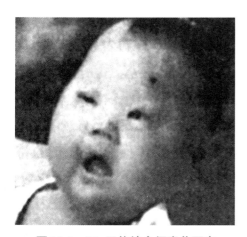

图15-1　21-三体综合征患儿面容

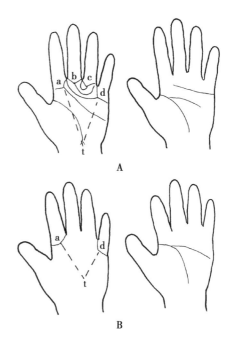

图15-2　正常人和21-三体综合征患儿的皮纹比较
A. 正常人皮纹；B. 21-三体综合征患儿的皮纹。

（5）**伴发畸形**：30%~50%患儿伴有先天性心脏病，其次是消化道畸形。部分男孩有隐睾，成年后多无生育能力。女孩多无月经，仅少数可有生育能力。

3. 心理-社会支持状况　评估家长的心理状态、对本病的认识程度，父母角色是否称职，家庭经济承受能力及社会支持系统。

4. 辅助检查

（1）**细胞遗传学检查**：染色体核型分析分3型。①标准型：体细胞染色体总数为47条，核型为47,XY（或XX），+21，约占患儿总数的95%。②易位型：染色体总数为46条，其中一条是易位染色体，核型为46,XY（或XX），-14，+t（14q21q）和46,XY（或XX），-21，+t（21q21q），占2.5%~5%。③嵌合型：患儿体内存在两种细胞系，一种为正常细胞，另一种为21-三体细胞，核型为46,XY（或XX）/47,XY（或XX），+21，占2%~4%。

（2）**荧光原位杂交**：以荧光素标记的21号染色体的相应片段序列为探针，与外周血中的淋巴细胞或羊水细胞进行原位杂交（即FISH技术），患儿细胞中可呈现3个21号染色体的荧光信号。

5. 治疗原则及主要措施　尚无有效的治疗方法,应采取综合措施,提供医疗服务和社会服务,注意预防和治疗感染,如伴有其他畸形,可考虑手术矫治。

【常见护理诊断/问题】

1. 自理缺陷　与智力低下有关。

2. 焦虑(家长)　与患儿终身致残性疾病有关。

3. 知识缺乏　与家长缺乏对疾病的认识有关。

4. 照顾者角色紧张　与疾病预后及抚养负担有关。

5. 有社交隔离的危险　与患儿疾病引起的家长病耻感有关。

【护理措施】

1. 加强生活照顾,培养自理能力　①细心照顾患儿,协助穿衣、吃饭,耐心喂养,防止意外事故。②保持皮肤干燥清洁,患儿流涎后应及时擦干,保持下颌及颈部清洁。③帮助家长制订教育、训练方案,进行示范,使患儿通过训练能逐步生活自理,从事简单劳动,提高生活质量。

2. 心理护理　评估家长的心理状态,为其提供情感支持和心理疏导,缓解家长的焦虑、忧伤等负性情绪。

3. 健康指导　为家长讲述疾病相关知识及护理要点等。对于生育过21-三体综合征患儿的妊娠期妇女以及其他高危妊娠期妇女(如高龄妊娠期妇女),应在妊娠期做羊水染色体检查,进行产前诊断。妊娠期应预防病毒感染,避免接受放射线照射,勿滥用药物。

4. 照顾者支持　协助家庭建立个性化的患儿养育和培养计划,为照顾者提供有关患儿养育、家庭照顾的知识等,使其掌握患儿居家护理要点。

5. 家庭社会支持　利用社会资源及时给予情感和信息支持,如同伴支持、病友会、相关微信公众号等,消除家长的病耻感,帮助家长和患儿建立和维持正常的社会交往,给予患儿足够的社会环境支持,促进其心理-社会发展。

知识链接

21-三体综合征的遗传咨询与产前筛查

标准型21-三体综合征的再发风险为1%,少数有生育能力的女性患者,其子代发病概率为50%;易位型的再发风险为4%~10%,若母亲为21q22q平行易位携带者,子代发病风险为100%。对高危妊娠期妇女可做羊水细胞或绒毛膜细胞染色体检查,进行产前诊断。

妊娠期妇女外周血血清学筛查是目前被普遍接受的妊娠期筛查方法,通过测定妊娠期妇女血清绒毛膜促性腺激素(HCG)、甲胎蛋白(AFP)及游离雌三醇(FE_3)浓度,结合妊娠期妇女年龄,计算出本病发生的危险度,该方法可以检出大约60%~80%的唐氏综合征胎儿。此外,通过B超测量胎儿颈项皮肤厚度也是诊断21-三体综合征的重要指标。目前已有无创性产前筛查可检测到胎儿游离DNA,用于胎儿染色体异常的筛查。

第二节　苯丙酮尿症

苯丙酮尿症(phenylketonuria,PKU)是一种常染色体隐性遗传病,由于苯丙氨酸羟化酶(phenylalanine hydroxylase,PAH)基因突变导致酶活性降低或其辅酶四氢生物蝶呤(tetrahydrobiopterin,BH_4)缺乏,导致血苯丙氨酸(phenylalanine,Phe)及其代谢产物在体内蓄积而引起的疾病,又称高苯丙氨酸血症(hyperphenylalaninemia,HPA)。临床以智力发育落后,皮肤、毛发色素浅淡和鼠尿样体味为特征。PKU 是先天性氨基酸代谢障碍中最为常见的一种，其发病率有种族和地域差异，我国发病率约为 1/11 000。

由于患儿苯丙氨酸羟化酶活性降低或辅酶四氢生物蝶呤缺乏，不能将苯丙氨酸转化为酪氨酸，导致苯丙氨酸在血液、脑脊液及组织中的浓度极度增高，并通过旁路代谢产生大量苯丙酮酸、苯乙酸、苯乳酸等，高浓度的苯丙氨酸及其代谢产物在脑中大量蓄积，导致脑损伤。

【护理评估】

1. **健康史**　询问家族中有无类似疾病、父母是否为近亲结婚；评估患儿有无智力低下及体格发育落后等状况；了解患儿喂养情况、饮食结构及体味等。

2. **身体状况**　患儿出生时正常，3~6 个月时出现症状，1 岁时症状明显。

(1)**神经系统表现**：以智力发育落后最为突出，智商低于正常；有行为异常，如兴奋不安、忧郁、多动、孤僻等；可有癫痫小发作，少数患儿有肌张力增高和腱反射亢进。

(2)**外貌**：患儿出生数月后，因黑色素合成不足，毛发由黑变黄，皮肤和虹膜色泽变浅，常伴有湿疹。

(3)**体味**：由于尿液及汗液中排出较多苯乙酸，有明显的鼠尿样体味。

3. **心理 - 社会支持状况**　评估家长是否掌握本病的有关知识，了解父母的角色是否称职、家庭经济以及环境状况。

4. **辅助检查**

(1)**新生儿筛查**：新生儿喂乳 3~7d 后，针刺足跟采集外周血进行苯丙氨酸测定。当苯丙氨酸浓度大于切值，应进一步检查和确诊。

(2)**苯丙氨酸浓度测定**：正常浓度为 <120μmol/L，经典型 PKU >1 200μmol/L，轻度 PKU 为 360~1 200μmol/L，轻度 HPA 为 120~360μmol/L。

(3)**尿蝶呤图谱分析和二氢蝶呤还原酶(DHPR)活性测定**：主要用于 BH$_4$ 缺乏症的鉴别诊断。

(4)**DNA 分析**：用 DNA 分析方法做基因突变检测，进行基因诊断和产前诊断。

5. **治疗原则及主要措施**　一旦确诊，应立即给予低苯丙氨酸饮食治疗。开始治疗的年龄越小，预后越好。开始治疗的理想时间是出生后 1 周内。经新生儿筛查、诊断，在新生儿期即开始治疗的多数患儿，智力及体格发育可以达到或接近正常水平。

(1)**低苯丙氨酸饮食**：为主要治疗手段。每日 Phe 按 30~50mg/kg 供给，维持血 Phe 浓度在 120~360μmol/L 为宜，使摄入 Phe 的量仅能保证生长发育和体内代谢的最低需要。饮食治疗对象包括典型 PKU 和血 Phe 浓度持续超过 360μmol/L 者。

血 Phe 理想控制浓度范围：1 岁以内为 120~240μmol/L；1~12 岁为 120~360μmol/L；>12 岁为 120~600μmol/L。

(2)确诊 BH$_4$ 缺乏型患儿应补充 BH$_4$、5- 羟色胺和左旋多巴。BH$_4$ 缺乏型 PKU 患儿神经系统症状出现早而重，如不及时治疗，常在幼儿期死亡。

【常见护理诊断/问题】

1. **生长发育迟缓**　与高浓度的苯丙氨酸导致脑功能受损有关。

2. **有皮肤完整性受损的危险**　与皮肤异常分泌物的刺激有关。

3. **知识缺乏**：家长缺乏饮食控制及疾病相关知识。

4. **有社交隔离的危险**　与患儿的外观引起的恐惧或窘迫感有关。

【护理措施】

1. **饮食护理**　合理的个体化饮食治疗是改善患儿远期预后的关键，应根据不同年龄段患儿每日蛋白质需要量、血 Phe 浓度、Phe 的耐受量、饮食嗜好等调整饮食。主要采用无(低)苯丙氨酸配方奶，待血中苯丙氨酸浓度降至理想状态时，可逐渐添加少量天然食物，其中首选母乳。较大婴儿和儿童可添加牛奶、粥、面、蛋等（常用食物的苯丙氨酸含量见表15-1），其量和次数随血苯丙氨酸浓度而定。治疗期间应定期监测血中苯丙氨酸浓度，1岁以内每周1次，1~12岁每个月1~2次，12岁后每1~3个月1次，妊娠期每周2次，同时注意患儿生长发育情况。饮食控制应至少持续到青春期以后，终身治疗对患儿更有益。

表15-1　常用食物的苯丙氨酸含量（每100g食物）

食物	蛋白质/g	苯丙氨酸/mg	食物	蛋白质/g	苯丙氨酸/mg
人奶	1.3	36	藕粉或麦淀粉	0.8	4
牛乳	2.9	113	北豆腐	10.2	507
籼米	7.0	352	南豆腐	5.5	266
小麦粉	10.9	514	豆腐干	15.8	691
小米	9.3	510	瘦猪肉	17.3	805
白薯	1.0	51	瘦牛肉	19.0	700
马铃薯	2.1	70	鸡蛋	14.7	715
胡萝卜	0.9	17	水果	1.0	—

注："—"表示未制定。

2. 皮肤护理　勤更换尿布，保持皮肤干燥、清洁，尤其是腋下、腹股沟等皮肤皱褶处，有湿疹应及时处理。

3. 健康指导　强调饮食控制的重要性，协助家长制订饮食治疗方案，督促家长定期复查；提供遗传咨询，避免近亲结婚，所有新生儿出生数日后做常规筛查；有阳性家族史的新生儿生后应做详细检查；对患儿家族成员做苯丙氨酸耐量试验，检出杂合子。

4. 家庭社会支持　参见本章第一节的相关内容。

知识链接

新生儿筛查

　　新生儿筛查是对出生3d的新生儿采脐血或足跟血，通过快速敏感的检验方法对新生儿的遗传代谢病、先天性内分泌异常以及某些危害严重的遗传病进行筛查的总称。其目的是对那些患病的新生儿在临床症状尚未表现之前或表现轻微时，通过筛查，得以早期诊断、早期治疗，防止机体组织器官发生不可逆的损伤，保障儿童正常的体格发育和智力发育。

　　我国新生儿筛查始于1981年，于2009年施行《新生儿疾病筛查管理办法》，使新生儿筛选的管理得到不断规范。近年来，上海、北京、广东省等多地相继出台了关于新生儿疾病筛查的管理办法，使新生儿筛查的病种不断增加，目前筛查的疾病主要有苯丙酮尿症、先天性甲状腺功能减退症、先天性肾上腺皮质增生症、葡萄糖-6-磷酸脱氢酶缺乏症、听力障碍、先天性心脏病等。

（李　润　吴岸晶）

1.患儿,男,2岁。身高65cm,体重10kg,外貌特殊,眼距宽,鼻梁低平,舌常伸出口外,通贯手,肌张力低。心脏超声检查示室间隔缺损。经染色体检查,患儿被诊断为"21-三体综合征"。

请思考:

(1)该患儿存在哪些护理问题?应采取什么护理措施?

(2)如何为家长提供人文关怀支持和健康指导?

2.患儿,男,10个月,近1周来出现反复抽搐,每日2~3次。体格检查:智力发育差,表情呆滞,毛发呈浅褐色,皮肤白,尿有鼠尿味。

练习题

请思考:

(1)为明确诊断应做哪些检查?

(2)应为该患儿提供何种饮食?

(3)如何做好家长的健康指导?

第十六章 | 结核病患儿的护理

教学课件

思维导图

学习目标

1. 掌握原发性肺结核和结核性脑膜炎患儿的身体状况、护理诊断及护理措施。
2. 熟悉儿童结核病的流行病学特征、辅助检查、治疗原则和预防措施。
3. 了解儿童结核病的发病机制。
4. 学会对结核病患儿实施整体护理。
5. 具有从事儿童结核病护理工作的职业素养。

第一节　概　述

结核病（tuberculosis）是由结核分枝杆菌引起的慢性感染性疾病。全身各个脏器均可受累，但以肺结核最常见。原发性肺结核是原发性结核病中最常见者，为结核分枝杆菌初次侵入肺部后发生的原发感染，是儿童肺结核的主要类型。结核性脑膜炎是儿童结核病中最严重的类型。

（一）病因

结核分枝杆菌为需氧菌，抗酸染色呈红色，革兰氏染色阳性。结核分枝杆菌可分为 4 型：人型、牛型、鸟型和鼠型，对人类致病的主要为人型和牛型，其中人型结核分枝杆菌是人类结核病的主要病原体。

（二）流行病学

1. 传染源　开放性肺结核患者是主要传染源，正规化疗 2~4 周后，随着痰菌排量的减少而传染性降低。

2. 传播途径　呼吸道为主要传染途径，儿童吸入带结核分枝杆菌的飞沫或尘埃后即可引起感染，形成肺部原发病灶。少数患儿经消化道传染，经皮肤或胎盘传染者少见。

3. 易感人群　儿童发病与否主要取决于：①结核分枝杆菌的毒力及数量。②机体抵抗力的强弱：患麻疹、百日咳及白血病、淋巴瘤或获得性免疫缺陷综合征等免疫功能受抑制的儿童和接受免疫抑制剂治疗者尤其好发结核病。③遗传因素与本病的发生有一定的关系。

（三）发病机制

儿童初次接触结核分枝杆菌是否发生结核病，主要与机体的免疫力、细菌的毒力和数量有关。机体感染结核分枝杆菌后，在产生免疫力的同时，也发生迟发型变态反应，是同一细胞免疫过程的两种不同表现。

1. 细胞介导的免疫反应　对初次感染结核者具有保护作用，主要表现为淋巴细胞致敏和巨噬细胞的功能增强。巨噬细胞吞噬和消化结核分枝杆菌，并将特异性抗原传递给 T 淋巴细胞，致敏的淋巴细胞激活巨噬细胞，吞噬和杀灭结核分枝杆菌。上述细胞免疫反应可最终消灭结核分枝杆菌，但亦可导致宿主细胞和组织破坏。当细胞免疫不足以杀灭结核分枝杆菌时，即发展为活动性的结核病。

2. 迟发型变态反应 结核分枝杆菌侵入人体 4~8 周后产生细胞免疫，是宿主对结核分枝杆菌及其产物的超常免疫反应，亦由 T 细胞介导，以巨噬细胞为效应细胞。由于迟发型变态反应的直接和间接作用，引起细胞坏死及干酪样改变，甚至形成空洞。

3. 原发感染与继发感染 机体感染结核分枝杆菌后，约 90% 的人群可终生不发病；5% 因免疫力低下当即发病，则为原发性肺结核；5% 仅于日后机体免疫力降低时才发病，称为继发性肺结核。继发性肺结核是成人肺结核的主要类型。

（四）辅助检查

1. 结核菌素试验 结核菌素试验属于迟发型变态反应。儿童受结核分枝杆菌感染 4~8 周后结核菌素试验即呈阳性反应。

（1）**试验方法**：常用结核分枝杆菌纯蛋白衍生物（PPD）制品，在左前臂掌侧中下 1/3 交界处皮内注射 0.1ml（含 5 个结核菌素单位），使之形成直径 6~10mm 的皮丘。

（2）**结果判断**：48~72h 后（一般以 72h 为准）观察反应结果，测定局部硬结的直径，取纵、横二者的平均直径来判断反应强度。硬结直径 <5mm 为阴性（-）；5~9mm 为一般阳性（+）；10~19mm 为中度阳性（++）；≥20mm 为强阳性（+++）；局部除硬结外，还有水疱、破溃、淋巴管炎及双圈反应等为极强阳性（++++）。

（3）**临床意义**

1）阳性反应见于：①接种卡介苗后。②年长儿无明显临床症状，仅呈一般阳性反应，表示曾感染过结核分枝杆菌。③婴幼儿，尤其是未接种过卡介苗者，中度阳性反应多表示体内有新的结核病灶。年龄愈小，活动性结核可能性愈大。④强阳性和极强阳性反应者，表示体内有活动性结核病。⑤由阴性反应转为阳性反应，或反应强度由原来小于 10mm 增至大于 10mm，且增幅超过 6mm 时，表示新近有感染。

2）阴性反应见于：①未感染过结核分枝杆菌。②结核迟发型变态反应前期（初次感染后 4~8 周内）。③假阴性反应：由于机体免疫功能低下或受抑制所致。如部分危重结核病；急性传染病如麻疹、水痘、风疹、百日咳等；体质极度衰弱者如重度营养不良、重度脱水、重度水肿等患者；应用糖皮质激素或其他免疫抑制剂治疗时；原发或继发免疫缺陷病。④技术误差或试剂导致的失效。

2. 实验室检查

（1）**结核分枝杆菌检查**：从痰、胃液、脑脊液、浆膜腔液中找到结核分枝杆菌是重要的确诊手段。

（2）**免疫学诊断及分子生物学诊断**：用核酸杂交、聚合酶链反应（PCR）来检测结核分枝杆菌核酸物质。用酶联免疫吸附试验（ELISA）来检测结核分枝杆菌特异性抗体。

（3）**γ- 干扰素释放试验（IGRAs）**：辅助用于儿童结核病的临床诊断。

（4）**血沉**：多增快，反映结核病的活动性。

3. 影像学检查 胸部 X 线检查是筛查儿童结核病的重要手段，能确定病变范围、性质、类型及进展情况，定期复查可观察治疗效果。胸部 CT 对肺结核的诊断和鉴别诊断很有意义，有利于发现隐蔽病灶。

4. 其他辅助检查 纤维支气管镜检查有助于支气管内膜结核和支气管淋巴结结核的诊断；周围淋巴结穿刺液涂片检查可发现特异性结核改变，如结核结节或干酪样坏死等；肺穿刺或胸腔镜取肺活体组织检查可进行病理和病原学诊断，对特殊疑难病例确诊有帮助。

（五）治疗原则及主要措施

1. 一般治疗 加强营养，食用富含蛋白质和维生素的食物。有明显结核中毒症状及高度衰弱者应卧床休息。居住环境应阳光充足，空气流通。避免传染麻疹、百日咳等疾病。

2. 抗结核治疗 治疗目的：①杀灭病灶中的结核分枝杆菌。②防止血行播散。治疗原则为：①早期治疗。②适宜剂量。③联合用药。④规律用药。⑤坚持全程。⑥分段治疗。

（1）目前常用的抗结核药物

1）杀菌药物：①全杀菌药：如异烟肼（INH）和利福平（RFP）。②半杀菌药：如链霉素（SM）和吡嗪酰胺（PZA）。

2）抑菌药物：常用的有乙胺丁醇（EMB）及乙硫异烟胺（ETH）。

（2）针对耐药菌株的几种新型抗结核药物

1）老药的复合剂型：如利福平和异烟肼合剂、利福平＋吡嗪酰胺＋异烟肼合剂等。

2）老药衍生物：如利福喷丁（rifapentine）等。

3）新化学制剂：如帕司烟肼等。

（3）抗结核药的使用：见表16-1。

表16-1 儿童常用抗结核药物

药物	剂量	给药途径	主要副作用
异烟肼（INH，H）	10~15mg/（kg·d）（≤300mg/d）	口服或静脉滴注	肝毒性，末梢神经炎，过敏反应
利福平（RFP，R）	10~20mg/（kg·d）（≤600mg/d）	口服	肝毒性，胃肠反应和流感样症状
吡嗪酰胺（PZA，Z）	30~40mg/（kg·d）（≤0.75g/d）	口服	肝毒性，胃肠反应，高尿酸血症，关节痛、发热和过敏反应
乙胺丁醇（EMB，E）	15~25mg/（kg·d）	口服	视神经炎，皮疹
丙硫异烟胺（PTH）	10~15mg/（kg·d）	口服	胃肠反应，肝毒性，末梢神经炎，过敏反应
阿米卡星（AMK）	10~15mg/（kg·d）	肌内注射	Ⅷ脑神经损害，肾毒性

（4）抗结核治疗方案

1）标准疗法：一般用于无明显自觉症状的原发性肺结核。每日服用INH、RFP和/或EMB，疗程9~12个月。

2）两阶段疗法：用于活动性原发性肺结核、急性粟粒性结核病及结核性脑膜炎。①强化治疗阶段：目的在于迅速杀灭敏感菌，防止或减少耐药菌株的产生，为化疗的关键阶段。联用3~4种杀菌药物，在长程化疗时，一般需要用药3~4个月，短程疗法时一般为2个月。②巩固治疗阶段：目的在于杀灭持续存在的细菌以巩固疗效，防止复发。联用2种抗结核药物，在长程化疗时，此阶段可长达12~18个月，短程疗法时一般为4个月。

3）短程疗法：为结核病现代疗法的重大进展，直接监督下服药与短程化疗是世界卫生组织（WHO）治愈结核病患者的重要策略。短程化疗的作用机制是快速杀灭机体内处于不同繁殖速度的细胞内、外的结核分枝杆菌，使痰菌早期转阴并持久阴性，且病变吸收消散快，远期复发少。可选用以下几种6~9个月短程化疗方案：①2HRZ/4HR（数字为月数，下同）。②2SHRZ/4HR。③2EHRZ/4HR。若无PZA则将疗程延长至9个月。

（六）预防

1. 控制传染源 结核分枝杆菌涂片阳性患者是儿童结核病的主要传染源，早期发现和合理治疗结核分枝杆菌涂片阳性的患者是预防儿童结核病的根本措施。

2. 普及卡介苗接种 卡介苗接种是预防儿童结核病的有效措施，我国要求所有城乡新生儿普及卡介苗接种。接种卡介苗禁忌证：①结核菌素试验阳性。②注射局部有湿疹或患全身性皮肤病。③急性传染病恢复期。④先天性胸腺发育不全或重症联合免疫缺陷病患儿。

3. 预防性抗结核治疗

（1）适应证：①＜3岁婴幼儿未接种卡介苗而结核菌素试验阳性者。②与开放性肺结核病人密切接触者。③结核菌素试验新近由阴性转为阳性者。④结核菌素试验阳性伴结核中毒症状者。⑤结核菌素试验阳性，新患麻疹或百日咳患儿。⑥结核菌素试验阳性，需较长期使用糖皮质激素或其他免疫抑制剂的患儿。

（2）**方法**：异烟肼（INH）每日 10mg/kg（≤300mg/d），疗程 6~9 个月；或 INH 每日 10mg/kg（≤300mg/d）联合利福平（RFP）每日 10mg/kg（≤300mg/d），疗程 3 个月。

第二节　原发性肺结核

> **情景导入**
>
> 患儿，女，9 岁，因"低热、干咳、食欲减退 3 周"入院。患儿在 3 周前无明显诱因出现低热，T 38.3℃，夜间易出汗，干咳，无痰。家中母亲有肺结核病史，患儿卡介苗接种史不详。胸部 X 线检查：右上肺野外带见斑片密度增高影，并向肺门侧延伸变细，右肺门影增大，呈哑铃状改变。结核菌素试验呈强阳性，被诊断为"原发性肺结核"。
>
> 请问：
> 1. 该患儿存在哪些护理问题？
> 2. 对患儿应采取哪些相应护理措施？
> 3. 如何对其进行健康指导？

原发性肺结核（primary pulmonary tuberculosis）是原发性结核病中最常见者，为结核分枝杆菌初次侵入肺部后发生的原发感染，是儿童肺结核的主要类型，包括原发复合征和支气管淋巴结结核。原发复合征由肺原发病灶、局部淋巴结病变和二者相连的淋巴管炎组成。支气管淋巴结结核以胸腔内肿大的淋巴结为主。

肺部原发病灶多位于右肺上叶底部和下叶的上部，近胸膜处，肺结核的基本病理改变为渗出、增殖和坏死。典型的原发复合征呈"双极"病变，即一端为原发病灶，一端为肿大的肺门淋巴结、纵隔淋巴结。原发性肺结核的病理转归可为吸收好转、进展或恶化，其中以吸收好转最常见。

【护理评估】

1. 健康史　详细询问家庭中有无结核病患者；有无与开放性结核患者的密切接触史；儿童出生后是否接种过卡介苗；近期有无患过急性传染病，特别是麻疹、百日咳等。

2. 身体状况

（1）**症状**：轻重不一，轻者可无症状。年龄较大儿童一般起病缓慢，可有低热、食欲不振、疲乏、盗汗等结核中毒症状。婴幼儿及症状较重者可急性起病，高热可达 39~40℃，但一般情况尚好，与发热不相称，持续 2~3 周后转为低热，并伴结核中毒症状，干咳和轻度呼吸困难是最常见的症状。当胸内淋巴结高度肿大时，可出现一系列压迫症状，如类百日咳样痉挛性咳嗽、喘鸣、声音嘶哑、胸部静脉怒张等。

（2）**体征**：肺部体征可不明显，与肺内病变不一致。可见周围淋巴结不同程度肿大。

3. 辅助检查

（1）**胸部 X 线检查**：同时做正、侧位 X 线胸片检查。局部炎性淋巴结相对较大，而肺部的初染病灶相对较小，是原发性肺结核的特征。儿童原发性肺结核在 X 线胸片上呈现典型哑铃状双极影者已少见，最为常见的是支气管淋巴结结核的表现。

（2）**CT 扫描**：对于疑诊原发性肺结核但胸部平片正常的病例，有助于诊断。

（3）**纤维支气管镜检查**：可发现结核病变蔓延至支气管造成的支气管内结核。

（4）实验室检查：参见本章第一节。

4. 心理-社会支持状况 原发性肺结核一般预后良好，但由于治疗时间长，依从性较差。因此，应注意评估患儿及其家长对病情、隔离方法、服药等知识的了解程度，家长对患儿关心程度以及家庭的经济状况等。

5. 治疗原则及主要措施 参见本章第一节。

【常见护理诊断/问题】

1. 营养失调：低于机体需要量 与疾病的消耗及食欲下降有关。

2. 活动无耐力 与结核分枝杆菌感染和机体消耗有关。

3. 体温过高 与结核分枝杆菌感染有关。

4. 潜在并发症：抗结核药物的副作用。

5. 知识缺乏：家长及患儿缺乏结核病防治的相关知识。

【护理目标】

1. 患儿营养状况得到改善，满足机体需要。

2. 患儿活动耐力逐渐增强。

3. 患儿体温降至正常。

4. 患儿无并发症发生或并发症发生时能及时发现并处理。

5. 患儿及家长能说出结核病的防治知识，能正确实施护理并坚持治疗。

【护理措施】

1. 保证营养摄入 供给高热量、高蛋白、高维生素、富含钙质的食物，如牛奶、鸡蛋、瘦肉、鱼、新鲜水果和蔬菜等。指导家长为患儿制订合理的营养膳食计划，尽量提供患儿喜爱、营养丰富、种类多样的食物。

2. 建立合理的生活制度 注意休息，保证足够的睡眠时间；保持室内空气流通、阳光充足；可根据病情安排适量活动，可适当进行户外活动。

3. 维持体温正常 嘱患儿适当饮水；遵医嘱给予降温；定时测量体温，并准确记录。

4. 消毒隔离 结核病活动期应进行呼吸道隔离，对患儿呼吸道分泌物、痰杯、餐具等应进行消毒处理；避免接触其他急性传染病和开放性结核患者。

5. 指导合理用药 向患儿和家长讲解抗结核药物的作用和使用方法，注意观察药物的副作用；部分抗结核药物有肝、肾毒性，指导患儿定期检查尿常规、肝功能等，发现异常及时与医生联系；儿童结核病不推荐使用链霉素，避免发生听神经损害。

6. 心理护理 本病需要服药时间较长，同时，患儿及家长担心预后，因此，护士应给予耐心解释和心理上的支持，使其配合治疗和护理。

7. 健康指导 向家长和患儿介绍肺结核的流行病学特点，指导家长采取相应的隔离措施，教会家长对患儿的分泌物及用具进行消毒处理；告诉家长及患儿坚持化疗是治愈肺结核的关键，治疗期间需坚持全程规律用药，指导家长观察药物疗效及副作用，发现不良反应及时就诊；叮嘱家长定期带患儿复查，以便于医生了解疗效和药物使用情况，根据病情调整治疗方案；指导家长学会日常生活护理和饮食护理，加强患儿体格锻炼。

【护理评价】

评价患儿：①是否得到充足的营养。②活动耐力是否增强。③体温是否正常。④能否及时发现药物不良反应，药物不良反应严重时能否得到及时处理。

评价家长及患儿：能否掌握疾病防治相关知识，正确进行护理并坚持治疗。

第三节　结核性脑膜炎

结核性脑膜炎（tuberculous meningitis）是儿童结核病中最严重的类型，常在结核原发感染后1年以内发生，尤其在初染结核3~6个月最易发生。本病多见于3岁以内婴幼儿，是儿童结核病致死的主要原因。自普及卡介苗接种和有效抗结核药物应用以来，本病的发病率明显降低，预后亦有很大改善。

儿童结核性脑膜炎常为全身性粟粒性结核病的一部分，通过血行播散而来。婴幼儿中枢神经系统发育不成熟、血-脑屏障功能不完善、免疫功能低下与本病的发生密切相关。结核性脑膜炎亦可由脑实质或脑膜的结核病灶破溃，结核分枝杆菌进入蛛网膜下腔及脑脊液中所致。偶见脊椎、颅骨或中耳与乳突的结核病灶直接蔓延侵犯脑膜。

【护理评估】

1. 健康史　应详细询问患儿的卡介苗接种史、结核病接触史、既往结核病史（尤其是一年内发现结核病又未经治疗者）；近期有无急性传染病史，如麻疹、百日咳等，这些常为结核病恶化的诱因。

2. 身体状况　起病多较缓慢。根据临床表现，病程大致可分为3期。

（1）**早期（前驱期）**：1~2周，主要症状为儿童性格改变，如少言、懒动、易倦、烦躁、易怒等。可有发热、食欲不振、盗汗、消瘦、呕吐、便秘（婴儿可为腹泻）等。年长儿可自诉头痛，婴儿则表现为蹙眉皱额、凝视或嗜睡等。

（2）**中期（脑膜刺激期）**：1~2周，因颅内压增高致剧烈头痛、喷射性呕吐、嗜睡或烦躁不安、惊厥等，出现明显脑膜刺激征。小月龄婴儿则表现为前囟膨隆、颅缝裂开。此期可出现脑神经障碍，最常见者为面神经，其次为动眼神经和展神经。眼底检查可见视盘水肿、视神经炎或脉络膜粟粒状结核结节。

（3）**晚期（昏迷期）**：1~3周，以上症状逐渐加重，由意识模糊至完全昏迷。惊厥频繁发作，患儿极度消瘦，呈舟状腹，常出现水、电解质代谢紊乱，最终可因颅内压急剧增高导致脑疝而死亡。晚期发生后遗症者约占2/3，可遗留有脑积水、肢体瘫痪、智力低下、失明、失语等。

3. 辅助检查

（1）**脑脊液检查**：对本病的诊断极为重要。脑脊液压力增高，外观呈无色透明或呈毛玻璃样，静置12~24h后，可有蜘蛛网状薄膜形成，取之涂片可查到抗酸杆菌。白细胞数增多，一般为（50~500）×10^6/L，分类以淋巴细胞为主。蛋白量增高，糖和氯化物均降低是结核性脑膜炎脑脊液的典型改变。脑脊液结核分枝杆菌培养呈阳性是确诊的可靠依据。也可以做脑脊液中结核菌抗原或抗结核抗体的检测。

（2）**胸部X线检查**：约85%结核性脑膜炎患儿的胸片有结核病改变，其中90%为活动性病变。胸片证明有血行播散性结核病对确诊结核性脑膜炎很有意义。

（3）**结核菌素试验**：阳性对诊断有帮助，但高达50%的患儿可呈阴性反应。

4. 心理-社会支持状况　该病患儿病死率较高，给家庭带来很大的精神及经济压力，因此，应评估家长对该病的认知程度、焦虑和压力状况以及应对的方式；对留有后遗症的患儿，还应评估家长帮助患儿康复的能力。

5. 治疗原则及主要措施　抓住抗结核治疗和降低颅内高压两个重点环节。

（1）**抗结核治疗**：联合应用易透过血-脑屏障的抗结核杀菌药物，分阶段治疗。①强化治疗阶段：联合使用INH、RFP、PZA及SM，疗程为3~4个月。②巩固治疗阶段：继续应用INH、RFP或EMB，RFP或EMB 9~12个月，抗结核药物总疗程不少于12个月，或待脑脊液恢复正常后继续治疗6个月。

（2）**降低颅内高压**：常用20%甘露醇快速静脉输注、口服乙酰唑胺等。根据病情行侧脑室穿刺引流、腰椎穿刺减压及鞘内注药、脑脊液分流手术等。

（3）**糖皮质激素**：一般使用泼尼松，疗程为 8~12 周。

（4）**对症治疗**：止惊及纠正水、电解质紊乱等。

（5）**随访观察**：停药后随访观察至少 3~5 年。临床症状消失，脑脊液正常，疗程结束后 2 年无复发者，方可认为治愈。

【常见护理诊断/问题】

1. **潜在并发症**：颅内压增高、水电解质紊乱等。

2. **营养失调：低于机体需要量** 与摄入不足、消耗增多有关。

3. **有皮肤完整性受损的危险** 与长期卧床、排泄物刺激有关。

4. **焦虑** 与家长对患儿病情危重和预后差的担忧有关。

【护理措施】

1. **密切观察病情变化，维持正常生命体征**

（1）监测体温、脉搏、呼吸、血压、神志、双瞳孔大小及对光反射、尿量等，早期发现颅内高压和脑疝，及时采取抢救措施。

（2）患儿应卧床休息，保持室内安静，尽量集中护理操作，避免一切不必要的刺激。

（3）惊厥发作时，应在上、下白齿间放置牙垫，以防止舌咬伤；保持呼吸道通畅，取侧卧位，以免仰卧时舌根后坠堵塞喉头；给予吸氧，必要时给予吸痰或行人工辅助呼吸；放置床挡，移开患儿周围易致受伤的物品，避免受伤或坠床。

（4）遵医嘱使用抗结核药物、糖皮质激素、脱水剂和利尿剂，并观察药物的副作用。

2. **改善营养状况** 为患儿提供足够热量、高蛋白质和高维生素的食物，宜少量多餐，耐心喂养。对昏迷不能吞咽者，可鼻饲或静脉输液，维持水、电解质平衡。鼻饲时压力不宜过大，以免引起呕吐。

3. **维护皮肤和黏膜的完整性** 保持皮肤清洁干燥，大小便后及时更换尿布和清洗会阴；呕吐后及时清洗颈部和耳部残留的物质；昏迷和瘫痪患儿，每 2h 翻身和拍背 1 次，骨隆突处放置气圈或软垫；昏迷不能闭眼患儿，可涂眼膏并用纱布覆盖以保护角膜；每日清洁口腔 2~3 次。

4. **心理护理** 由于本病病情重，治疗时间长，患儿及家长焦虑明显。因此，护士要对患儿态度和蔼可亲，关怀体贴，治疗操作时动作轻柔，及时为患儿提供生活照顾。理解家长对患儿预后的担忧，应给予耐心解释和心理上的支持，使家长配合治疗和护理。

5. **健康指导** 患儿病情好转出院后，应给予家庭健康指导：①强调出院后坚持服药、定期复查的重要性，指导家长严格坚持全程、合理用药，并做好病情和药物毒副作用的观察。②帮助家长为患儿建立良好的生活规律，保证足够的休息时间，适当进行户外活动。③告知加强营养的重要性。④指导避免与开放性结核病人接触，积极预防和治疗各种急性传染病。⑤部分留有后遗症的患儿，应鼓励家长坚持带患儿进行康复治疗。

（王玉香　汪旻）

> **思考题**

1. 患儿，女，3 岁，发热、干咳、盗汗 2 周。患儿 2 周前无明显诱因出现发热，为持续性低热，伴干咳、盗汗、食欲不振等症状。体格检查：T 38.2℃，神志清楚，精神较差。结核菌素试验呈强阳性，硬结直径 20mm。胸部 X 线检查：可见肺门部向外扩展的密度增高阴影，边缘模糊。母亲患有"结核性胸膜炎"，服药治疗中。患儿被诊断为"原发性肺结核"。

请思考：

（1）针对该患儿的护理措施有哪些？

（2）如何对患儿及家长进行健康指导？

2. 患儿，男，4岁，咳嗽、低热 20d，头痛、呕吐 5d。体格检查：T 38.5℃，神志清楚，左侧鼻唇沟变浅，口角向右歪斜，颈项强直，Kerning 征阳性。脑脊液检查：外观呈毛玻璃样，白细胞数增高，分类以淋巴细胞为主，糖及氯化物降低。

练习题

请思考：

（1）该患儿可能的临床诊断和首优护理问题是什么？

（2）针对首优护理问题应采取哪些护理措施？

（3）如何对家长和患儿实施心理护理和健康教育？

第十七章 ┃ 儿科常用护理技术

学习目标

1. 掌握生长发育监测、皮肤护理、约束保护法、婴儿喂养、婴儿抚触、静脉输液、采集血标本方法、婴幼儿灌肠法、温箱使用法、光照疗法、换血疗法及心肺复苏术的操作步骤。

2. 熟悉上述儿科常用护理技术的操作准备及注意事项。

3. 了解上述儿科常用护理技术的操作目的。

4. 学会上述儿科常用护理操作技术，操作规范，动作娴熟。

5. 具有严谨的工作态度、良好的沟通技巧、敏锐的观察力、准确的判断力及快速的反应能力，操作中体现人文关怀，同情、爱护、尊重患儿。

第一节 生长发育监测

一、体重测量法

【实训目的】

评估儿童体格发育的情况，判断儿童的营养状况，并为临床输液量、给药量和乳量计算提供依据。

【实训准备】

1. 环境准备 室内安静、清洁、温暖、光线明亮。

2. 用物准备 根据儿童年龄备好体重秤，如电子婴儿体重秤、儿童体重秤或成人体重秤，一次性垫巾，护理记录单。

3. 护士准备 着装整齐，修剪指甲，洗手。

【操作步骤】

1. 婴儿体重测量法

(1)将电子婴儿体重秤接通电源，打开开关，确认功能正常。

(2)将一次性垫巾铺在体重秤上，去除婴儿衣服及尿布，将婴儿轻轻放于秤盘上，待体重秤的数值稳定后准确读数，并记录。

2. 儿童体重测量法

(1)调节儿童体重秤指针至零点。

(2)称重前排空膀胱，协助儿童脱下外套及鞋子，穿单衣进行测量。

(3)儿童稳站于体重秤的站板上(图 17-1)，两手自然下垂，不可接触其他物体，待体重秤指针稳定后，准确读数并记录。

(4)如儿童不能合作或病重不能站立，可用成人体重秤，由测量者(或家长)抱儿童一起称重，称后减去成人的体重，即为儿童体重。

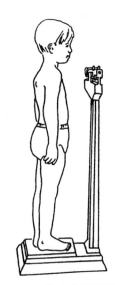

图 17-1 儿童体重测量法

【注意事项】

1. 每次测量前对体重秤进行校对，测量时先调至零点，平衡后方可使用。

2. 电子婴儿体重秤适用于 3 个月以内的婴儿。除新生儿记录体重以克（g）为单位外，其余均以千克（kg）为单位记录。

3. 测量中注意安全及保暖，如为婴儿测体重时，操作者两手应守护在婴儿两侧，以确保安全。

4. 如需每日测量体重者，应用同一体重秤在每日的同一时间空腹进行测量。

5. 若测得的数值与前次差异较大，应重新测量。体重降低较多者应报告医生，查找原因。

二、身高（长）、坐高（顶臀长）测量法

【实训目的】

用于评估儿童骨骼发育的状况，为相关疾病的判断提供依据。

【实训准备】

1. 环境准备　室内安静、清洁、温暖、光线明亮。

2. 用物准备　身高（坐高）测量器、身长（顶臀长）测量板或带有身高量杆的体重秤、一次性垫巾、护理记录单。

3. 护士准备　着装整齐，修剪指甲，洗手。

【操作步骤】

1. 婴幼儿身长（顶臀长）测量法

（1）将一次性垫巾铺在测量板上，脱去帽子和鞋袜，使婴幼儿仰卧于测量板上。

（2）使婴幼儿头顶部轻触测量板顶端，助手将其头部扶正，双手自然伸平。

（3）测量者左手按住婴幼儿双膝，使两腿伸直。右手推动滑板贴至两足底且两侧标尺刻度读数相同，读出身长厘米数并记录（图 17-2）。

（4）将婴幼儿双腿抬起与底板垂直，推滑板至紧贴臀部，读出顶臀长厘米数并记录（图 17-3）。

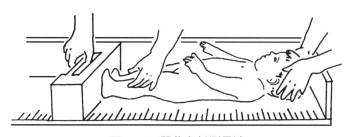

图 17-2　婴儿身长测量法

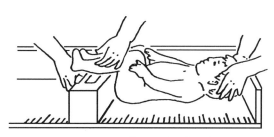

图 17-3　婴儿顶臀长测量法

2. 儿童身高（坐高）测量法

（1）脱去鞋、帽、袜，让儿童站立在立位测量器上或带有身高量杆的体重秤上。

（2）使儿童足跟、臀部、肩胛骨及枕部同时靠在量杆上，两眼正视前方，抬头挺胸收腹，两臂自然下垂，两足跟并拢，足尖分开 60°。

（3）测量者移动测量器头顶板，与儿童头顶接触，头顶板与量杆成90°，读出身高厘米数并记录（图17-4）。

（4）儿童坐于坐高测量器上，两大腿伸直与躯干成直角并与地面平行。头与肩部的位置与测量身高的要求相同。将头顶板与儿童头顶接触，头顶板与量杆成90°，读出坐高厘米数并记录（图17-5）。

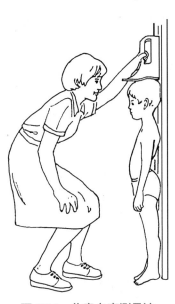

图17-4　儿童身高测量法

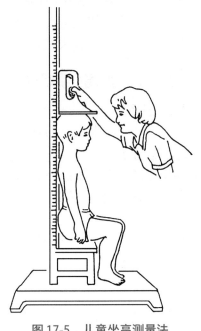

图17-5　儿童坐高测量法

【注意事项】

1. 为婴幼儿进行测量时，量板与婴幼儿足底垂直，推动滑板时动作应轻快。

2. 3岁以下儿童取仰卧位测量身长，3岁以上儿童取立位测量身高。

3. 读数要准确，精确至0.1cm。

三、头围测量法

【实训目的】

评估儿童颅骨和大脑发育的情况，协助对疾病进行诊断。

【实训准备】

1. **环境准备**　室内安静、清洁、舒适、光线明亮。

2. **用物准备**　软尺、护理记录单。

3. **护士准备**　着装整齐，修剪指甲，洗手。

【操作步骤】

1. 测量者站于儿童的前方或右侧，协助儿童取坐位或立位。

2. 测量者用左手拇指将软尺零点固定于儿童头部一侧眉弓上缘，左手中、示指固定软尺于枕骨粗隆，用手掌固定儿童头部。右手持软尺紧贴头皮绕枕骨结节最高点至另一侧眉弓上缘，回至零点。

3. 准确读出头围厘米数，记录（图17-6）。

【注意事项】

1. 测量用的软尺不能过于柔软，否则会增加测量误差。

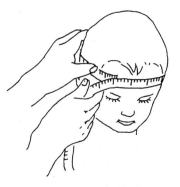

图17-6　头围测量法

2. 脑积水、急性脑水肿患儿，应每日测量头围。

3. 头发过多或有辫发者，应将头发或辫发拨开，使软尺紧贴头皮。

4. 读数要准确，测量结果精确至 0.1cm。

四、胸围测量法

【实训目的】

评估儿童胸廓、胸背肌肉及肺发育情况，协助对疾病进行诊断。

【实训准备】

1. 环境准备　室内安静、清洁、舒适、光线明亮，必要时用屏风遮挡。

2. 用物准备　软尺、护理记录单。

3. 护士准备　着装整齐，修剪指甲，洗手。

【操作步骤】

1. 协助儿童取卧位或立位，两臂自然平放或下垂。

2. 用软尺沿乳头下缘水平绕胸 1 周为胸围。测量者用左手将软尺零点固定于儿童一侧乳头下缘；右手将软尺紧贴皮肤，经背部两侧肩胛下角绕胸 1 周回至零点。

3. 取平静呼吸时的中间厘米数，或吸、呼气时的平均数并记录。

【注意事项】

1. 3 岁以上儿童取立位进行测量。

2. 乳腺已发育的女孩测量胸围时，软尺应固定于胸骨中线第 4 肋间。

3. 测量要准确，读数精确至 0.1cm。

第二节　皮肤护理

一、更换纸尿裤法

【实训目的】

保持婴儿臀部皮肤清洁、干燥，促进舒适，预防尿布性皮炎的发生。

【实训准备】

1. 环境准备　室内温湿度适宜，避免空气对流。

2. 用物准备　清洁纸尿裤、尿布桶、软毛巾、盆及温水、护臀霜（根据需要备鞣酸软膏或其他治疗药物）。

3. 护士准备　了解婴儿的情况，评估纸尿裤的尿显指示条变色情况、婴儿有无大便、臀部皮肤状况；着装整洁，修剪指甲，洗手，戴口罩。

【操作步骤】

1. 携用物至床旁，将新的纸尿裤放在床边备用。

2. 松解被污湿的纸尿裤，一手握住婴儿的双脚轻轻提起，暴露臀部；如有大便，观察大便的性质（必要时留取标本送检），另一手用纸尿裤前半部分的洁净处由前向后擦净会阴部及臀部，并遮盖住纸尿裤污湿部分垫于婴儿臀下。

3. 用蘸温水的小毛巾从前向后洗净会阴部、臀部，注意洗净皮肤的皱褶部位，并用软毛巾将水吸干。

4. 提起婴儿双腿，取出污湿的纸尿裤，将污湿面向内卷折后放入尿布桶。

5. 将预防或治疗尿布皮炎的软膏或药物涂于臀部。

6. 单手提起婴儿双腿，将新纸尿裤垫在婴儿腰下，有胶带的后片放置于腰部，将前片拉至肚脐，粘好两侧的侧胶，松紧适宜。将大腿两侧防漏隔边向外拉出。新生儿脐带未脱落时，将纸尿裤前部的上端反折，保持脐带残端处于暴露状态。

7. 拉平衣服，包好包被，整理床单位。

8. 清理用物，根据需要称重纸尿裤，洗手，记录。

【注意事项】

1. 始终保持安全意识，操作前用物准备齐全，避免操作中离开婴儿。

2. 操作过程中，仔细观察婴儿大小便的颜色、性状及臀部皮肤的完整性。

3. 纸尿裤应选择质地柔软、透气性好、吸水性强的，以增进婴儿的舒适度。

4. 注意保暖，动作要轻快，避免长时间暴露。

5. 纸尿裤包扎应松紧适宜，防止因过紧而影响婴儿活动或过松而造成排泄物外溢。

二、尿布皮炎的护理

尿布皮炎指婴儿臀部皮肤长期受尿液、粪便及漂洗不净的湿尿布刺激、摩擦或局部湿热等引起的皮肤潮红、破溃，甚至糜烂、表皮剥脱，又称为臀红或尿布疹。表现为与尿布接触的部分皮肤发生边缘清楚的鲜红色红斑，呈片状分布，严重时可蔓延至会阴及大腿内侧。

根据皮肤潮红、破溃程度，可将尿布皮炎分为轻度、重度。根据皮肤潮红、糜烂程度又将重度分为三度。重Ⅰ度：局部皮肤潮红，伴有皮疹，无破溃。重Ⅱ度：局部皮肤潮红、破溃、脱皮，有组织液渗出。重Ⅲ度：局部皮肤大片糜烂或表皮剥脱，有时可继发细菌或真菌感染。

【实训目的】

促进尿布皮炎创面愈合，减轻婴儿的痛苦，增进舒适感。

【实训准备】

1. **环境准备** 关闭门窗，调节室温至 26~28℃。

2. **用物准备** 清洁尿布、尿布桶、洗脸盆内盛温水、小毛巾、棉签、弯盘、药物（0.02% 高锰酸钾溶液、鞣酸软膏、氧化锌软膏、鱼肝油软膏、康复新溶液、硝酸咪康唑等）。若用灯光照射法，需准备红外线灯或鹅颈灯。

3. **护士准备** 举止端庄、着装整洁。操作前洗手、修剪指甲。

【操作步骤】

1. 核对婴儿的姓名、床号或手腕带信息，向家长解释操作目的、方法，以取得家长的配合。

2. 将婴儿平放于床上或操作台上。

3. **一般护理方法** 每次大、小便后用温水洗净臀部，用小毛巾吸干，然后涂 3%~5% 鞣酸软膏或氧化锌软膏等保护皮肤，涂擦药膏面积应大于臀红面积。更换湿尿布，保持臀部皮肤清洁干燥。

4. **暴露法** 在气温或室温条件允许时，将尿布垫于臀下，使臀红部位暴露于空气或阳光下，每次 10~20min。

5. **灯光照射法** 先用温水洗净婴儿臀部，然后将清洁尿布垫于臀下，并用尿布遮挡男婴阴囊；使婴儿取侧卧位，盖好被褥，只露出臀红部位；将灯光面对臀部皮炎，灯泡距臀部 30~40cm，操作者用前臂内侧测试有温热感即可使用；照射 10~15min 后，关闭光源，然后将鞣酸软膏涂于臀红部位皮肤；给婴儿盖好被褥，整理床单位，将用物归还原处；记录。

【注意事项】

1. 臀部皮肤溃烂时禁用肥皂水清洗，清洗时避免用小毛巾直接擦洗。

2. 涂抹油类或药膏时，应使棉签贴在皮肤上轻轻滚动，不可上下涂擦，以免加剧疼痛或导致脱皮；涂擦药膏面积应大于臀红面积。

3. 暴露臀部一般 2~3 次 /d,暴露臀部时应注意保暖,避免受凉;臀部照射时应有专人守护婴儿,避免烫伤,一般 2 次 /d。

4. 根据臀部皮肤受损程度选择油类或药膏。轻度臀红,涂紫草油或糅酸软膏;重Ⅰ、Ⅱ度臀红,涂鱼肝油软膏;重Ⅲ度臀红,涂鱼肝油软膏或康复新溶液,每日 3~4 次。继发细菌或真菌感染时,可用 0.02% 高锰酸钾溶液冲洗并吸干,然后涂硝酸咪康唑(达克宁霜),2 次 /d,涂药至局部感染控制为止。

5. 保持臀部清洁干燥,重度臀红者所用尿布应煮沸、用消毒液浸泡或阳光下曝晒,以达到消灭细菌的目的。

三、婴儿沐浴法

【实训目的】

保持婴儿皮肤清洁,帮助皮肤排泄和散热,促进血液循环;活动肌肉和肢体,促使婴儿舒适;便于观察婴儿全身情况。

【实训准备】

1. 环境准备　浴室内安静,关闭门窗,用屏风遮挡,室温调至 26~28℃。

2. 用物准备

(1) 护理盘:无菌缸(内置纱布数块)、75% 乙醇、无菌棉签、液体石蜡、婴儿洗发液、婴儿沐浴液、爽身粉、护臀霜(或糅酸软膏)、体温计、水温计、弯盘、指甲剪、脐带贴。

(2) 另备:浴巾、大小毛巾、小毛毯、清洁衣裤、清洁尿布。

(3) 必要时备体重秤、床单、枕套等。

3. 婴儿准备　婴儿脐带未脱落时,可用脐带贴保护脐部。

4. 护士准备　评估婴儿的病情,测量体温,检查全身皮肤的完整性;着装整洁,修剪指甲,洗手。

【操作步骤】

1. 携用物至沐浴室,按使用顺序摆好。摆放一条大毛巾于浴托上,以免洗浴时婴儿滑入洗浴盆内。先放冷水,再放热水,调节水温至 37~39℃。

2. 与家长核对婴儿腕带信息,包括姓名、性别、住院号。抱婴儿至沐浴处,松解衣服,检查全身情况。脱去衣服,保留尿布,用大毛巾包裹婴儿全身。

3. **面部擦洗**　将小毛巾蘸水拧干,用小毛巾的不同部位依次擦洗双眼(内眦→外眦)→前额→面颊→下颏→耳部。注意擦洗耳后皮肤,用棉签清洁鼻孔。

4. **头部洗浴**　抱起婴儿,左手托住枕部,左手拇指和中指分别将双耳郭向前反折,遮盖外耳道口,以防止水流入耳内。左臂及腋下夹住婴儿躯干及下肢(图 17-7),右手将沐浴液涂于头部进行洗浴,洗浴完毕用清水冲净,用大毛巾吸干头发。

5. **身体洗浴**　①入盆:去除包被、尿布,测试水温。操作者左手握住婴儿左臂和腋窝处,使婴儿颈枕于操作者左前臂,再以右前臂托住婴儿左腿,右手握住婴儿左腿靠近腹股沟处,轻轻将婴儿放于浴托上(图 17-8)。②洗浴:依次洗浴颈部、胸部、腹部、腋下、上肢及手、下肢及足,边洗边冲净。在洗浴过程中,操作者的左手应始终握牢婴儿左肩处。洗背部及臀部时,左、右手

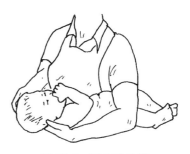

图 17-7　婴儿洗头法

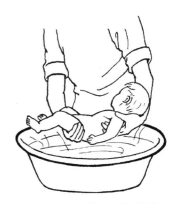

图 17-8　婴儿出入浴盆法

交接婴儿,使婴儿俯于操作者的右前臂上,依次洗浴后颈部、背部、臀部。最后清洗会阴部,女婴自上而下轻轻清洗阴唇,男婴洗净包皮处污垢。注意观察皮肤情况,洗净皮肤皱褶处,如颈部、腋下、腹股沟、手(足)指(趾)缝等。

6. 沐浴后护理　①洗浴完毕将婴儿抱回浴巾上,迅速用浴巾包裹并吸干全身的水渍。②脐部护理:脐带未脱落时用 75% 乙醇擦拭脐带残端,然后从脐根部慢慢向外擦拭脐周皮肤。③皮肤和臀部护理:在皮肤皱褶处扑少许爽身粉,必要时臀部涂抹护臀霜,兜好尿布,穿上清洁衣裤。检查指甲及腕带,视情况修剪指甲,裹好小毛毯。④鼻、耳护理:用消毒棉签吸净外鼻孔及外耳道可能残存的水渍。

7. 再次与家长核对手腕带信息,妥当安置(体位适宜),送回婴儿。告知家长喂奶后将婴儿头偏向一侧,以防呛奶。

8. 整理用物,洗手并记录。

【注意事项】

1. 沐浴应在婴儿进食后 1h 进行,以免发生呕吐或溢奶。

2. 始终保持安全意识,动作轻稳,不可将婴儿单独留在操作台上,防止坠落;注意保暖,减少暴露时间;注意水温,防止烫伤。

3. 沐浴过程中注意观察婴儿的面色、呼吸,如有异常应立即停止操作;注意洗净皮肤皱褶处,并轻轻吸干水分。

4. 头皮有皮脂结痂时,可涂液体石蜡浸润,去除结痂后再清洗干净,切不可用力擦拭,以免出血。

5. 脐带残端未脱落时,应使用脐带贴保护,避免脐部被水浸湿。

6. 清洗会阴部时,女婴从前向后清洗,有臀红时可用鱼肝油(或氧化锌软膏)涂擦局部。

第三节　约束保护法

【实训目的】

限制患儿肢体随意活动,以利于诊疗和护理;保护躁动不安或神志不清的患儿,避免发生意外。

【实训准备】

1. 环境准备　室内整洁、安静,温湿度适宜,光线充足。

2. 用物准备　根据患儿的约束部位,选择合适的约束器具。①全身约束法:大毛巾或毛毯、宽布绑带。②四肢约束法:手足约束带、棉垫与绷带。

3. 患儿准备　对较大婴儿做好解释,取得合作。

4. 护士准备　评估患儿的病情、意识状态、合作程度;着装整洁,修剪指甲,洗手,戴口罩。

【操作步骤】

1. 全身约束法

(1)将大毛巾(或毛毯)折叠成能盖住患儿肩部至踝部的宽度。

(2)使患儿平卧于大毛巾中间,将靠近操作者一侧的大毛巾紧裹患儿同侧上肢、躯干和双下肢,至对侧腋窝处,将大毛巾整齐地压于患儿后背。

(3)再用同法将另一侧包裹好,将大毛巾剩余部分塞于近侧身下。

(4)如患儿躁动明显,可用宽布绑带围绕双臂打活结系好(图 17-9)。

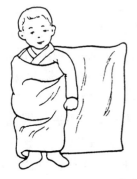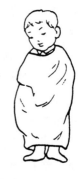

图 17-9　全身约束法

2. 四肢约束法

（1）**手足约束带法**：先在手腕或足踝处垫上棉垫，然后将约束带一端系于手腕或足踝处，并在棉垫外侧打结，松紧度以能插入一指为宜；另一端系于床的主体结构处（图17-10）。

（2）**双套结约束法**：用于限制手臂和下肢活动。先将棉垫衬于手腕或足踝部，再用绷带挽成双套结套在棉垫外拉紧，松紧度以肢体不易脱出且不影响血液循环为宜，将绷带系于床的主体结构处（图17-11）。

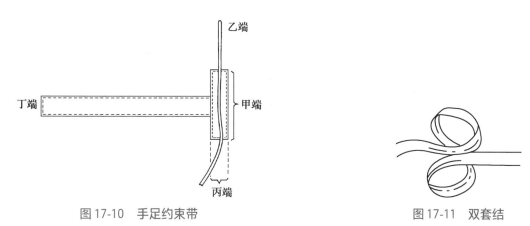

图17-10 手足约束带   图17-11 双套结

【注意事项】

1. 向家长解释约束的必要性，以取得理解和配合，并签署约束具使用知情同意书。

2. 约束带应松紧适宜，过松会失去约束的意义，过紧则影响局部血液循环。

3. 注意保持患儿肢体处于功能位，定时适当变换姿势，以减轻疲劳。

4. 每小时巡视1次，观察被约束部位的皮肤有无破损，皮肤的颜色、温度，被约束肢体的末梢循环状况；每2h松解、放松1次，必要时进行局部按摩，以促进血液循环。

5. 完整记录约束具使用情况，做好交接班。

第四节 婴儿喂养

一、鼻饲喂养

【实训目的】

通过胃管为吸吮及吞咽困难、不能由口进食的患儿供给流质食物、水分和药液，保证营养的摄入和治疗的需要。

【实训准备】

1. 环境准备 室内清洁，光线充足，空气清新。

2. 用物准备 胃管、20ml注射器、一次性手套、无菌棉签、弯盘、纱布2块；液体石蜡、治疗巾、听诊器、记号笔、手电筒、医用胶布、别针；生理盐水、适量温开水（38~40℃）、鼻饲液或药物；护理记录单、胃管标示贴。

3. 患儿准备 更换尿裤，取舒适体位。

4. 护士准备 评估患儿的病情、鼻饲史、饮食过敏史、鼻腔或口腔情况，着装整齐，修剪指甲，洗手，戴口罩。

【操作步骤】

1. 备齐用物，携至床旁，核对床号、姓名、住院号，向患儿或家长解释操作目的。

2. 患儿取坐位或半坐卧位(抬高床头 30°~45°);无法坐起者取右侧卧位,头偏向一侧;昏迷患儿去枕平卧,头稍后仰。

3. 置管法

(1) 颌下铺治疗巾,将弯盘置于患儿口角旁,备好胶布。

(2) 检查鼻腔或口腔是否通畅,有无畸形、破损、息肉等,评估吞咽功能,用棉签蘸温水清洁鼻腔或口腔。

(3) 戴手套,检查注射器,连接胃管,检查胃管是否通畅。

(4) 测量胃管长度并做好标记,经鼻置管插入深度为前额发际至剑突长度 + 1cm,经口置管插入深度为鼻尖经耳垂至剑突的长度。

(5) 用液体石蜡棉球润滑胃管前端,沿一侧鼻孔或口腔轻轻插入胃管,到达咽喉部(约 1/3 长度)时,嘱患儿深吸气并吞咽(昏迷患儿协助将头部托起使下颌靠近胸骨柄),使胃管沿咽后壁徐徐送入。

(6) 用注射器连接并抽吸胃管末端,观察是否有胃液抽出,若有胃液则胃管在胃内。用胶布固定胃管,并做好标记。在胃管末端贴上胃管标示贴,注明插管日期、时间并签名。

(7) 鼻饲时,开口端接注射器,先回抽,见有胃液抽出,再缓慢注入少量温开水,然后灌注鼻饲液或药液,注入完毕,再注入少量温开水,以脉冲方式冲净胃管。

(8) 鼻饲完毕,关闭并反折胃管末端,套上橡皮筋或用胶布缠好,将胃管放于枕边或使用别针固定于患儿衣领处。

(9) 整理床单位,告知家长维持患儿原卧位 20~30min,有不适及时告知医护人员。

(10) 清理用物,记录鼻饲液或药液名称、量及鼻饲时间。

4. 拔管法　用于患儿停止鼻饲或鼻饲期间需要更换胃管时。

(1) 备齐用物,携至床旁,核对床号、姓名、住院号。

(2) 协助患儿取坐位或右侧卧位,将弯盘放于颌下,轻轻揭去固定的胶布。

(3) 用纱布包裹靠近鼻孔或口腔处的胃管,边拔管边用纱布擦拭胃管;到咽喉处时,用手捏紧胃管并快速拔出,以免胃管内液体反流入气管。胃管拔出后放于弯盘内。

(4) 清洁患儿口鼻部,若为年长儿则协助其漱口,协助患儿取舒适体位,整理床单位及用物。

【注意事项】

1. 每次鼻饲前均需证实胃管在胃内,验证胃管在胃内的方法如下。

(1) 接注射器抽吸有胃液。

(2) 将胃管末端放入水中,无气泡逸出。

(3) 用注射器向胃管内注入少许空气,于胃部听诊有气过水音。

2. 在插管过程中,若患儿出现恶心,应暂停片刻;如发现咳嗽、呼吸困难、发绀等情况,表示误入气管,应立即拔出,休息片刻后重新置管;插入不畅时,应检查胃管是否卷曲在口中。

3. 鼻饲液温度以 38~40℃为宜,食物与药物必须分开注入。

4. 鼻饲前检查胃内有无潴留,并记录潴留量,根据具体情况选择补足余量;潴留量大时,应通知医生,以确定是否暂停鼻饲。

5. 长期鼻饲者应做口腔护理,每日 2 次;普通胃管每周更换 1 次,硅胶胃管每个月更换 1 次;双侧鼻孔交替插入。

二、奶瓶喂养

【实训目的】

奶瓶喂养可为因某些原因不能母乳喂养且有吸吮能力的婴儿供给足够的营养和液体,满足婴儿生长发育的需要。

【实训准备】

1. **环境准备**　室内空气清新、温湿度适宜。
2. **用物准备**　适宜温度和量的乳液、奶瓶、孔径适宜的奶嘴、小毛巾、记录单。
3. **婴儿准备**　更换纸尿裤,取舒适体位。
4. **护士准备**　评估患儿的一般情况,衣帽整洁,洗手,戴口罩。

【操作步骤】

1. 核对床号、姓名、住院号;乳液的种类、量及时间。
2. 环抱婴儿,使其头部枕在喂哺者左臂上成半卧位,不能抱起者应将头垫高并取侧卧位,将小毛巾围于婴儿颌下。
3. 右手将奶瓶倒转,先将 1~2 滴乳液滴于喂哺者手腕内侧测试温度,以温热(40℃左右)不烫为宜。倾斜奶瓶,使奶嘴充满乳液,婴儿充分含住奶嘴吸吮。
4. 喂乳完毕,将婴儿抱起伏于喂哺者肩上,轻拍婴儿后背,以利于排出咽下的空气。
5. 将婴儿放回床上,取右侧卧位,抬高床头 30°。
6. 整理用物,用清水冲洗奶瓶及奶嘴后煮沸消毒 5~10min。洗手,记录进乳量及进乳情况。

【注意事项】

1. 为了防止吸入空气引起腹胀或呕吐,喂哺时乳液要始终充满奶嘴。
2. 喂乳期间随时观察婴儿的面色、呼吸、吞咽情况及有无呛咳。婴儿吸吮过急发生呛咳时,应暂停喂哺,轻拍后背,休息片刻再进行喂乳。
3. 喂乳后观察有无溢奶、呕吐、腹胀等情况,防止误吸。

第五节　婴儿抚触

【实训目的】

促进婴儿血液循环,提高抵抗力;有利于食物的消化和吸收;促进神经系统的发育;增进母婴情感交流。

【实训准备】

1. **环境准备**　室内安静,关闭门窗,调节室温至 26~28℃;播放舒缓的音乐。
2. **用物准备**　毛巾、润肤油、清洁衣服、尿布。
3. **婴儿准备**　沐浴后或两次喂奶之间。
4. **护士准备**　评估婴儿的身体情况,包括出生情况、体温、沐浴后情况、皮肤完整性等。修剪指甲,洗手。

【操作步骤】

1. 解开婴儿包被和衣物,去除尿布。取适量润肤油,涂抹均匀,并预热双手。按头面部、胸部、腹部、上肢、下肢、背部的顺序依次进行抚触。
2. **头面部抚触**　可舒缓皮肤,促进牙齿发育。
(1)双手拇指指腹从前额中心处抚向太阳穴,到达太阳穴时,轻轻按压。
(2)双手拇指指腹从下颌中央抚向耳前方,划出微笑状。
(3)一手轻托起婴儿头部,另一手从一侧前额发际抚向脑后,至耳后乳突处轻轻按压。换手同法抚触另一侧。注意避开囟门
3. **胸部抚触**　可顺畅呼吸。双手放在婴儿两侧肋下缘,向对侧肩部交叉推进,在胸部划出一个大的交叉,两手交替进行。注意避开乳头。
4. **腹部抚触**　有助于胃肠活动,双手分别按顺时针方向按摩婴儿腹部。注意避开脐部。

5. 四肢抚触 促进肢体反应灵活。两手交替握住婴儿上臂向腕部推动,分段搓、揉、捏肌肉群及关节。用双拇指从婴儿手掌根按摩至指端,并轻轻提拉婴儿手指。同法按摩下肢和足部。

6. 背部抚触 舒缓背部肌肉。婴儿呈俯卧位,头偏向一侧。操作者双手分别置于婴儿脊柱两侧,从后颈部向臀部,由中央向两侧滑动,最后由头顶沿脊椎抚触至骶部。

做完全身抚触后,婴儿肌肉已完全放松,帮助其伸展四肢,活动各关节。

7. 为婴儿穿衣,包好尿布,整理用物。

【注意事项】

1. 抚触应选择在婴儿沐浴后、游泳后、晚上临睡前或换衣服时进行,避免在进食 1h 内或饥饿时进行;每日可进行 2~3 次,每个动作可重复 4~8 次,每次抚触以 15min 为宜。

2. 腹部按摩应顺时针方向进行,在脐带残端未脱落前避免按摩脐部。

3. 抚触动作要到位,用力适当。开始抚触时动作要轻柔,然后逐渐加力,让婴儿慢慢适应。

4. 在抚触过程中应通过语言、目光等与婴儿进行交流,同时注意观察婴儿的反应,若有哭闹、肌张力增加、肤色改变、呕吐等则应暂停抚触,根据婴儿情况适当处理。

第六节　静脉输液

儿童静脉输液根据使用工具不同,分为头皮针静脉输液和留置针静脉输液。目前临床的穿刺部位首选手臂部静脉,如手背静脉、上臂静脉等。如果以上静脉条件不好,则选择头部静脉,如额上静脉、颞浅静脉等(图 17-12)。

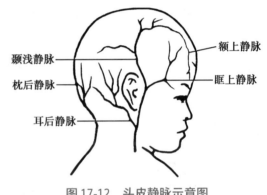

图 17-12　头皮静脉示意图

一、头皮针静脉输液法

【实训目的】

补充营养和液体,维持患儿所需热量,纠正水、电解质及酸碱平衡紊乱;使药物快速进入体内,达到治疗疾病的目的。

【实训准备】

1. 环境准备 室内清洁、宽敞,光线明亮。

2. 用物准备

(1)治疗盘:输液器、头皮针、注射器(内装生理盐水)、待输注的药物、安尔碘、无菌棉签、无菌敷贴、弯盘、输液卡。

(2)其他物品:备皮刀、砂轮、肥皂、纱布、便盆、输液架,必要时备小夹板及绷带。

3. 患儿准备 协助患儿排尿或更换尿布。

4. 护士准备 评估患儿的病情、年龄、意识状态、合作程度、药物过敏史;评估穿刺部位的皮肤及血管状况;着装整洁,修剪指甲,洗手,戴口罩。

【操作步骤】

1. 在治疗室检查并核对药液及输液器,消毒输液瓶口,按医嘱加入药物,连接输液器。

2. 携用物至床旁,再次核对患儿的信息,查对药液,无误后挂输液袋于输液架上,排尽空气,备好胶布。

3. 手臂部静脉穿刺 ①协助患儿取舒适卧位,选择静脉,肢体下垫治疗巾,扎止血带,常规消毒皮肤。②再次排气及核对,行静脉穿刺,见回血后,将针头再平行送入少许,固定针柄,松开止血带,放开调节器,待液体滴入顺畅后用无菌敷贴固定。必要时用夹板和绷带固定肢体。

4. 头部静脉穿刺 ①患儿取仰卧位,助手固定患儿肢体和头部,操作者立于或坐于患儿头端,选择静脉,根据情况剃去穿刺部位头发,擦净备皮区皮肤,清晰暴露血管,常规消毒,再次核对。②操作者左手拇指、示指分别绷紧血管两端皮肤,右手持针柄,在距离静脉最清晰点后移约 0.3cm 处,将针头与皮肤呈 15°~30° 角刺入皮肤,沿血管徐徐进针,见回血后固定针头,打开调节器,滴注顺畅后用无菌敷贴固定。

5. 根据患儿病情、年龄、药物性质调节输液速度。再次核对,签字并告知家长输液过程中的注意事项。

6. 协助患儿取舒适体位,整理床单位。

7. 整理用物,洗手,记录输液时间、输液量及药物等。

【注意事项】

1. 严格执行查对制度和无菌原则,注意药物配伍禁忌。

2. 针头刺入后,如无回血可用注射器轻轻抽吸,仍无回血时试推少量生理盐水,若顺畅无阻,皮肤无隆起、无变色,说明穿刺成功;如穿刺部位皮肤变白,表明进入动脉,应立即拔出针头重新穿刺。

3. 穿刺过程中要密切观察患儿的面色和病情变化情况,以免发生意外。

4. 加强巡视,观察输液情况,如液体滴入是否顺畅、穿刺部位是否肿胀、患儿有无不适等,出现异常及时处理。

5. 长期输液者,要注意保护和合理使用静脉,可选择静脉留置针或经外周静脉穿刺的中心静脉置管。

二、留置针静脉输液法

【实训目的】

保持静脉通路畅通,便于抢救和给药;减少静脉穿刺次数,从而减轻患儿的痛苦,并有利于保护血管。

【实训准备】

1. 环境准备 室内清洁、宽敞,光线明亮。

2. 用物准备 除同头皮针静脉输液用物外,另备型号合适的静脉留置针一套、封管液(0.9% 氯化钠溶液或依据病情选择低浓度肝素溶液)。

3. 患儿准备 选择头部静脉时应剃去穿刺部位的头发,洗净并擦干穿刺部位;协助患儿排尿,为小婴儿更换尿布。

4. 护士准备 评估患儿的病情、年龄、意识状态、合作程度、药物过敏史,穿刺部位的皮肤及血管状况;着装整洁,修剪指甲,洗手,戴口罩。

【操作步骤】

1. 按医嘱准备液体及药物,核对并检查药液及输液器,消毒输液瓶口,连接输液器。

2. 携用物至患儿床旁,核对,解释,选择静脉。

3. 再次核对药液,无误后将输液瓶挂于输液架上,排尽空气,备好胶布。

4. 检查留置针包装,取出留置针,将输液针头刺入肝素帽至针头根部,松开调节器,排尽留置针内气体。

5. 选择穿刺血管,以穿刺点为中心,由内向外螺旋式不间断消毒,面积大于贴膜面积,不小于 8cm×8cm,待干。扎止血带,以同样方法消毒第二次,待干,再次核对。

6. 穿刺 去除留置针护针套,旋转针芯,松动外套管,左手拇指绷紧穿刺部位皮肤固定静脉,右手拇指、示指持留置针针柄,针尖斜面向上,使针头与穿刺部位皮肤呈 15°~30° 角进针,进针速度宜慢，见回血后放小角度（5°~15°）顺静脉再进针少许，确保套管尖端进入血管后撤针芯（2~3mm），将外套管及针芯全部送入静脉内，松止血带，打开输液调节阀，确定液体滴入顺畅后，撤出针芯，放于锐器收集器中。

7. 固定 取出无菌透明敷贴，以穿刺点为中心，采用无张力固定方法对留置针做密闭式固定，记录穿刺日期和时间，将记录胶条粘贴在Y形连接座上。用胶布固定插入肝素帽内的输液器针头及输液管。

8. 调节滴速，再次核对，签字，并向患儿及家长交代注意事项。

9. 封管 输液完毕，拔出输液器针头，常规消毒肝素帽胶塞，将含5ml封管液的注射器针头连接肝素帽，缓慢脉冲式推注封管液，当封管液剩至0.5~1ml时，边推注边退出针头。

10. 再次输液 常规消毒肝素帽胶塞，松开留置针延长管，抽吸回血，并用生理盐水5~10ml冲管，确认通畅后，将输液针头连接肝素帽，打开调节器，调节滴速。

11. 输液完毕，关闭调节器，去除胶布与贴膜，拔出留置针，局部按压至不出血为止，告知患儿或家长穿刺点24h勿沾水。

12. 整理床单位，整理用物，洗手并记录。

【注意事项】

1. 选用相对粗直、有弹性、血流丰富、无静脉瓣、易于固定且避开关节的血管。首选手背静脉、足背静脉、大隐静脉、前臂贵要静脉等，也可选择额上静脉、颞浅静脉等。外周静脉条件不好者可选择胸腹壁静脉或腋下静脉。

2. 穿刺前，仔细检查套管尖端是否有分叉破损，针头有无倒钩，套管有无断裂、开叉等情况。

3. 留置针留置期间严密观察穿刺部位，如有异常情况，应立即拔出留置针并做好局部处理。

4. 留置针如发生堵塞，应拔出后重新穿刺，切忌用力推注。

三、外周导入中心静脉置管

经外周静脉穿刺的中心静脉导管（peripherally inserted central venous catheter，PICC）是利用导管从外周浅静脉进行穿刺，循静脉走向到达靠近心脏的大静脉的置管技术。PICC置管成功率高、操作简单、不需要局部麻醉，在儿科护理中应用日益广泛。

【实训目的】

1. 可以长时间（大约数周或数月）放置在体内，提供长时间给药。

2. 避免重复穿刺静脉。

3. 减少药物对外周静脉的刺激。

【实训准备】

1. 环境准备 保持适宜的环境温度，即26~28℃，保持安静。

2. 用物准备 PICC穿刺包内有外包装可撕裂的套管针、导管（含导丝）、洞巾、治疗巾、5ml注射器、皮肤消毒剂、敷料、胶布、止血带、纸尺、纱布及镊子；静脉注射盘、2件无菌隔离衣、4副无菌手套、2支20ml注射器、4块无菌治疗巾、2块无菌洞巾、10ml生理盐水2支、250ml生理盐水2瓶、肝素注射液、安尔碘、酒精棉球、长棉签若干。

3. 患儿准备 排空大小便或更换纸尿裤，穿单衣或以包单包裹身体。

4. 护士准备 根据医嘱进行穿刺前教育，征得患儿家长同意并签字；评估患儿用药情况，观察穿刺部位皮肤和静脉情况；操作前洗手、戴口罩。

【操作步骤】

1. 选择穿刺部位，贵要静脉、肘正中静脉、头静脉以及大隐静脉都可作为穿刺静脉，其中贵要静脉一般为最佳选择。

2. 患儿仰卧，将手臂外展90°，测量插管的长度。

3. 测量并记录上臂中段臂围，用于监测可能出现的并发症，如渗漏和栓塞。

4. 打开PICC包，建立无菌区，戴无菌手套，按无菌技术操作原则在患儿手臂下垫治疗巾。

5. 按规定消毒，范围为以穿刺点为中心，直径为10cm。

6. 更换无菌手套，铺孔巾，检查导管的完整性，冲洗管道。

7. 请助手扎止血带，穿刺，与常规静脉穿刺相同，见回血后再进少许，固定导引套管，让助手松开止血带，示指固定导引套管，中指压在套管尖端所处血管处以减少出血，退出穿刺针。

8. 用镊子或手从导引套管轻轻送入PICC导管，当导管进入肩部时，让患儿头转向穿刺侧，下颌贴向肩部，避免导管误入颈内静脉。将导管置入到预计刻度后，退出导引套管，同时注意固定导管。

9. 用生理盐水注射器抽吸回血并注入生理盐水，确保管道通畅，无血液残留，连接正压接头或肝素帽，用肝素盐水正压封管。

10. 清理穿刺点，再次消毒，固定导管，注明穿刺日期、时间。

11. 操作完毕行X线检查，观察导管尖端是否处在预计位置。

12. 确定导管的位置正确后，将输液装置与导管相连，即可输入药物。

13. 交代患儿及家长注意事项，清理用物，洗手，记录置管过程。

【注意事项】

1. 导管送入要轻柔，并注意观察患儿的反应。

2. 每次静脉输液结束后应及时冲管，减少药物沉淀。

3. 使用10ml及以上一次性注射器，避免压力过大损坏导管；延长管内必须先排除空气，预防空气栓塞。

4. 封管时应采取脉冲方式，并维持导管内正压，如为肝素帽接头，退针时应维持推注，以防止血液回流导致导管堵塞。

5. 指导患儿切勿进行剧烈活动，特别是穿脱贴身衣物时，应保护导管，防止导管移位或断裂。

6. 穿刺处透明敷贴应在第一个24h更换，以后根据敷料及贴膜的使用情况决定更换频次；敷料潮湿、卷曲、松脱时应立即更换。

7. 每日测量上臂中段臂围，注意观察导管置入部位有无液体外渗、炎症等现象。

8. 导管的留置时间应由医嘱决定。拔除导管时，动作应轻柔平缓，不能过快过猛。导管拔除后，立即压迫止血，保持穿刺点密闭24h。拔除的导管应测量长度，观察有无损伤或断裂。

四、植入式静脉输液港

【实训目的】

1. 提供长时间静脉给药管道，减少患儿频繁被穿刺的痛苦。

2. 减少药物对外周静脉的刺激，以便于接受化疗、输血、静脉营养治疗等。

【实训准备】

1. **环境准备**　保持适宜的环境温度，一般为26~28℃，保持安静。

2. **用物准备**　治疗盘：化疗特制针头，10cm×12cm无菌透明薄膜、肝素帽、2副无菌手套、一次性无菌药碗、0.9%氯化钠注射液10ml若干支、稀释的肝素液（浓度10~100U/ml）、1%有效碘、75%乙醇、胶布、20ml一次性注射器若干；无菌敷料包：6个无菌大棉签、2块无菌开口小纱布（2cm×2cm）、2块无菌纱布（4cm×4cm）、洞巾、弯盘。

3. **患儿准备**　排空大小便或更换尿裤，穿单衣或以包单包裹身体。

4. **护士准备**　操作前洗手、戴口罩。评估患儿身体和用药情况，观察穿刺部位皮肤情况。

【操作步骤】

1. 打开无菌敷料包并以无菌方式打开静脉输液港针头、一次性注射器、肝素帽等包装,放于敷料包内;把1%有效碘倒置于一次性无菌药碗内。

2. 戴无菌手套,取20ml一次性注射器抽吸0.9%氯化钠注射液10ml并接静脉输液港针头延长管,排去空气;必要时可另用10ml一次性注射器抽吸稀释的肝素;放置2块4cm×4cm纱布于弯盘中。

3. 以静脉输液港为中心用1%有效碘由里及外螺旋状消毒皮肤,然后以75%乙醇脱碘3次。

4. 脱去无菌手套,将75%乙醇倒置于弯盘内浸润纱布,再重新戴上无菌手套。

5. 针刺方法:触诊后,左手以拇指、示指、中指固定静脉输液港(勿过度绷紧皮肤),右手持植入式静脉输液港专用针头,穿过静脉输液港的中心部位,直到针头触及隔膜腔。

6. 回抽见有暗红色血液时用脉冲法缓慢冲洗10ml 0.9%氯化钠注射液,夹管。

7. 针头下垫无菌开口纱布,确保针头平稳,再用无菌透明薄膜固定。

8. 移去接口处一次性注射器,酒精纱布擦拭接口。

9. 如需静脉用药则换静脉输液器;如无须静脉用药,<2岁者,换接含有浓度为10~100U/ml肝素液的一次性注射器冲洗5ml,夹管并换接肝素帽;>2岁者,换接含有浓度为10~100U/ml肝素液的一次性注射器冲洗3ml,夹管并换接肝素帽。

10. 妥善固定延长管,确保患儿感到舒适。

11. 注明敷料更换的日期、时间。

【注意事项】

1. 使用10ml及以上一次性注射器,避免压力过大,损坏导管;延长管内必须先排除空气,预防空气栓塞。

2. 消毒后皮肤待干需要20s,消毒范围需大于敷料的大小。

3. 穿刺时必须使用静脉输液港专用针头(直角针头,T形延长管),忌用一般针头作穿刺;插针前再次检查是否已排尽空气;避免暴力插入;穿刺后不要移动针头,以免损伤泵体。

4. 使用无菌薄膜覆盖纱布、针头及部分延长管,保持局部密封状态。

5. 常规7d更换静脉输液港针头、敷料及肝素帽;每班均需评估敷料,观察敷料是否干燥及牢固。

第七节　采集血标本方法

一、颈外静脉穿刺法

颈外静脉采血技术指通过颈外静脉穿刺留取静脉血标本的方法,适用于婴幼儿或肥胖儿童。

【实训目的】

采集血标本,用于血常规、血生化等检查,以协助诊断。

【实训准备】

1. 环境准备　关闭门窗,室内环境清洁、宽敞、光线明亮。

2. 用物准备　治疗盘、治疗巾、皮肤消毒液、无菌棉签、无菌干棉球、一次性注射器、真空采血管、检验医嘱单、检验单和标签、利器盒。

3. 患儿准备　为患儿更换纸尿裤,取合适体位。

4. 护士准备　着装整洁,剪指甲,洗手,戴口罩。

【操作步骤】

1. 核对、解释　核对医嘱和检验单信息,携用物至患儿床旁。核对患儿的信息,并向患儿家长解释经颈外静脉留取血标本的目的及过程,取得患儿及家长的配合。

2. 摆放体位 协助患儿取去枕平卧位,助手站在患儿足端,用双手、前臂及肘部约束患儿躯干及上肢,使患儿肩部与治疗桌边缘对齐,头部转向一侧并垂于桌边缘,充分显露颈外静脉,下方放置垫巾。

3. 确定穿刺点并消毒 操作者站在患儿头端,选择下颌角和锁骨上缘中点连线上 1/3 为穿刺点。以穿刺点为中心消毒穿刺部位皮肤,直径为 5~6cm,待干。

4. 抽取血标本 助手以手指按在颈外静脉三角处(即锁骨上窝颈外静脉流入处),使静脉充盈。操作者取出采血针,左手拇指绷紧穿刺点上方皮肤,右手持针,针头与皮肤呈 30°~40° 角沿血管回心方向刺入静脉,见到暗红色回血后固定,抽取所需血量。

5. 拔针、按压 用无菌棉球按压穿刺点,拔出针头,指导助手或患儿家长用无菌干棉球按压局部 5min,直至无出血为止。

6. 分离针头,将针头置于利器盒内;将血标本贴好标签,核对后置于试管架,及时送检。

7. 安抚患儿,协助患儿取舒适体位,整理用物,洗手,记录。

【注意事项】

1. 颈外静脉采血适用于婴幼儿或肥胖儿童;有严重心、肺疾病患儿,新生儿,病情危重患儿及有出血倾向的患儿禁用。

2. 在操作过程中应随时观察患儿的面色、呼吸,如有异常情况应立即停止操作。

3. 操作动作应稳、准、轻、快,避免患儿头部下垂时间过长而影响头部血液循环。

4. 颈部软组织、血管较丰富,刺破血管后容易引起血肿,一侧穿刺不成功应加压止血后再从另一侧颈静脉穿刺采血。

二、股静脉穿刺法

【实训目的】

采集血标本,用于血常规、血生化等检查,以协助诊断。

【实训准备】

1. 环境准备 关闭门窗,室内环境清洁、宽敞、光线明亮。

2. 用物准备 治疗盘、皮肤消毒液、无菌棉签、弯盘、注射器、真空采血管、检验医嘱单、检验单和标签、无菌干棉球、锐器盒。

3. 患儿准备 更换尿布,清洗患儿会阴部及腹股沟区的皮肤。

4. 护士准备 了解患儿的病情、年龄、意识状态、心理状态,了解穿刺的目的、方法,评估穿刺部位的皮肤;根据患儿年龄做好解释工作;着装整洁,修剪指甲,洗手,戴口罩。

【操作步骤】

1. 核对医嘱和检验单信息,携用物至床旁,解释并核对患儿的信息。脱去患儿一侧裤腿,用软枕垫高穿刺侧的臀部,暴露腹股沟区,用尿布包裹好会阴部,防止排尿时污染穿刺点。

2. 助手站在患儿头侧,用双肘及前臂约束患儿躯干及上肢,两手固定患儿两腿,使穿刺侧大腿外展成蛙状,髋部外展 45°,并屈膝约 90°,以便充分暴露腹股沟区。

3. 穿刺者在患儿腹股沟中、内 1/3 交界处,用左手示指触摸股动脉搏动点,选择股动脉搏动点内侧 0.3~0.5cm 为穿刺点。

4. 以穿刺点为中心消毒穿刺部位皮肤,直径为 5~6cm,待干。取出一次性注射器,消毒操作者左手示指、中指(或戴无菌手套),在穿刺部位触摸股动脉搏动点后手指固定不动。右手持注射器,在股动脉搏动点内侧 0.3~0.5cm 处垂直刺入(或在腹股沟中、内 1/3 交界处下方的 0.5~1cm 处以 30°~45° 向心方向刺入);然后边提针边抽吸,见回血后立即停止提针,固定针头,抽取所需血量。

5. 快速拔针,分离针头,并将针头置于利器盒内;将血液注入真空采血针内,将血标本置于试管架,核对后及时送检。

6. 拔针后助手用无菌干棉球压迫穿刺部位 5~10min,检查局部有无出血,若无出血,用敷贴固定。

7. 安抚患儿,协助患儿取舒适体位,整理用物,洗手,记录。

【注意事项】

1. 严格无菌操作,防止感染。

2. 穿刺时密切观察患儿的意识、面色、生命体征变化,如有异常立即停止操作。拔针后按压力度要适宜,切忌一压一松,以防出现血肿或发绀。

3. 如穿刺失败,不宜在同侧反复穿刺,防止形成血肿。

4. 若抽出鲜红色血液,表示误入股动脉,应立即拔出针头,按压局部 10~15min 至不出血为止,停止按压后仍应注意观察有无出血现象,必要时加压包扎。

5. 有出血倾向或凝血功能障碍者禁止行股静脉穿刺。

第八节　婴幼儿灌肠法

【实训目的】

解除便秘,减轻腹胀;治疗用药;清洁肠道,为手术或检查做准备。

【实训准备】

1. 环境准备　关闭门窗,调节室温至 26~28℃,拉床边隔帘。

2. 用物准备

(1)灌肠用物:治疗盘内放一次性肠道灌洗器(包括挂环、贮液袋、引流导管、流量控制器、肛管)、水温计、弯盘、液体石蜡、棉签、卫生纸、垫巾、治疗巾、便盆、手套,必要时备毛毯。

(2)灌肠溶液:根据医嘱备灌肠液,温度一般为 39~41℃。灌肠液量按年龄而定(6 个月以内约为 50ml;6 个月~1 岁约为 100ml;1~2 岁约为 200ml;2~3 岁约为 300ml)。

3. 患儿准备　患儿灌肠前排尿。

4. 护士准备　了解患儿的病情、意识状态、合作程度,测量生命体征,评估肛周皮肤情况;着装整洁,修剪指甲,洗手,戴口罩。

【操作步骤】

1. 携用物至患儿床旁,核对,解释。

2. 打开灌洗器包装,将灌肠液倒入贮液袋(新生儿及婴幼儿可使用空注射器抽取灌肠液),然后将灌洗器挂于输液架上,贮液袋内液面距离肛门 30~40cm。排气,关闭流量控制器。

3. 协助患儿取左侧卧位,双膝屈曲,脱裤至膝部或解开纸尿裤,使患儿臀部移至床沿。不能自我控制排便的患儿可取仰卧位,臀下垫宽边便盆。

4. 将垫巾垫于臀下,弯盘置于臀部旁边,备纱布或卫生纸于弯盘旁。

5. 再次核对,戴手套,排净空气,以液体石蜡润滑肛管前端。操作者左手垫纱布分开臀部,暴露肛门,嘱患儿深吸气,右手将肛管轻轻插入直肠(不保留灌肠插入深度:婴儿为 2.5~4cm,儿童为 5~7cm;保留灌肠时,插入 10~15cm)后固定,用尿布覆盖会阴部,以保持床单的清洁。

6. 操作者一手固定肛管,另一手松开流量控制器,使灌肠液缓缓流入。观察患儿的状况及贮液袋液面下降情况,若患儿有便意,嘱患儿深呼吸,或减慢流速,或降低贮液袋的高度;若溶液流入受阻,可轻轻转动或挤捏引流导管。

7. 待贮液袋内溶液将要流尽时,夹闭流量控制器,用卫生纸包裹肛管并使其折曲,轻轻拔出，放置于弯盘中，擦净肛门。药液保留时间因灌肠目的而定。不保留灌肠时，患儿需保留药液5~10min 再排便；保留灌肠时需尽量保留药液 1h 以上。若需保留灌肠液，而患儿不能配合，可轻轻夹紧患儿两侧臀部。

8. 协助患儿排便后，擦净肛门及臀部，取出便盆，撤掉垫巾。

9. 脱去手套，协助患儿取舒适卧位，整理用物和床单位。

10. 核对，洗手，记录灌肠后排便量和大便性质。

【注意事项】

1. 插管动作要轻柔。

2. 灌肠速度宜慢，并注意观察患儿的情况，若患儿突然出现面色苍白、异常哭闹、腹痛或腹胀加剧应立即停止灌肠，并通知医生进行处理。

3. 灌肠过程中注意保暖，避免着凉。

4. 准确测量灌入量和排出量，达到出入量基本相等。

5. 急性心力衰竭或水钠潴留患儿禁用生理盐水灌肠；急腹症、消化道出血患儿禁忌做大量不保留灌肠。

第九节　温箱使用法

【实训目的】

为体重在 2 000g 以下的早产儿、体温不升及新生儿寒冷损伤综合征等患儿提供温湿度适宜的、安全的隔离环境，以保持患儿体温稳定。

【实训准备】

1. 环境准备　关闭门窗，室内无对流风，室温调节至 24~26℃。

2. 用物准备　清洁消毒的温箱（图 17-13）、无菌蒸馏水、体温计、尿布、护理记录单。

3. 护士准备　评估患儿的情况，测量体温，了解胎龄、出生体重、日龄等；着装整洁，修剪指甲，洗手，戴口罩。

【操作步骤】

1. 检查温箱的性能，铺好箱内婴儿床。

2. 温箱水槽内加蒸馏水至水位指示线。

3. 接通电源，打开开关，根据患儿体重及日龄设置温箱温度，具体内容见第六章第二节正常足月儿和早产儿的特点及护理。箱内湿度一般为 55%~65%（早产儿为 60%~80%）。如果患儿体温不升，箱温应设置为比患儿体温高 1℃。预热时间为 30~60min。

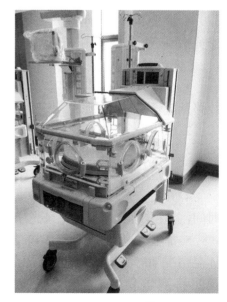

图 17-13　温箱

4. 箱温达到预定温度后，核对患儿的信息，为患儿穿单衣，穿好纸尿裤后放入箱内。使用温箱的肤温控制模式调节箱温时，将肤温控制温度设置在 36~36.5℃，并将温度探头置于患儿上腹部或腋下，用胶布固定。

5. 每 30~60min 测量体温 1 次，体温稳定后 1~4h 测量 1 次，保证体温维持在 36~37℃。严禁骤然提高温箱温度，以免患儿体温骤升造成不良后果。

6. 体重增加到 2 000g 以上，室温 22~24℃时能维持正常体温，一般情况良好，吸吮力良好者，可给予出温箱；在温箱中生活 1 个月以上，体重虽然达不到 2 000g，但一般情况良好者，遵医嘱灵活掌握出温箱的时间。

7. 关闭电源, 整理用物, 对温箱进行终末清洁消毒。

8. 洗手, 记录。

【注意事项】

1. 严格执行操作规程, 定期检查, 确保安全。

2. 温箱避免放置在阳光直射、有对流风或取暖设备附近, 以免影响箱内温度。护理操作应在温箱内集中进行, 尽量减少开箱门, 避免箱内温度波动。

3. 使用肤温控制模式时注意检查探头是否脱落, 以免造成新生儿体温不升的假象, 导致箱温调节失控。

4. 接触新生儿前后必须洗手, 防止交叉感染。

5. 治疗过程中保持温箱门关闭, 防止患儿坠床。同时注意观察患儿情况和温箱状态, 如温箱报警, 应及时查找原因, 并妥善处理。

6. 保持温箱的清洁, 每日清洁温箱, 并更换灭菌注射用水。长期使用温箱者, 应每周更换温箱, 用后的温箱应彻底清洁、消毒, 并定期进行细菌监测。

第十节　光照疗法

【实训目的】

掌握光照疗法, 以降低血清胆红素浓度, 辅助治疗各种原因引起的新生儿高胆红素血症。

【实训准备】

1. **环境准备**　室内温湿度适宜, 关闭门窗, 无对流风。

2. **用物准备**　光疗箱、遮光眼罩、防蓝光纸尿裤、光疗记录卡。

3. **患儿准备**　患儿入箱前进行皮肤清洁, 禁忌涂抹粉剂和油剂, 剪短指甲。

4. **护士准备**　了解患儿的日龄、体重、黄疸的范围和程度、生命体征、精神状态等; 着装整洁, 修剪指甲, 洗手, 戴口罩、护目墨镜。

【操作步骤】

1. 清洁光疗箱, 清除灯管及反射板的灰尘。箱内湿化器水箱内加水至 2/3 满。接通电源, 检查线路及灯管的亮度, 预热, 使箱温至 30℃, 相对湿度达 55%~65%。核对医嘱, 做好解释工作。

2. 患儿全身裸露, 戴遮光眼罩, 穿防蓝光纸尿裤, 男婴要注意保护阴囊。

3. 将患儿放入预热好的光疗箱内 (图 17-14), 灯管与患儿皮肤距离 33~50cm, 妥善处理输液及监护设备等。

4. 开始蓝光照射治疗前, 护士需按医嘱设置光疗持续时间, 并在护理记录单上记录光疗开始时间。

5. 加强巡视, 照射时每 2~4h 测体温 1 次或根据病情、体温情况随时测量, 使体温维持在 36.5~37.2℃。尽量广泛照射身体, 使患儿皮肤均匀受光; 如为单面光疗箱, 每 2h 翻身 1 次, 可以仰卧位、侧卧位、俯卧位交替更换。俯卧位照射时要有专人巡视, 避免患儿口鼻受压影响呼吸。

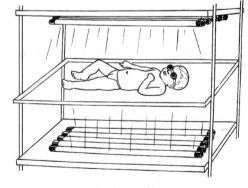

图 17-14　婴儿光疗

6. 观察患儿的精神状态、呼吸、脉搏、肌张力及黄疸程度的变化; 观察大小便颜色与性状, 皮肤有无发红、干燥、皮疹等。

7. 遵医嘱给予静脉输液, 按需哺乳, 保证水分及营养的供给。

8. 定时监测血清胆红素, 停止光疗时, 关闭灯管开关, 摘掉眼罩, 检查并清洁皮肤, 给患儿穿衣, 抱回原床位。

9. 清洁消毒光疗设备, 记录出箱时间及灯管使用时间。

【注意事项】

1. 加强巡视, 及时清除患儿的呕吐物、汗液、大小便, 保持灯管的清洁和玻璃的透明度, 防止灰尘影响光照强度。灯管使用时间达到设备规定的时限时必须更换。

2. 在光疗过程中患儿出现烦躁、嗜睡、高热、皮疹、呕吐、腹泻及脱水等症状时, 及时与医生联系并处理。如体温高于37.8℃或者低于35℃, 应暂停光疗, 待体温恢复正常后再继续治疗。

3. 光照时出现的轻度腹泻、排深绿色多泡沫稀便、深黄色小便、一过性皮疹等, 可随病情好转而消失。光疗后若出现皮肤、尿液、泪液呈青铜色, 应立即停止光疗。

4. 光疗结束后, 做好整机的清洗、消毒工作。

第十一节　换血疗法

【实训目的】

换血疗法是抢救严重溶血患儿的重要手段。通过换血可以置换出致敏红细胞和血清中的免疫抗体, 防止继续溶血; 降低未结合胆红素, 防止胆红素脑病的发生; 纠正溶血导致的贫血, 防止缺氧及心力衰竭; 另外, 还可降低体内的各种毒素等。

【实训准备】

1. 环境准备　在手术室或经消毒处理的环境中进行, 预热远红外线辐射床, 室温保持在26~28℃。

2. 用物准备

(1)**血源选择**: Rh血型不合者采用Rh血型与母亲相同, ABO血型与患儿相同, 或抗A、抗B效价不高的O型供血者; ABO血型不合者可用O型红细胞加AB型血浆或用抗A、抗B效价不高的O型血; 根据具体情况决定换血量, 新生儿溶血换血量为150~160ml/kg, 约为患儿全身血量的2倍, 应尽量选用新鲜血, 库存血不应超过3d。

(2)**药物准备**: 500ml生理盐水3瓶、10%葡萄糖酸钙1支、100ml肝素盐水1瓶、20%鱼精蛋白1支, 并按需要准备急救药物。

(3)**物品准备**: 无菌换血手术包1套, 静脉切开包1个, 5ml、20ml、50ml注射器各3~5个, 三通管、采血管数个, 弯盘, 尿袋, 换血记录单, 心电监护仪1台, 常规备氧气装置、吸痰器及其他急救设备, 根据需要备输液泵或输血泵、输血加温仪、血糖仪。

3. 患儿准备　换血前停止喂养一次, 建立静脉通路; 换血前根据患儿情况选择镇静剂, 肌内注射苯巴比妥或用水合氯醛灌肠。

4. 护士准备　评估患儿的身体状况, 了解患儿的病史、诊断、日龄、体重、生命体征、黄疸情况等; 着装整洁, 修剪指甲, 洗手, 戴口罩, 穿手术衣。

【操作步骤】

1. 核对患儿的床号、姓名、性别、住院号, 核对血制品。核对无误后, 使患儿仰卧于远红外线辐射床上, 固定好尿袋, 固定四肢, 安置心电监护仪。

2. 选择脐静脉或其他较大静脉插管换血, 也可选择脐动、静脉或外周动、静脉同步换血。

3. 常规消毒皮肤, 铺治疗巾, 行外周动、静脉留置套管针, 连接三通管, 抽血以测定胆红素及生化项目。再次核对血袋、姓名、腕带, 确认无误开始换血。

4. 脐静脉换血以静脉压来决定换血速度, 开始每次10ml, 逐渐增加到每次20ml, 以2~4ml/(kg·min)的速度匀速进行; 如果采用外周动、静脉同步换血, 可用输液泵控制速度。

5. 密切监测心率、呼吸、血氧饱和度、胆红素、血气及血糖的变化，每隔5min监测一次无创血压；换血5min，测体温、血氧饱和度及心率。换血过程中若患儿出现烦躁不安、抽搐、心电图改变等低血钙症状，应给予10%葡萄糖酸钙1~2ml/kg缓慢静脉推注。

6. 换血至总量的一半时，复查血气、血常规、电解质及血清胆红素，记录抽血量，两袋血之间用生理盐水冲洗换血皮条及输血装置。

7. 换血结束后，复查血气、血常规、电解质、血糖、凝血功能及血清胆红素，监测血压、心率、血氧饱和度及体温。

8. 换血完毕配合医生拔管，对局部切口消毒，结扎缝合后用纱布压迫固定。

9. 记录，监测生命体征、心功能和局部切口情况。

【注意事项】

1. 准确、恰当地向家长解释，签署换血知情同意书。

2. 严格遵守无菌技术要求，避免感染。

3. 插管动作应轻柔，避免造成静脉壁及内脏损伤；抽注速度均匀，注射器内不能有空气，每次注血前先抽回血，以防空气栓塞；注射器、管道、三通管需用含肝素的生理盐水冲洗，防止凝血。

4. 换血过程中应注意保暖，密切观察患儿的全身情况、末梢温度、血流灌注指数、血压变化及反应；使用输血加温装置对输入的血液加温，温度保持在27~37℃，库存血温度过低可能会导致心律失常，输入的血液温度过高则会导致溶血。

5. 详细记录每次出量和入量、累积出入量及用药量等。

6. 如情况稳定，换血6h后可试喂糖水，若无呕吐可进行正常喂养。

7. 在换血前、换血中、换血结束时均需抽取血标本，测定胆红素，视情况做生化检查，以判断换血效果及病情变化。

8. 换血后应继续光疗。

9. 脐静脉换血伤口未拆线前不宜沐浴，以防感染。

第十二节　心肺复苏术

【实训目的】

使心搏、呼吸骤停患儿在最短的时间内建立有效呼吸，恢复全身血液的供应。

【实训准备】

迅速评估和启动急救医疗服务系统，包括快速评估患儿的反应、呼吸，检查大动脉搏动（婴儿触摸肱动脉，儿童触摸颈动脉），10s内作出判断；迅速评估环境对于抢救者和患儿是否安全，决定是否需要心肺复苏。

【操作步骤】

婴儿（不包括新生儿）和儿童的基础生命支持程序为C-A-B方法，即胸外按压（chest compressions/circulation，C）、开放气道（airway，A）、建立呼吸（breathing/ventilations，B）；由于新生儿心搏骤停主要为呼吸因素所致（已明确为心脏原因者除外），其基础生命支持程序为A-B-C方法（详见第六章第三节新生儿窒息）。

1. **胸外按压**　患儿仰卧于硬板上，婴儿可采用双指按压法（急救者一手示指和中指置于患儿两乳头连线中点下方按压胸骨）或双手环抱拇指按压法（急救者双手环抱患儿胸廓，两拇指重叠按压胸骨下1/3处）（图17-15，图17-16），儿童采用单手或双手按

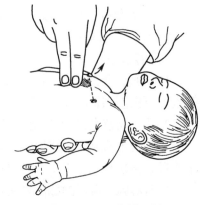

图17-15　双指按压法

压胸骨下半段（图 17-17，图 17-18）。按压深度至少为胸部前后径的 1/3（婴儿约为 4cm，儿童约为5cm，不超过 6cm），按压频率为 100~120 次 /min。每次按压后让胸廓完全回弹，以保障心脏血流的充盈，保持按压的连续性（中断时间限制在 10s 以内）。

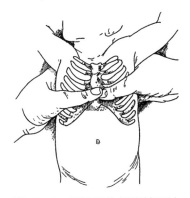

图 17-16　双手环抱拇指按压法

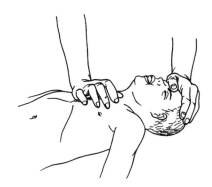

图 17-17　单手按压法

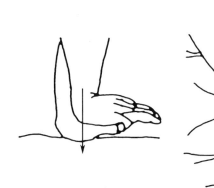

图 17-18　双手按压法

2. 开放气道　首先清除口、咽、鼻的分泌物、异物或呕吐物。

（1）**仰头抬颏法**：急救者一手掌小鱼际部位置于患儿前额，另一手示指和中指将下颌骨上提，使头部后仰，下颌角和耳垂连线与地面垂直（图 17-19）。注意手指勿压颏下软组织，以免阻塞气道。

（2）**托颌法**（图 17-20）：适用于疑有颈椎损伤的患儿。急救者双手置于患儿头部两侧，握住下颌角向上托下颌，使头部后仰，下颌角和耳垂连线与地面呈 30°（婴儿）或 60°（儿童）。

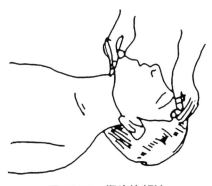

图 17-19　仰头抬颏法

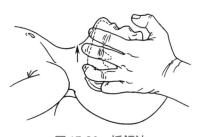

图 17-20　托颌法

3. 建立呼吸 气道通畅后，患儿可能会出现自主呼吸；如仍无自主呼吸，应采用人工辅助通气，以维持气体交换。

（1）**口对口人工呼吸**：此法适用于现场急救。急救者一手拇指和示指捏紧患儿鼻孔，掌根部按压患儿额头使患儿保持头后仰，口对口将气吹入，此时患儿胸廓抬起，随后松开捏鼻孔的手指，使肺内气体自然排出。如患儿为婴儿，采用口对口鼻吹气。平静呼吸后给予人工通气 2 次，每次送气时间为 1s，吹气与排气的时间之比为 1:2。

（2）**复苏气囊面罩通气**：条件允许时可采用复苏气囊面罩通气，常用的气囊通气装置为自膨胀气囊（婴儿和低龄儿童容积至少为 450~500ml，年长儿童容积为 1 000ml），可输入空气或氧气，在氧气流量为 10L/min 时，递送的氧浓度为 30%~80%。配有贮氧装置的气囊可以提供 60%~95% 高浓度氧气，氧气流量应维持为 10~15L/min。气囊常配有压力限制活瓣装置，压力水平为 35~40cmH$_2$O。面罩应紧密盖在面部，覆盖住患儿口鼻，并托颌以保证气道通畅。可采取"E-C"钳方式进行球囊–面罩通气：中指、无名指、小指呈 E 形向面罩方向托颌，拇指和示指呈 C 形将面罩紧紧扣在面部（图 17-21）。在上述操作时应观察患儿的胸廓起伏以了解辅助通气的效果；如无有效通气（表现为胸廓抬动不明显）应考虑是否仍存在气道梗阻（如气管异物未排出等）。此法只用于短时间内的辅助通气。

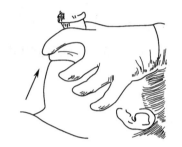

图 17-21 "E-C"钳方式的面罩通气

（3）**胸外按压与人工呼吸的协调**：单人为婴儿和儿童复苏时，胸外按压与人工呼吸比为 30:2，即在胸外按压 30 次后，立即开放气道，给予 2 次有效的人工呼吸；若双人复苏则为 15:2。

复苏有效的标志：①扪及大动脉搏动。②出现自主呼吸。③散大的瞳孔缩小，对光反射恢复。④口唇、甲床等处颜色转红。⑤昏迷变浅，出现各种反射、挣扎或躁动。

【注意事项】

1. 要有准确的分析判断能力、快速的反应能力，呼吸、心搏骤停一经确定，应分秒必争地积极抢救，因心脏搏动、呼吸停止 4~6min，大脑即发生不可逆转的损害，即使复苏成功，也会留有不同程度的神经系统后遗症。

2. 胸外心脏按压时部位要准确，用力要适宜，以防发生骨折或心肺损伤；按压放松时手指抬起，但不离开胸壁皮肤，避免反复定位而延误抢救时间。按压中断时间不得超过 10s。

3. 人工呼吸时，吹气应均匀，不可用力过猛，以免肺泡破裂；应观察患儿的胸廓起伏情况，以了解通气效果，如胸廓无抬起或抬起不明显，应考虑气道不通畅。

（林秀芝 杜艳丽）

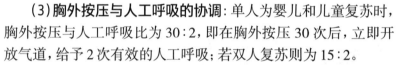

思考题

1. 患儿，女，七日龄，足月顺产，因皮肤黄疸较重就诊。体格检查：体温 36.3℃，体重 2 850g，按医嘱将患儿置于保温箱内进行蓝光照射治疗。

请思考：

（1）为患儿进行蓝光照射过程中应注意哪些问题？

（2）患儿在蓝光照射过程可能出现哪些不良反应？如何处理？

2. 患儿，男，1.5 岁，因咳嗽、发热 2d，呼吸急促 1d 入院，被诊断为急性支气管肺炎。护士准备为患儿进行头皮静脉穿刺。

请思考：

（1）护士应如何选择血管？

（2）操作中应注意哪些事项？

（3）如何做好家长和患儿的人文关怀护理？

ER 17-1

练习题

附录一　2015年中国九市儿童体格发育测量值

附表 1-1　2015 年九市 3 岁以下儿童体格发育测量值($\bar{x} \pm s$)

地区	年龄/月龄	体重/kg		身长/cm		头围/cm	
		男	女	男	女	男	女
城区	0~<1	3.4±0.4	3.3±0.4	50.4±1.6	49.8±1.6	34.0±1.4	33.7±1.3
	1~<2	5.0±0.6	4.6±0.6	56.3±2.1	55.2±2.0	37.7±1.2	37.0±1.2
	2~<3	6.2±0.7	5.7±0.6	60.2±2.2	58.9±2.1	39.5±1.1	38.6±1.1
	3~<4	7.1±0.8	6.5±0.7	63.4±2.1	61.9±2.2	40.9±1.3	39.9±1.2
	4~<5	7.8±0.9	7.1±0.8	65.8±2.2	64.1±2.1	41.9±1.3	40.9±1.2
	5~<6	8.3±0.9	7.6±0.9	67.7±2.3	66.1±2.3	42.9±1.3	41.8±1.3
	6~<8	8.7±0.9	8.0±0.9	69.5±2.3	67.9±2.3	43.8±1.3	42.6±1.2
	8~<10	9.4±1.0	8.7±1.0	72.5±2.4	70.9±2.6	45.0±1.3	43.9±1.3
	10~<12	9.9±1.1	9.2±1.1	75.1±2.6	73.7±2.7	45.7±1.4	44.7±1.3
	12~<15	10.3±1.1	9.7±1.1	77.6±2.7	76.2±2.7	46.3±1.3	45.3±1.3
	15~<18	11.1±1.2	10.5±1.2	81.4±3.0	80.1±3.0	47.0±1.3	46.1±1.3
	18~<21	11.5±1.3	10.9±1.2	84.0±3.0	82.8±3.0	47.6±1.3	46.6±1.3
	21~<24	12.4±1.4	11.7±1.3	87.3±3.1	86.1±3.1	48.1±1.3	47.1±1.3
	24~<30	13.0±1.5	12.4±1.4	90.6±3.6	89.3±3.6	48.5±1.4	47.5±1.4
	30~<36	14.3±1.7	13.6±1.7	95.6±3.8	94.2±3.8	49.1±1.4	48.2±1.4
郊区	0~<1	—	—	—	—	—	—
	1~<2	5.0±0.6	4.7±0.6	56.3±2.2	55.3±2.1	37.8±1.2	37.1±1.2
	2~<3	6.3±0.8	5.8±0.7	60.5±2.3	59.0±2.2	39.7±1.3	38.8±1.2
	3~<4	7.1±0.8	6.5±0.7	63.3±2.3	61.8±2.2	41.0±1.3	39.9±1.2
	4~<5	7.8±0.9	7.1±0.9	65.6±2.3	64.0±2.2	42.1±1.3	41.0±1.3
	5~<6	8.2±1.0	7.6±0.9	67.5±2.3	65.9±2.3	43.0±1.3	41.9±1.3
	6~<8	8.7±1.1	8.1±1.0	69.4±2.6	67.8±2.5	43.8±1.3	42.8±1.3
	8~<10	9.2±1.1	8.6±1.0	72.2±2.6	70.7±2.5	44.9±1.3	43.8±1.3
	10~<12	9.8±1.1	9.1±1.1	74.8±2.7	73.3±2.6	45.7±1.3	44.6±1.3
	12~<15	10.3±1.2	9.7±1.1	77.5±2.8	76.1±2.7	46.3±1.3	45.2±1.3
	15~<18	10.9±1.2	10.3±1.2	81.1±2.8	79.7±3.0	46.9±1.3	45.9±1.3
	18~<21	11.5±1.3	10.8±1.3	83.6±3.2	82.3±3.1	47.4±1.3	46.4±1.3
	21~<24	12.3±1.4	11.7±1.3	86.7±3.3	85.5±3.2	48.0±1.3	47.0±1.3
	24~<30	13.0±1.5	12.3±1.5	90.6±3.6	89.1±3.5	48.4±1.4	47.4±1.4
	30~<36	14.1±1.7	13.6±1.6	95.1±3.8	94.1±3.7	49.0±1.4	48.1±1.4

注：未制定参考值者用"—"表示。

附表 1-2　2015 年九市 3 岁~<7 岁儿童体格发育测量值（$\bar{x}\pm s$）

	年龄/岁	体重/kg 男	体重/kg 女	身高/cm 男	身高/cm 女	坐高/cm 男	坐高/cm 女	胸围/cm 男	胸围/cm 女	腰围/cm 男	腰围/cm 女	BMI/(kg·m⁻²) 男	BMI/(kg·m⁻²) 女
城区	3.0~<3.5	15.5±2.0	14.9±1.8	99±4	98±4	58.0±2.5	57.0±2.4	51.1±2.7	50.0±2.5	48.4±3.3	47.6±3.0	15.58±1.35	15.34±1.28
	3.5~<4.0	16.6±2.2	16.0±2.0	103±4	102±4	59.6±2.5	58.7±2.4	52.4±2.7	51.0±2.6	49.7±3.4	48.6±3.2	15.57±1.33	15.29±1.30
	4.0~<4.5	17.8±2.5	16.9±2.2	107±4	105±4	61.1±2.5	60.1±2.4	53.4±3.0	51.8±2.7	50.7±3.8	49.3±3.3	15.56±1.51	15.18±1.34
	4.5~<5.0	19.0±2.8	18.1±2.5	110±5	109±4	62.6±2.6	61.8±2.6	54.6±3.2	52.8±3.1	51.7±4.1	50.0±3.7	15.63±1.57	15.26±1.50
	5.0~<5.5	20.4±3.1	19.5±2.9	114±5	113±5	64.2±2.6	63.4±2.5	55.6±3.5	54.0±3.3	52.3±4.3	51.0±4.1	15.57±1.66	15.25±1.62
	5.5~<6.0	21.7±3.5	20.7±3.2	117±5	116±5	65.5±2.7	64.8±2.5	56.7±3.8	55.0±3.7	53.4±4.7	51.6±4.4	15.77±1.85	15.35±1.69
	6.0~<7.0	23.7±4.0	22.3±3.6	122±5	120±5	67.4±2.8	66.5±2.7	58.3±4.3	56.1±3.9	54.7±5.3	52.5±4.7	15.91±1.98	15.39±1.81
郊区	3.0~<3.5	15.4±1.9	14.8±1.9	99±4	98±4	57.8±2.5	56.9±2.5	51.2±2.6	49.9±2.5	48.5±3.3	47.7±3.3	15.68±1.30	15.41±1.30
	3.5~<4.0	16.5±2.1	15.8±2.0	103±4	102±4	59.4±2.5	58.5±2.4	52.3±2.6	50.9±2.7	49.4±3.3	48.4±3.3	15.58±1.30	15.32±1.30
	4.0~<4.5	17.6±2.4	16.9±2.3	106±4	105±4	61.0±2.5	60.0±2.5	53.2±2.9	51.8±2.9	50.4±3.7	49.2±3.6	15.51±1.38	15.27±1.40
	4.5~<5.0	18.7±2.8	17.9±2.3	109±5	109±4	62.4±2.6	61.6±2.5	54.2±3.2	52.6±2.8	51.0±4.1	49.7±3.6	15.55±1.52	15.18±1.37
	5.0~<5.5	20.0±3.1	19.1±2.7	113±5	112±5	63.8±2.7	63.1±2.5	55.2±3.5	53.5±3.2	51.9±4.6	50.5±4.0	15.58±1.70	15.17±1.52
	5.5~<6.0	21.3±3.3	20.3±3.2	116±5	115±5	65.3±2.6	64.4±2.7	56.3±3.6	54.4±3.6	52.8±4.8	51.1±4.5	15.68±1.75	15.25±1.72
	6.0~<7.0	23.3±4.0	22.0±3.5	121±5	120±5	67.2±2.8	66.4±2.7	57.9±4.1	55.8±3.7	54.2±5.4	52.0±4.7	15.80±1.96	15.24±1.74

附表 2-1　膳食能量需要量（EER）

年龄/阶段	男性						女性					
	PAL I[a]		PAL II[b]		PAL III[c]		PAL I[a]		PAL II[b]		PAL III[c]	
	MJ/d	kcal/d	MJ/d	kcal/d	MJ/d	kcal/d	MJ/d	kcal/d	MJ/d	kcal/d	MJ/d	kcal/d
0岁~	—	—	0.38MJ/(kg·d)	90kcal/(kg·d)	—	—	—	—	0.38MJ/(kg·d)	90kcal/(kg·d)	—	—
0.5岁~	—	—	0.31MJ/(kg·d)	75kcal/(kg·d)	—	—	—	—	0.31MJ/(kg·d)	75kcal/(kg·d)	—	—
1岁~	—	—	3.77	900	—	—	—	—	3.35	800	—	—
2岁~	—	—	4.6	1 100	—	—	—	—	4.18	1 000	—	—
3岁~	—	—	5.23	1 250	—	—	—	—	4.81	1 150	—	—
4岁~	—	—	5.44	1 300	—	—	—	—	5.23	1 250	—	—
5岁~	—	—	5.86	1 400	—	—	—	—	5.44	1 300	—	—
6岁~	5.86	1 400	6.69	1 600	7.53	1 800	5.44	1 300	6.07	1 450	6.90	1 650
7岁~	6.28	1 500	7.11	1 700	7.95	1 900	5.65	1 350	6.49	1 550	7.32	1 750
8岁~	6.69	1 600	7.74	1 850	8.79	2 100	6.07	1 450	7.11	1 700	7.95	1 900
9岁~	7.11	1 700	8.16	1 950	9.2	2 200	6.49	1 550	7.53	1 800	8.37	2 000
10岁~	7.53	1 800	8.58	2 050	9.62	2 300	6.90	1 650	7.95	1 900	8.79	2 100
11岁~	7.95	1 900	9.20	2 200	10.25	2 450	7.32	1 750	8.37	2 000	9.41	2 250
12岁~	9.62	2 300	10.88	2 600	12.13	2 900	8.16	1 950	9.20	2 200	10.25	2 450
15岁~	10.88	2 600	12.34	2 950	13.81	3 300	8.79	2 100	9.83	2 350	11.09	2 650
18岁~	9.00	2 150	10.67	2 550	12.55	3 000	7.11	1 700	8.79	2 100	10.25	2 450
30岁~	8.58	2 050	10.46	2 500	12.34	2 950	7.11	1 700	8.58	2 050	10.04	2 400
50岁~	8.16	1 950	10.04	2 400	11.72	2 800	6.69	1 600	8.16	1 950	9.62	2 300
65岁~	7.95	1 900	9.62	2 300	—	—	6.49	1 550	7.74	1 850	—	—
75岁~	7.53	1 800	9.20	2 200	—	—	6.28	1 500	7.32	1 750	—	—
孕早期	—	—	—	—	—	—	+0	+0	+0	+0	+0	+0
孕中期	—	—	—	—	—	—	+1.05	+250	+1.05	+250	+1.05	+250
孕晚期	—	—	—	—	—	—	+1.67	+400	+1.67	+400	+1.67	+400
乳母	—	—	—	—	—	—	+1.67	+400	+1.67	+400	+1.67	+400

注：PAL I[a]、PAL II[b]和 PAL III[c]分别代表低强度身体活动水平、中等强度身体活动水平和高强度身体活动水平。
"—"表示未制定或未涉及；"+"表示在相应年龄阶段的成年女性需要量基础上增加的需要量。

附表 2-2　膳食蛋白质参考摄入量

年龄 / 阶段	EAR/(g·d⁻¹)		RNI/(g·d⁻¹)		AMDR/%E
	男性	女性	男性	女性	
0 岁 ~	—	—	9(AI)	9(AI)	—
0.5 岁 ~	—	—	17(AI)	17(AI)	—
1 岁 ~	20	20	25	25	—
2 岁 ~	20	20	25	25	—
3 岁 ~	25	25	30	30	—
4 岁 ~	25	25	30	30	8~20
5 岁 ~	25	25	30	30	8~20
6 岁 ~	30	30	35	35	10~20
7 岁 ~	30	30	40	40	10~20
8 岁 ~	35	35	40	40	10~20
9 岁 ~	40	40	45	45	10~20
10 岁 ~	40	40	50	50	10~20
11 岁 ~	45	45	55	55	10~20
12 岁 ~	55	50	70	60	10~20
15 岁 ~	60	50	75	60	10~20
18 岁 ~	60	50	65	55	10~20
30 岁 ~	60	50	65	55	10~20
50 岁 ~	60	50	65	55	10~20
65 岁 ~	60	50	72	62	15~20
75 岁 ~	60	50	72	62	15~20
孕早期	—	+ 0	—	+ 0	10~20
孕中期	—	+ 10	—	+ 15	10~20
孕晚期	—	+ 25	—	+ 30	10~20
乳母	—	+ 20	—	+ 25	10~20

注："—" 表示未制定或未涉及；"+" 表示在相应年龄阶段的成年女性需要量基础上增加的需要量。

附表 2-3　膳食脂肪及脂肪酸参考摄入量

年龄/阶段	总脂肪	饱和脂肪酸	n·6 多不饱和脂肪酸	n·3 多不饱和脂肪酸	亚油酸	亚麻酸	EPA＋DHA
	AMDR/%E	AMDR/%E	AMDR/%E	AMDR/%E	AI/%E	AI/%E	AMDR 或 AI/(g·d⁻¹)
0 岁～	48(AI)	—	—	—	8.0(0.15g[a])	0.9	0.1[b]
0.5 岁～	40(AI)	—	—	—	6	0.67	0.1[b]
1 岁～	48(AI)	—	—	—	4	0.6	0.1[b]
3 岁～	48(AI)	—	—	—	4	0.6	0.2
4 岁～	20~30	<8	—	—	4	0.6	0.2
6 岁～	20~30	<8	—	—	4	0.6	0.2
7 岁～	20~30	<8	—	—	4	0.6	0.2
9 岁～	20~30	<8	—	—	4	0.6	0.2
11 岁～	20~30	<8	—	—	4	0.6	0.2
12 岁～	20~30	<8	—	—	4	0.6	0.25
15 岁～	20~30	<8	—	—	4	0.6	0.25
18 岁～	20~30	<10	2.5~9.0	0.5~2.0	4	0.6	0.25~2.00 (AMDR)
30 岁～	20~30	<10	2.5~9.0	0.5~2.0	4	0.6	0.25~2.00 (AMDR)
50 岁～	20~30	<10	2.5~9.0	0.5~2.0	4	0.6	0.25~2.00 (AMDR)
65 岁～	20~30	<10	2.5~9.0	0.5~2.0	4	0.6	0.25~2.00 (AMDR)
75 岁～	20~30	<10	2.5~9.0	0.5~2.0	4	0.6	0.25~2.00 (AMDR)
孕早期	20~30	<10	2.5~9.0	0.5~2.0	+0	+0	0.25(0.2[b])
孕中期	20~30	<10	2.5~9.0	0.5~2.0	+0	+0	0.25(0.2[b])
孕晚期	20~30	<10	2.5~9.0	0.5~2.0	+0	+0	0.25(0.2[b])
乳母	20~30	<10	2.5~9.0	0.5~2.0	+0	+0	0.25(0.2[b])

注：[a] 花生四烯酸；[b] DHA。"—"表示未制定；"+"表示在相应年龄阶段的成年女性需要量基础上增加的需要量。

附表 2-4　膳食碳水化合物参考摄入量

年龄/阶段	总碳水化合物		膳食纤维	添加糖[a]
	EAR/($g \cdot d^{-1}$)	AMDR/%E	AI/($g \cdot d^{-1}$)	AMDR/%E
0 岁~	60(AI)	—	—	—
0.5 岁~	80(AI)	—	—	—
1 岁~	120	50~65	5~10	—
4 岁~	120	50~65	10~15	<10
7 岁~	120	50~65	15~20	<10
9 岁~	120	50~65	15~20	<10
12 岁~	120	50~65	20~25	<10
15 岁~	120	50~65	25~30	<10
18 岁~	120	50~65	25~30	<10
30 岁~	120	50~65	25~30	<10
50 岁~	120	50~65	25~30	<10
65 岁~	120	50~65	25~30	<10
75 岁~	120	50~65	25~30	<10
孕早期	+10	50~65	+0	<10
孕中期	+20	50~65	+4	<10
孕晚期	+35	50~65	+4	<10
乳母	+50	50~65	+4	<10

注:[a] 添加糖不超过 50g/d, 最好低于 25g/d。"—" 表示未制定;"+" 表示在相应年龄阶段的成年女性需要量基础上增加的需要量。

附表 2-5　膳食宏量营养素可接受范围（AMDR）

单位：%E

年龄 / 阶段	碳水化合物	总脂肪	蛋白质
0 岁 ~	—	48(AI)	—
0.5 岁 ~	—	40(AI)	—
1 岁 ~	50~65	35(AI)	—
4 岁 ~	50~65	20~30	8~20
6 岁 ~	50~65	20~30	10~20
7 岁 ~	50~65	20~30	10~20
11 岁 ~	50~65	20~30	10~20
12 岁 ~	50~65	20~30	10~20
15 岁 ~	50~65	20~30	10~20
18 岁 ~	50~65	20~30	10~20
30 岁 ~	50~65	20~30	10~20
50 岁 ~	50~65	20~30	10~20
65 岁 ~	50~65	20~30	15~20
75 岁 ~	50~65	20~30	15~20
孕早期	50~65	20~30	10~20
孕中期	50~65	20~30	10~20
孕晚期	50~65	20~30	10~20
乳母	50~65	20~30	10~20

注："—" 表示未制定。

附表 2-6 膳食微量营养素平均需要量（EAR）

年龄/阶段	钙/(mg·d⁻¹)	磷/(mg·d⁻¹)	镁/(mg·d⁻¹)	铁/(mg·d⁻¹) 男	铁 女	碘/(μg·d⁻¹)	锌/(mg·d⁻¹) 男	锌 女	硒/(μg·d⁻¹)	铜/(mg·d⁻¹)	钼/(μg·d⁻¹)	维生素A/(μgRAE·d⁻¹) 男	维A 女	维生素D/(μg·d⁻¹)	维生素B$_1$/(mg·d⁻¹) 男	B$_1$ 女	维生素B$_2$/(mg·d⁻¹) 男	B$_2$ 女	烟酸/(mgNE·d⁻¹) 男	烟酸 女	维生素B$_6$/(mg·d⁻¹)	叶酸/(μg DFE·d⁻¹)	维生素B$_{12}$/(μg·d⁻¹)	维生素C/(mg·d⁻¹)
0岁~	—	—	—	—	—	—	—	—	—	—	—	—	—	—	—	—	—	—	—	—	—	—	—	—
0.5岁~	—	—	—	7	—	—	—	—	—	—	—	—	—	—	—	—	—	—	—	—	—	—	—	—
1岁~	400	250	110	7	7	65	3.2	3.2	20	0.26	8	250	240	8	0.5	0.5	0.6	0.5	5	4	0.5	130	0.8	35
4岁~	500	290	130	7	7	65	4.6	4.6	25	0.30	10	280	270	8	0.7	0.7	0.7	0.6	6	5	0.6	160	1.0	40
7岁~	650	375	170	9	9	65	5.9	5.9	30	0.38	12	300	280	8	0.8	0.7	0.8	0.7	7	6	0.7	200	1.2	50
9岁~	800	460	210	12	12	65	5.9	5.9	40	0.47	15	400	380	8	0.9	0.8	0.9	0.8	9	8	0.8	240	1.5	65
12岁~	850	580	260	12	14	80	7	6.3	50	0.56	20	560	520	8	1.2	1.0	1	1.0	11	10	1.1	310	1.7	80
15岁~	800	600	270	12	14	85	9.7	6.5	50	0.59	20	580	480	8	1.4	1.1	1.3	1.0	13	10	1.2	320	2.1	85
18岁~	650	600	270	9	12	85	10.1	6.9	50	0.62	20	550	470	8	1.2	1.0	1.2	1.0	12	10	1.2	320	2.0	85
30岁~	650	590	270	9	12	85	10.1	6.9	50	0.60	20	550	470	8	1.2	1.0	1.2	1.0	12	10	1.2	320	2.0	85
50岁~	650	590	270	9	8ª / 12ᵇ	85	10.1	6.9	50	0.60	20	540	470	8	1.2	1.0	1.2	1.0	12	10	1.3	320	2.0	85
65岁~	650	570	260	9	8	85	10.1	6.9	50	0.58	20	520	460	8	1.2	1.0	1.2	1.0	12	10	1.3	320	2.0	85
75岁~	650	570	250	9	8	85	10.1	6.9	50	0.57	20	500	430	8	1.2	1.0	1.2	1.0	12	10	1.3	320	2.0	85
孕早期	+0	+0	+30	—	+0	+75	—	+1.7	+4	+0.10	+0	—	+0	+0	—	+0	—	+0	—	+0	+0.7	+200	+0.4	+0
孕中期	+0	+0	+30	—	+7	+75	—	+1.7	+4	+0.10	+0	—	+50	+0	—	+0.1	—	+0.1	—	+0	+0.7	+200	+0.4	+10
孕晚期	+0	+0	+30	—	+10	+75	—	+1.7	+4	+0.10	+0	—	+50	+0	—	+0.2	—	+0.2	—	+0	+0.7	+200	+0.4	+10
乳母	+0	+0	+0	—	+6	+85	—	+4.1	+10	+0.50	+0	—	+400	+0	—	+0.2	—	+0.4	—	+3	+0.2	+130	+0.6	+40

注：ª 无月经，ᵇ 有月经。"—" 表示未制定或未涉及；"+" 表示在相应年龄阶段的成年女性需要量基础上增加的需要量。

附表 2-7　膳食矿物质推荐摄入量（RNI）或适宜摄入量（AI）

年龄阶段	钙/(mg·d⁻¹) RNI	磷/(mg·d⁻¹) RNI	钾/(mg·d⁻¹) AI	钠/(mg·d⁻¹) AI	镁/(mg·d⁻¹) RNI	铁/(mg·d⁻¹) RNI 男	铁/(mg·d⁻¹) RNI 女	碘/(μg·d⁻¹) RNI	锌/(mg·d⁻¹) RNI 男	锌/(mg·d⁻¹) RNI 女	硒/(μg·d⁻¹) RNI	铜/(mg·d⁻¹) RNI	氟/(mg·d⁻¹) AI	铬/(μg·d⁻¹) RNI 男	铬/(μg·d⁻¹) RNI 女	锰/(mg·d⁻¹) RNI 男	锰/(mg·d⁻¹) RNI 女	钼/(μg·d⁻¹) RNI
0岁~	200(AI)	105(AI)	400	80	20(AI)	0.3(AI)	0.3(AI)	85(AI)	1.5(AI)	1.5(AI)	15(AI)	0.3(AI)	0.01	0.2	0.2	0.01	0.01	3(AI)
0.5岁~	350(AI)	180(AI)	600	180	65(AI)	10	10	115(AI)	3.2(AI)	3.2(AI)	20(AI)	0.3(AI)	0.23	5	5	0.7	0.7	6(AI)
1岁~	500	300	900	500~700ᵃ	140	10	10	90	4.0	4.0	25	0.3	0.6	15	15	2.0	1.5	10
4岁~	600	350	1 100	800	160	10	10	90	5.5	5.5	30	0.4	0.7	15	15	2.0	2.0	12
7岁~	800	440	1 300	900	200	12	12	90	7.0	7.0	40	0.5	0.9	20	20	2.5	2.5	15
9岁~	1 000	550	1 600	1 100	250	16	16	90	7.0	7.0	45	0.6	1.1	25	25	3.5	3.0	20
12岁~	1 000	700	1 800	1 400	320	16	18	110	8.5	7.5	60	0.7	1.4	33	30	4.5	4.0	25
15岁~	1 000	720	2 000	1 600	330	16	18	120	11.5	8.0	60	0.8	1.5	35	30	5.0	4.0	25
18岁~	800	720	2 000	1 500	330	12	18	120	12.0	8.5	60	0.8	1.5	35	30	4.5	4.0	25
30岁~	800	710	2 000	1 500	320	12	18	120	12.0	8.5	60	0.8	1.5	35	30	4.5	4.0	25
50岁~	800	710	2 000	1 500	320	12	10ᶜ / 18ᵈ	120	12.0	8.5	60	0.8	1.5	30	25	4.5	4.0	25
65岁~	800	680	2 000	1 400	310	12	10	120	12.0	8.5	60	0.8	1.5	30	25	4.5	4.0	25
75岁~	800	680	2 000	1 400	300	12	10	120	12.0	8.5	60	0.7	1.5	30	25	4.5	4.0	25
孕早期	+0	+0	+0	+0	+40	—	+0	+110	—	+2.0	+5	+0.1	+0	—	+0	—	+0	+0
孕中期	+0	+0	+0	+0	+40	—	+7	+110	—	+2.0	+5	+0.1	+0	—	+3	—	+0	+0
孕晚期	+0	+0	+0	+0	+40	—	+11	+110	—	+2.0	+5	+0.1	+0	—	+5	—	+0	+0
乳母	+0	+0	+400	+0	+0	—	+6	+120	—	+4.5	+18	+0.7	+0	—	+5	—	+0.2	+5

注：ᵃ1岁~为500mg/d，2岁~为600mg/d，3岁~为700mg/d。
ᵇ1岁~为800mg/d，2岁~为900mg/d，3岁~为1 100mg/d。
ᶜ无月经。
ᵈ有月经。
"—"表示未涉及；"+"表示在相应年龄段的成年女性需要量基础上增加的需要量。

附表 2-8 膳食维生素推荐摄入量（RNI）或适宜摄入量（AI）

年龄/阶段	维生素 A/（μgRAE·d⁻¹）RNI 男	女	维生素 D/（μg·d⁻¹）RNI	维生素 E/（mgα-TE·d⁻¹）AI	维生素 K/（μg·d⁻¹）AI	维生素 B₁/（mg·d⁻¹）RNI 男	女	维生素 B₂/（mg·d⁻¹）RNI 男	女	烟酸/（mgNE·d⁻¹）RNI 男	女	维生素 B₆/（mg·d⁻¹）RNI	叶酸/（μgDFE·d⁻¹）RNI	维生素 B₁₂/（μg·d⁻¹）RNI	泛酸/（mg·d⁻¹）AI	生物素/（μg·d⁻¹）AI	胆碱/（mg·d⁻¹）AI 男	女	维生素 C/（mg·d⁻¹）RNI
0岁~	300(AI)		10(AI)	3	2	0.1(AI)		0.4(AI)		1(AI)		0.1(AI)	65(AI)	0.3(AI)	1.7	5	120		40(AI)
0.5岁~	350(AI)		10(AI)	4	10	0.3(AI)		0.6(AI)		2(AI)		0.3(AI)	100(AI)	0.6(AI)	1.9	10	140		40(AI)
1岁~	340	330	10	6	30	0.6		0.7	0.6	6	5	0.6	160	1.0	2.1	17	170		40
4岁~	390	380	10	7	40	0.9		0.9	0.8	7	6	0.7	190	1.2	2.5	20	200		50
7岁~	430	390	10	9	50	1.0	0.9	1.0	0.9	9	8	0.8	240	1.4	3.1	25	250		60
9岁~	560	540	10	11	60	1.1	1.0	1.1	1.0	10	10	1.0	290	1.8	3.8	30	300		75
12岁~	780	730	10	13	70	1.4	1.2	1.4	1.2	13	12	1.3	370	2.0	4.9	35	380		95
15岁~	810	670	10	14	75	1.6	1.3	1.6	1.2	15	12	1.4	400	2.5	5.0	40	450	380	100
18岁~	770	660	10	14	80	1.4	1.2	1.4	1.2	15	12	1.4	400	2.4	5.0	40	450	380	100
18岁~	770	660	10	14	80	1.4	1.2	1.4	1.2	15	12	1.4	400	2.4	5.0	40	450	380	100
30岁~	770	660	10	14	80	1.4	1.2	1.4	1.2	15	12	1.4	400	2.4	5.0	40	450	380	100
50岁~	750	660	10	14	80	1.4	1.2	1.4	1.2	15	12	1.6	400	2.4	5.0	40	450	380	100
65岁~	730	660	15	14	80	1.4	1.2	1.4	1.2	15	12	1.6	400	2.4	5.0	40	450	380	100
75岁~	710	660	15	14	80	1.4	1.2	1.4	1.2	15	12	1.6	400	2.4	5.0	40	450	380	100
孕早期	—	+0	+0	+0	+0	—	+0	—	+0	—	+0	+0.8	+200	+0.5	+1.0	+10	—	+80	+0
孕中期	—	+70	+0	+0	+0	—	+0.2	—	+0.1	—	+0	+0.8	+200	+0.5	+1.0	+10	—	+80	+15
孕晚期	—	+70	+0	+0	+0	—	+0.3	—	+0.2	—	+0	+0.8	+200	+0.5	+1.0	+10	—	+80	+15
乳母	—	+600	+0	+3	+5	—	+0.3	—	+0.5	—	+4	+0.3	+150	+0.8	+2.0	+10	—	+120	+50

注："—" 表示未涉及；"+" 表示在相应年龄阶段的成年女性需要量基础上增加的需要量。

附表 2-9　水的适宜摄入量^a

单位：ml/d

年龄/阶段	饮水量		总摄入量^b	
	男性	女性	男性	女性
0 岁~	—		700^c	
0.5 岁~	—		900	
1 岁~	—		1 300	
4 岁~	800		1 600	
7 岁~	100		1 800	
12 岁~	1 300	1 100	2 300	2 000
15 岁~	1 400	1 200	2 500	2 200
18 岁~	1 700	1 500	3 000	2 700
65 岁~	1 700	1 500	3 000	2 700
孕早期	—	+0	—	+0
孕中期	—	+200	—	+300
孕晚期	—	+200	—	+300
乳母	—	+600	—	+1 100

注：^a 温和气候条件下，低强度身体活动水平时的摄入量。在不同温湿度和/或不同强度身体活动水平时，应进行相应调整。
^b 包括食物中的水和饮水中的水。
^c 纯母乳喂养婴儿无须额外补充水分。
"—"表示未涉及；"+"表示在相应年龄阶段的成年女性需要量基础上增加的需要量。

［1］ 全国护士执业资格考试用书编写专家委员会. 2023 年全国护士执业资格考试指导 [M]. 北京：人民卫生出版社，2022.

［2］ 王天有，申昆玲，沈颖. 诸福棠实用儿科学 [M]. 9 版. 北京：人民卫生出版社，2022.

［3］ 崔焱，张玉侠. 儿科护理学 [M]. 7 版. 北京：人民卫生出版社，2021.

［4］ 张玉兰，卢敏芳. 儿科护理 [M]. 2 版. 北京：人民卫生出版社，2020.

［5］ 托马斯·W. 黑尔，希拉里·E. 罗. 药物与母乳喂养 [M]. 辛华雯，杨勇，主译. 17 版. 上海：世界图书出版公司，2019.

［6］ 邵肖梅，叶鸿瑁，丘小汕. 实用新生儿学. 5 版. 北京：人民卫生出版社，2019.

［7］ 黄国英，孙锟，罗小平. 儿科学 [M]. 10 版. 北京：人民卫生出版社，2024.

［8］ 张玉兰，王玉香. 儿科护理学 [M]. 4 版. 北京：人民卫生出版社，2018.

［9］ 中国营养学会. 中国居民膳食营养素参考摄入量（2023 版）[M]. 北京：人民卫生出版社，2023.

［10］ 首都儿科研究所九市儿童体格发育调查协作组. 2015 年中国九市七岁以下儿童体格发育调查 [J]. 中华儿科杂志，2018，56（3）：192-199.